DR. MED. YAEL ADLER

HAUT NAH

ALLES ÜBER UNSER GRÖSSTES ORGAN

MIT ILLUSTRATIONEN VON KATJA SPITZER

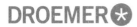

Alle Angaben in diesem Buch wurden sorgfältig geprüft.
Dennoch können Autorin und Verlag keine Gewähr
für deren Richtigkeit übernehmen.

Ein ausführliches Literaturverzeichnis
findet man auf Dr. Yael Adlers Homepage:
www.dradler-berlin.de/haut/nah.php

Besuchen Sie uns im Internet:
www.droemer-knaur.de

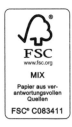

© 2016 Droemer Verlag
Ein Imprint der Verlagsgruppe
Droemer Knaur GmbH & Co. KG, München
Alle Rechte vorbehalten. Das Werk darf – auch teilweise –
nur mit Genehmigung des Verlags wiedergegeben werden.
Lektorat: Heike Gronemeier, München
Covergestaltung: Elbstern Werbeagentur, Hamburg
Coverabbildung: Josef Fischnaller
Illustrationen: © Katja Spitzer
Satz: Adobe InDesign im Verlag
Druck und Bindung: CPI books GmbH, Leck
ISBN 978-3-426-27699-0

5 4 3 2 1

Für Noah und Liam

INHALT

Vorwort:
Spuren an der Haut und wie man sie liest ... 13

TEIL I
IN DER TIEFGARAGE ODER:
DIE SCHICHTEN UNSERER HAUT ... 19

1 Erstes Untergeschoss.
Die Epidermis oder: Leben, um zu sterben ... 21

Stein auf Stein: die Hautschutzbarriere ... 23
Schuppen ... 27
Säureschutzmantel und Mikrobiom ... 30
Körperfalten ... 33
Viva la diva oder: Po macht nicht immer froh 35 ·
Lebendiger Juckreiz – wenn einen was wurmt 38 ·
Naturschutz für Körperfalten 39
Hautfarben ... 41
Körpereigener Sonnenschirm 43 · Pigmentierungen –
Braunes im Gesicht und im Genitalbereich 46

2 Zwischen den Stockwerken ... 49

Leberflecken ... 49
Blasen, Wunden und Narben ... 50
Freches Krüstchen 52 · Überfressene Narben 53
Dehnungsstreifen ... 57

3 **Im zweiten Untergeschoss: Die Lederhaut** 62

   Zentrale für Sicherheits-, Nachrichten-, Aufklärungs-
und Spionagedienste 62
     *Kapillaren und Schleusenkissen 64 · Coole Haut im
Winter 66 · Die Haut im Rausch der Durchblutung 68 ·
Die Lymphe – Spionage im Dienste unseres Immun-
systems 69*
   Haut-Hirn: über Nervenkabel, Schutzreflexe,
Schmerzen und erigierte Haare 71
     *Fühlsinn 77 · Von Sadomaso- und
Weltfriedenshormonen 80 · Das juckt mich (nicht)! 83 ·
Die Haut hört mit 86*
   Drüsen und Sekrete: Lockstoffe, Schweiß, Popel und
wie die Haut riecht 88
     *Von Liebesseen und Partnerwahl 94 · Popel, Rotz und
Borke 99 · Schmalz, Ohr erhalt's 102 · Talgdrüsen und
Talgwurm 103*

4 **Im dritten Untergeschoss.**
   Die Unterhaut oder: Hülle mit Fülle 107

   Cellulite oder: ein Hoch auf Rubens 107
     *Von Dellen und Matratzenphänomenen 109 · Sexismus in
der Unterhaut 111*
   Fetter Stoffwechsel 113

INHALT

TEIL II
WAS UNS AUF DIE PELLE RÜCKT:
DIE HAUT IM STURM DES LEBENS — 115

5 Lebensabschnittspartner — 117

Babyhaut — 117
Teeniehaut — 119
Pickel und Implosionen 124 · Quetschen 126
Erwachsenenhaut — 129
Im Liegen schön 130
Alte Haut — 134

**6 Sommer, Sonne, Sonnenbrand:
Die Haut und das Licht** — 138

Warum wir Licht brauchen und was die Haut damit macht — 140
Schönheitsschlaf, Frühlingsgefühle und Haut-Heroin 143 · Vitamin D 145
Die dunkle Seite der Sonne — 149
Sonnenallergie und Mallorca-Akne 150 · Morbus Lederschuh 151
Hautkrebs — 153
Liebe rettet Leben! 155 · Schwarz und weiß 157 · Hautkrebs-Schnellcheck 160 · Der Hauttypen-Check 163
Meiden, Kleiden, Cremen — 166
Ultimative Tricks – Sonnenschutz extra plus 175 · Süßer Selbstbräuner 176 · Beautifully bleich? 177
Warum Mücken und Wespen auf uns fliegen — 179
Autsch! Wenn Stiche gefährlich werden 181

7 Körperpflege oder: Wer zu viel seift, stinkt! — 184

Waschen, bis der Arzt kommt — 186
Untenrum und obenrum 190 · Pipi für die Haut 194 · Öl: fahrlässige Körperverletzung 195 · Kontaktallergien 196
Beine — 201
Dornwarzen und Fußpilz 201 · Krampfadern 207 · Besenreiser 210

8 Manipulationen an der Fassade — 213

Botox oder: Die Dosis macht das Gift — 215
Was Botox mit Gammelfleisch zu tun hat 216 · Mr. Spock und die kleine Wunderwaffe 218 · Pro und kontra Faltenkiller 220
Aufspritzen oder: Eine Lippe kommt selten allein — 223
Schönheitswahn: auf dem Irrweg — 227
Tattoos – ein Splatter-Movie für unsere Haut — 229
Tickende Zeitbomben 231 · Bye-bye, Arschgeweih 234

TEIL III
EIN AUSFLUG GENITALIEN — 237

9 Hautsache Sex — 239

Erogene Zonen und die sexuelle Dreifaltigkeit — 239
Sex macht schön 241 · Intimrasur und G-Shot 242 · Vorhut Vorhaut 245 · Kremasterreflex 246 · Liebe als Jungbrunnen 247 · Schleimhautsekrete 248 · Lippen und Knutschen 249 · Checkliste gegen Mundgeruch 253

INHALT

10 Erregung und Erreger   254

Syphilis und Tripper 255 · Pilz 258 · Sexkrankheiten ohne Sex und wann Kondome nicht schützen 259 · Filzläuse und Krätze 260 · Dellwarzen 262 · Herpes 263 · Feigwarzen 264

TEIL IV
DIE HAUT IST, WAS DU ISST   267

11 Alles zur Haut-Cuisine   269

Makronährstoffe: Energie für den Organismus   271
Kohlenhydrate 272 · Alkohol 273 · Eiweiß 275 · Fette 276
Mikronährstoffe: Stoffwechsel-Feintuning   278
Vitamine 280 · Nahrungsergänzungsmittel 281 · Oxidativer Stress und Radikalfänger 283 · Farben essen 284 · Spurenelemente 286 · Fettsäuren 289

12 Wie sich Ernährung und Lebenswandel auf unsere Haut auswirken   294

Akne und Pickel   296
Industriefett – haltbar, billig und tödlich   299
Genuss- und Umweltgifte   301
Weizen und Gluten   303
Zöliakie – nur hier ist Gluten schuld 303 · Weizenallergie 304 · Weizensensitivität 305

13 Hautkrankheiten und Essen 306

Neurodermitis 306
Allergische Nesselsucht 310
Pseudoallergische Nesselsucht 311
Rosazea 313
Schuppenflechte 315
(Keine) Angst vor Kortison 316

TEIL V
SPIEGEL DER SEELE 321

14 Was die Haut über unsere Seele verrät 323

Emotionen und Neurosen 323
*Und ewig grüßt das Cortisol 325 · Aggressionen gegen
sich selbst 327 · Verliebtsein und Glück 329*

Nachwort 331

Dank 334

Nützlicher Anhang:
Hausmittel gleich Hautmittel 335

Vorwort
Spuren an der Haut und wie man sie liest

Sie ist knapp zwei Quadratmeter groß und umhüllt alles, was wir in uns tragen. Die Haut ist unsere Verbindung zur Außenwelt. Unsere Antenne. Sie kann senden und empfangen, und sie füttert unsere Sinne. Sie ist ein Objekt der Begierde, unsere Grenzschicht, ein faszinierendes Gefäß, in dem unser Leben steckt – und zugleich ein gigantisches Biotop für Bakterien, Pilze, Viren und Parasiten. Wie wichtig die Haut für uns ist, verrät unsere Sprache. Es gibt Tage, da fühlt man sich »nicht wohl in seiner Haut«, manchmal ist es sogar »zum Aus-der-Haut-Fahren«. Im Job braucht man ein »dickes Fell« – wer mit Kritik Schwierigkeiten hat, ist einfach zu »dünnhäutig«. Der eine sagt beim Anblick einer großen Spinne: »Das juckt mich nicht«, der andere wird bei diesem Anblick vor Schreck »ganz blass« und kann mit seiner Angst einfach »nicht aus seiner Haut« und flüchtet entsetzt, um »seine Haut zu retten«. Trotzdem wissen die wenigsten, was die Haut eigentlich ist, wie sie funktioniert und vor allem: wie viele lebenswichtige Aufgaben sie für uns übernimmt.

Zunächst einmal schützt uns die Haut wie eine Backsteinmauer mit Säurebeschichtung vor gefährlichen Eindringlingen, zum Beispiel vor Krankheitserregern, Giften und Allergenen. Gleichzeitig ist sie die körpereigene Klimaanlage, die uns davor bewahrt, zu überhitzen, auszukühlen oder zu viel Wasser zu verdunsten und somit auszutrocknen.

Damit es der Haut gelingt, uns vor all diesen Gefahren zu schützen, steht sie permanent in Kontakt mit unserer Umwelt: Sie misst die Temperatur, leitet alle möglichen Flüssigkeiten und Sekrete nach draußen, nimmt Licht auf und wandelt es in Wärme um. Außerdem erforscht sie durch ihre Sinneszellen, Härchen und die rund 2500 Rezeptoren pro Quadratzentimeter auf unseren Fingerkuppen, ob es windig, kalt oder trocken ist, ob sich ein Gegenstand rauh oder glatt, weich oder hart, spitz oder stumpf anfühlt. Und neuesten Forschungen zufolge kann die Haut sogar riechen und hören.

Aber das ist längst nicht alles. Über die Haut treten wir nicht nur mit der Umwelt, sondern auch mit anderen Menschen in Kontakt. Wussten Sie, dass die Botschaften der Haut entscheidend dafür sind, welchen Partner wir wählen? Der Hautgeschmack variiert von Mensch zu Mensch, und die Duftnote lockt nur den, der zu einem passt. Denn die Natur strebt an, dass sich unser Erbgut möglichst gut vermischt, damit wir gesunde, robuste Nachkommen zeugen. Wenn also zwei unterschiedliche Hauttypen aufeinandertreffen, verspricht das im Falle der Zeugung von Nachkommen eine vorteilhafte Vermischung der Gene. Und hier liegt sogar eine politische Botschaft verborgen: Die Haut kennt keinen Rassismus, sie sucht geradezu nach genetisch abwechslungsreichem Input.

Man kann sich darüber streiten, welches das größte Sexualorgan des Menschen ist – das Gehirn, denn es malt sich Bilder und Phantasien aus und erschafft die Begierde, oder die Haut, die man bei der Liebe fühlt, die man sich lustvoll ansieht und die sich beim Sex sichtbar verändert. Keine Erregung ohne nackte Haut. Kein Verlangen ohne Haut. Keine körperliche Berührung ohne Hautkontakt. Heiße Gedanken jagen uns Gänsehaut über den Körper. Sogar der Fetischbereich hat es mit Hautsymbolen zu tun: Lack, Leder und Fell ... alles erotischer Hautersatz!

Sie merken schon: Wer sich mit dem Thema Haut beschäftigt, hat es mit einer Menge Tabus zu tun. Dazu gehört bei vielen Menschen das Nacktsein – die sichtbaren Schambereiche und die unsichtbaren Schamgefühle –, aber auch die Tatsache, dass die Haut manchmal ganz schön riechen und stinken kann, dazu die vielen Macken und Dellen, die Sekrete und Makel. Kurz: Vieles, über das wir nicht so gern sprechen oder das wir vielleicht eklig finden, stammt von oder aus der Haut – Schuppen, Ohrenschmalz, Pickel, Talg, Schweiß, Fußkäse und vieles mehr.

Auch beim Thema Geschlechtskrankheiten wird lieber geschwiegen, vor allem wenn es darum geht, wo man sie erworben hat. Hautärzte sind immer auch Fachärzte für Venerologie, ein Begriff, der sich von der Venus ableitet, der Göttin der Liebe. Die infiziert den Menschen nicht nur mit Lust, sondern auch mit Syphilis, Tripper, Feigwarzen, Herpes, Hepatitis oder HIV – Krankheiten, die zu großen Teilen auf unserer Haut sichtbar werden oder von dort in den Körper ausschwärmen.

Für uns Hautärzte hat das alles überhaupt nichts Ekliges, wir finden es sogar faszinierend. Wir denken und analysieren nämlich sehr sinnlich: Wir betrachten, kratzen, drücken und riechen. Denn die Beschaffenheit, die Konsistenz und der Geruch einer Hauterkrankung helfen uns dabei, den Übeltäter für ein Hautproblem zu entlarven.

Die alten Hautärzte haben sogar unfassbar dekorative und klangvolle Begriffe für eigentlich lästige oder unansehnliche Hautzustände gefunden: So heißt der Überbegriff für Pickel, Flecken, Pusteln und Krusten »Blüten der Haut«. Blutaustritte an den Unterschenkeln durch Krampfaderleiden nennen wir »Purpura jaune d'ocre« (gepunktete Einblutungen in Gelb und Ocker) und klingen dabei sehr elegant französisch. Rote Blutadergeschwulste sind für uns »Kirschangiome«, Feuermale »Rotweinflecken«, und hellbraune Leberflecken sind »Café au Lait«-Flecken.

Und wenn die Haut vor Trockenheit reißt, nennen wir das

»Craquelé«-Ekzem. Die Haut sieht dann nämlich ein bisschen aus wie die craquelierte, gesprungene Farbschicht des Gewölbefreskos der Sixtinischen Kapelle von Michelangelo in Rom. Sie wissen schon: das Bild über die Schöpfungsgeschichte und die Erschaffung des nackten muskulösen Adam, der seinen Zeigefinger ausstreckt, um Gott zu erreichen, damit der Lebensfunke aus dessen Zeigefinger auf ihn überspringen möge.

Die Kollegen Chirurgen oder Internisten lachen manchmal über uns Hautärzte – sie schimpfen uns »Oberflächenmediziner«. Ganz zu Unrecht natürlich. Wir haben nämlich viel Tiefgang. Genauso wie die Haut. Sie kommuniziert nicht nur mit unserer Umwelt und mit anderen Menschen, sondern auch mit unserer Innenwelt. Die Haut steht in regem Austausch mit unserem Nerven- und Immunsystem. Und wie unsere Haut aussieht, hat viel damit zu tun, was sich in unserem Inneren abspielt – wie wir uns ernähren, aber auch, wie es uns psychisch geht.

Die Haut ist der Spiegel der Seele, der Bildschirm, auf dem die Geschichten aus unserem Inneren, dem Unbewussten, sichtbar werden. Wie gute Kriminaltechniker fahnden wir an der Haut leidenschaftlich nach Indizien. Die Spuren leiten uns manchmal tief ins Innere des Körpers. Plötzlich entdecken wir, dass die Haut von einem seelischen Mangel erzählt, von Stress, von fehlendem psychischem Gleichgewicht oder von unseren Organen und Ernährungsgewohnheiten.

Falten berichten von Kummer und Freude, Narben von Verletzungen, starr gebotoxte Mimik von der Furcht vor dem Altern, Gänsehaut von Angst oder Lust und manche Pickel von zu viel Milch, Zucker und Weißmehl. Übergewicht führt dazu, dass wir Infekte in den Hautfalten bekommen, und trockene oder schwitzige Haut ist manchmal ein Zeichen dafür, dass etwas mit der Schilddrüse nicht stimmt. Die Haut ist wie ein großes Archiv voller

Spuren und Hinweise, offenen und verdeckten. Und wer in diesem Archiv lesen kann, wird erstaunt sein, wie das Sichtbare oft zum Unsichtbaren führt.

Unsere Haut ist ein faszinierendes Organ, das größte, das wir Menschen haben. Ein Wunderwerk! Dieses Buch soll helfen, unsere Haut besser zu verstehen – und damit auch uns selbst. Lassen Sie uns gemeinsam dieses Faszinosum ergründen, und Sie werden schnell feststellen: Das geht unter die Haut!

TEIL I

IN DER TIEFGARAGE ODER: DIE SCHICHTEN UNSERER HAUT

Stellen Sie sich unsere Haut am besten wie ein Gebäude mit drei Stockwerken vor. Ein Gebäude, das allerdings nicht in die Höhe ragt, sondern hinein in die Erde, wie eine Tiefgarage. Von außen blicken wir auf das Dach der Tiefgarage, die Hornschicht. Sie wird

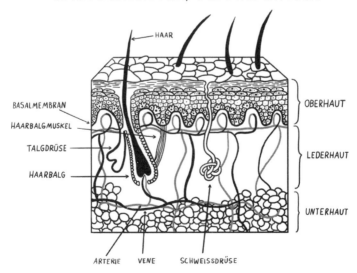

von der Sonne beschienen. Stellen wir uns vor, sie ist aus einem sehr haltbaren, transparenten Material gefertigt, denken Sie an Milchglas, weshalb ins erste Untergeschoss, die Epidermis, und sogar ins zweite, die Lederhaut, auch noch ein paar UV-Strahlen dringen. Im dritten Untergeschoss ist es ziemlich dämmerig. Das Spannende an dieser Tiefgarage ist: In jeder Etage, in jeder Hautschicht, findet man charakteristische Indizien und Spuren, die verraten, wie es um uns bestellt ist.

Wir sollten also keine weitere Zeit verlieren und unseren Rundgang durch unser Hautgebäude beginnen.

1 ERSTES UNTERGESCHOSS. DIE EPIDERMIS ODER: LEBEN, UM ZU STERBEN

Hier liegt die sogenannte Epidermis. *Epi* ist griechisch und bedeutet »auf«. *Dermis* ist ebenfalls griechisch und meint »Haut«. Deshalb wird die Epidermis auch Oberhaut genannt. Sie ist die Hautschicht, die wir direkt sehen und fühlen können. Im Normalfall ist sie nur 0,05 bis 0,1 Millimeter dick und dabei die alleinige und heldenhafte Trägerin unserer Hautschutzbarriere und des Säureschutzmantels. Sie kann sich aber auch bei dauerhaft hoher Druckbelastung, wie etwa an der Fußsohle, verdicken und über zwei Millimeter dicke Schwielen ausbilden. Sie übernimmt wichtige Schutzfunktionen nach außen und nach innen, wehrt Chemikalien, Gifte und Allergene ab, kämpft gegen biologische Attacken durch Erreger aller Art und stellt sich auch mechanischen Einwirkungen entgegen, ähnlich wie die Antikratzbeschichtung auf einem Mobiltelefon.

Betrachten wir die Epidermis mit einer Lupe, erkennen wir feine Linien, die in mehrere Richtungen verlaufen und dabei kleine Felder bilden, die geometrischen Figuren ähneln – zum Beispiel Rauten, Trapezen und anderen Vielecken. Dieses besondere Hautmuster heißt auch »Felderhaut«, denn das Ganze sieht ein bisschen so aus, als ob man eine Agrarlandschaft mit Getreidefeldern, Wiesen und Äckern aus der Luft betrachtet.

Wenn wir uns die Epidermis allerdings im Querschnitt anschauen, sehen wir: Die Felderhaut ist kein plattes Land, sondern ganz schön hügelig. Hohe Plateaus wechseln sich mit steilen Graten ab.

In den Tälern wachsen Haare, auf den Graten münden die Schweißdrüsen. Auch Talgdrüsen finden sich im Bereich der Felderhaut. Ihre Mündungsöffnungen kann man im Gesicht sehr gut erkennen: Es sind die Poren.

Die Feldstruktur kann man am besten auf dem Rücken, an den Fingerknöcheln und in den Armbeugen erkennen. Nur unsere Handflächen und Fußsohlen weisen eine andere Hautmusterung auf. Wir Ärzte nennen sie Leistenhaut. Auf der Handinnenfläche verlaufen viele kleine Furchen parallel zueinander, so wie auf einem Acker, der gerade gepflügt wurde. Diese Furchen ergeben ein sehr individuelles Relief, das bei jedem Menschen verschieden ist. Diese Einzigartigkeit hilft bei der Identifizierung von Personen, etwa mit Hilfe des berühmten Fingerabdrucks.

Warum aber macht sich die Epidermis die Mühe, den Körper mit zweierlei Hauttypen auszustatten? Ganz einfach: Die Leistenhaut an den Handinnenflächen und den Fußsohlen ist stabiler als die Felderhaut. Das ist beim Laufen, Tasten und Greifen ein großer Vorteil. Außerdem fehlen ihr Haare und Talgdrüsen. Dafür hat sie umso mehr Schweißdrüsen.

Bevor Sie nun denken, boah, wie lästig, schwitzige Hände und käsige Füße – die Evolution hat sich dabei durchaus etwas gedacht. Schweiß macht die Haut griffiger, weshalb man mit einem schweißfeuchten Fuß besser flüchten kann, wenn ein Bär um die Ecke kommt. Für unsere Vorfahren war das ein Überlebensvorteil. Und wenn sie es gleich noch hinauf auf einen Baum schaffen mussten, half eine schwitzige Hand beim Klettern. Die Haftung am Baumstamm ist dann besser.

Auch wenn es merkwürdig klingt, unser Körper und unsere Haut sind noch immer zu Hause in der rohen Steinzeit, wo uns jeden Moment wilde Tiere bedrohen konnten. Dass wir die Steppe gegen den Großstadtdschungel getauscht haben, war eine Eigenmächtigkeit, die so nicht vorgesehen war!

1 DIE EPIDERMIS ODER: LEBEN, UM ZU STERBEN

STEIN AUF STEIN: DIE HAUTSCHUTZBARRIERE

Der vielleicht wichtigste Job der Epidermis ist es, uns vor Eindringlingen von außen zu bewahren. Das macht sie, indem sie eine robuste Schutzschicht bildet, die sogenannte Hautschutzbarriere.

Wie entsteht die?

Sehen wir uns den Aufbau der Epidermis noch etwas genauer an. Sie besteht aus vier verschiedenen Zellschichten: einer »Babyzellschicht« (Basalzellschicht), einer »Pubertäts- und Heranwachsendenschicht« (Stachelzellschicht), einer »Erwachsenenzell-

EPIDERMIS, DIE VIER ZELLSCHICHTEN

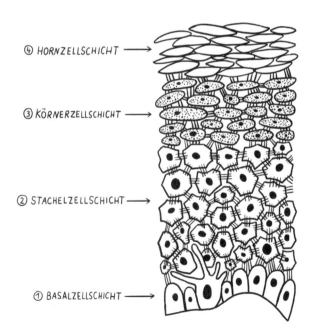

schicht« (Körnerzellschicht) und schließlich einer Schicht toter Zellen (Hornzellschicht). Alle Zellen der Epidermis beginnen ihr Leben als Babyzellen. Aus ihnen entwickeln sich innerhalb von vier Wochen alle anderen Zelltypen bis hin zur eigentlichen Barriereschicht ganz oben. Die Epidermiszellen wandern auf ihrem Lebensweg also von innen nach außen.

Aber der Reihe nach: Die Trägerschicht des ersten Untergeschosses (Epidermis) ist eine wellenförmige stabile Membran. Auf ihr sitzen die Babyzellen fidel in einer Reihe. In einem ersten Schritt reifen sie zu jungen Heranwachsenden, den sogenannten Stachelzellen. Frühe Gewebekundler hatten die Zellen unter dem Mikroskop betrachten wollen und sie vorher wie seit damals üblich in Formalin zur Gewebestabilisierung eingelegt. Dabei schrumpften die Zellen und hingen nur noch über kleine, starre Fädchen aneinander fest. Das gab ihnen ein stacheliges Aussehen, ähnlich einer Mischung aus Seestern und Seeigel.

Die Stachelzellen haben eine ziemlich wichtige Lebensaufgabe: Sie produzieren das störrische Eiweiß Keratin, allgemein bekannt als »Horn«. Daher heißen die Stachelzellen im Fachjargon auch *Keratinozyten*. Aus Horn bestehen nicht nur Haare und Nägel, es ist – wie wir gleich noch sehen werden – auch wichtig für eine robuste Hautschutzbarriere.

Zunächst aber reifen die Zellen weiter und werden in ihrer dritten Lebensphase zu den Körnerzellen, die berufstätigen Erwachsenen entsprechen. Nun erreichen die Epidermiszellen das Maximum ihrer Produktivität und produzieren kleine Kügelchen, die Fett, Keratin und andere Eiweiße enthalten, mit denen sie dann komplett vollgestopft sind. Und nach diesem erfüllten Berufsleben vollziehen sie den entscheidenden Schritt für den Bau der Hautschutzbarriere. Wie sie das tun? Nun, indem sie sterben. Doch kein Grund für Trauer.

Wenn die Zellen der Körnerschicht absterben, werden sie zu Hornschichtzellen und bilden so unsere Schutzbarriere gegen die Außenwelt. Tote Zellen erkennt man daran, dass sie ihren Zellkern verloren haben. Ohne Zellkern kann die Zelle nicht arbeiten, keinen Stoffwechsel betreiben, nicht weiterreifen. Denn im Zellkern ist die gesamte menschliche DNA, das Erbgut, enthalten. Es steuert alles Leben in den Zellen und im Organismus. Und in der Hornschicht sind überhaupt keine Zellkerne mehr sichtbar, alles tot und abgestorben …

Unter dem Mikroskop erkennt man dann aber, dass diese Zellen wie kleine Ziegelsteine aussehen. Sie sind zwar mini, aber sehr robust, da sie aus hartem Keratin (also Horn) bestehen. Eingebettet sind diese kleinen, stabilen, toten Hornzellen in eine mörtelartige

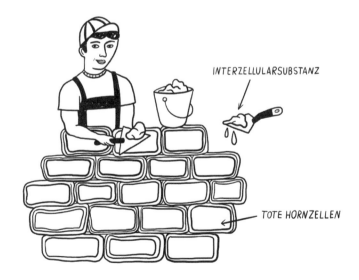

Substanz. Die hält nicht nur die Ziegelsteine gut zusammen, sondern sorgt auch dafür, dass keine Fremdkörper durch mögliche Lücken eindringen können. Dementsprechend nennen wir Dermatologen dieses mauerartige Gebilde auch das Ziegelsteinmörtelmodell.

Der Mörtel besteht aus dem Inhalt der Kügelchen der Körnerzellen. Wenn die Körnerzellen absterben und zur Hornzellschicht werden, schütten ihre Kügelchen ihr Erbe aus, bestehend aus Eiweißen und wertvollen Fetten. Sie kennen sie aus der Werbung für Pflegecremes mit »wertvollen Ceramiden«. Solche Cremes versuchen, die Barrierefette unserer Haut zu imitieren. Bevor Sie nun aber gleich in den nächsten Kosmetikladen eilen, eines vorweg: Bisher ist es noch keinem Forscher, geschweige denn Cremeproduzenten, gelungen, dieses Wunderwerk eins zu eins nachzubauen. So etwas schafft tatsächlich nur der Körper.

Was passiert aber, wenn die Hautbarriere doch einmal beschädigt wird und Löcher bekommt? Dann kämpfen sich Eindringlinge durch die Risse in Mauerwerk und Mörtel und gelangen in die Tiefe unserer Haut: allergieauslösende Stoffe, Erreger und Chemikalien. Außerdem kann das Gewebewasser nun nicht mehr gut eingeschlossen werden, es gelangt zu schnell und in zu großen Mengen hinaus in die Außenwelt.

Folge: Unsere Haut trocknet aus und wirkt zerknirscht und verknittert. Wo Fett und Feuchtigkeit verlorengehen, wird die Haut stumpf, runzlig und beginnt oft sogar zu jucken. Wenn wir Pech haben, wird daraus ein fieses Austrocknungsekzem mit Craquelé-Rissen, und wenn wir ganz viel Pech haben, setzt sich dann noch eine heftige Kontaktallergie obendrauf. Sie sehen schon, unsere oberste Priorität sollte es sein, die Barrierefunktion unserer toten Hornschicht zu erhalten oder sie zumindest zu reparieren, wenn sie beschädigt ist. Wie wir das am besten machen, erfahren Sie später.

1 DIE EPIDERMIS ODER: LEBEN, UM ZU STERBEN

SCHUPPEN

Kennen Sie Mantrailing-Hunde? Das sind Personenspürhunde, speziell ausgebildete Tiere, die nach Vermissten suchen. Wie gelingt es ihnen, der Spur eines Menschen auch wirklich zu folgen? Sie erschnuppern die Aromen verlorener Hautschuppen. Wenn ich jetzt vor Ihnen stehen und fragen würde: »Verliere ich eigentlich gerade Hautschuppen?«, dann würden Sie meine Frage vermutlich verneinen, weil mein schwarzes Oberteil keine sichtbaren Partikel aufweist. Tatsache ist aber: Wir alle verlieren permanent einzelne kleine Hornzellen, die nicht mehr gebraucht werden und so dem Nachwuchs an neuen toten Hornzellen Platz machen – summa summarum kommt jeder auf etwa 40 000 Hautschuppen. Pro Minute! Zusammengenommen ergibt das immerhin bis zu zehn Gramm pro Tag.

Was genau passiert da?

Nun, unsere Hornzellen hatten ein erfülltes Leben, sind zunächst vier Wochen gereift, dann erfolgreich abgestorben, haben sich noch eine Weile auf unserem Körper gehalten, unsere Hautbarriere in Form von kleinen Mauersteinen geschützt und sich dann, eine nach der anderen, von uns gelöst. Wenn alles gutgeht, sinken sie still und leise und vom menschlichen Auge unentdeckt herab.

Aber wehe, es kommt der Moment, an dem Schuppen für uns sichtbar werden! Dann sind wir peinlich berührt, dann finden wir das nicht anziehend, sondern unästhetisch. Ein vollgeschuppter Kragen ist ein Zeichen, dass hier etwas nicht stimmt. Manchmal ist der Zellnachschub einfach zu stark, er kommt zu schnell und vor allem zu ungesittet.

Im trubeligen Durcheinander von Zellwachstum und -tod kann es schon mal passieren, dass noch lebende Stachelzellen die Körnerzellenphase einfach überspringen und direkt in die Hornzellschicht wandern. Das ist vergleichbar mit einer übersprungenen Pubertät. Diese Phase dient ja der Reifung und Loslösung von den Eltern. Wenn *Keratinozyten* keine Zeit zur Reifung hatten, lernen sie niemals, sich vom Elternhaus zu verabschieden und geordnet in die Selbständigkeit abzuschuppen. Und das ist dann schlecht für die Hautschutzbarriere, denn Zellen mit Zellkern sind nicht als Ziegelsteine geeignet. Und Mörtel haben die Zellen auch noch nicht produziert. Sie hatten nicht einmal Zeit, in Ruhe abzusterben, und kleben nun noch ganz fest an den Weggenossen. Deshalb können sie auch nicht still und heimlich davonrieseln, sondern nur in Klumpen abschuppen. Die Kumpels nehmen sie dabei gleich mit, ob die wollen oder nicht. Erst 1000 aneinanderklebende Hornzellen nehmen wir mit den Augen als Schuppen wahr.

Schuppen entstehen vor allem durch Entzündungen der Epidermis, die man Ekzem nennt. Jede noch so leichte Epidermis-Entzündung führt zu einem beschleunigten Abschuppen der Zellen, denn der Körper möchte etwas loswerden, einen Reiz, ein Allergen, einen Keim oder Trockenheit. Und die Haut glaubt, dass sie diese Last mit einem erhöhten Zellumsatz schneller loswerde: Bei Ekzemen und Schuppenflechte beträgt die Reisezeit der Zellen durch die Epidermis nur etwa fünf Tage anstatt vier Wochen. Wenn wir Schuppen also sehen können, haben wir es immer mit einem halbwegs krankhaften Zustand zu tun, der sich entweder irgendwann selbst reguliert oder den der Arzt richten muss.

Es gibt neben trockenen, allergischen und irritativen Ekzemen auch ein fettiges Ekzem mit fettigen Schuppen: Wenn zu viel Talg fließt, können sich Hefepilze in den Poren zu sehr vermehren, denn sie lieben den Talg und fressen ihn. Die Ausscheidungsprodukte dieses Hefepilzes reizen dann die Haut. Die reagiert wie immer recht einfältig mit – Sie ahnen es schon – Abschuppen.

Der Pilz ist zum Glück nicht ansteckend, er lebt bei uns allen in unseren Poren und wird nur dann aggressiv, wenn er zu viel Talg zu fressen bekommt. Dabei hat er einen entzückenden Namen, gleich einem Märchendrachen: *Malassezia furfur.* Um ihn an die Kette legen zu können, müssen findige Dermatologen zunächst prüfen, ob die Schuppen trocken oder fettig sind. Das tun sie, indem sie die Farbe und das Verhalten vergleichen: Weiß und rieselig heißt »trockene Schuppen«, gelb und klebrig heißt »fettige Schuppen«. Wenn man Letztere zwischen den Fingern zerreibt, hinterlassen sie einen öligen Film.

Besonders Männer leiden unter einem fettigen Ekzem. Oft kommen sie in die Sprechstunde und bleiben zunächst stur, wenn ich sage: »Das ist *kein* trockenes Ekzem, im Gegenteil, es ist ein fettiges.« Sie schwören Stein und Bein: »Nein! Frau Doktor, ich habe wirklich sehr trockene Haut. Das schuppt immer rechts und links der Nase, an der Stirn, auf dem Kopf und an den Augenbrauen, manchmal sogar in den Ohren!«

»Und was machen Sie dagegen?«

»Na, ich greife zum Cremetiegel meiner Frau, Sie wissen schon: ›reichhaltige Nachtpflege für die reife Haut ab vierzig‹. Das schmiere ich mir auf die trockenen Stellen, und am nächsten Morgen sind alle Schuppen weg!«

Im Geiste füge ich hinzu: »... aber die Rötung bleibt natürlich.« Denn die Ursache – vermehrter Talgfluss – bleibt ja bestehen. Das fettige oder auch *seborrhoische Ekzem* tritt da auf, wo die Talgdrüsen groß sind und die Fettproduktion entsprechend hoch ist: an Kopf, Ohren und T-Zone, also Stirn, Augenbrauen und Nasenregion. In Anlehnung an *Diarrhö* (Durchfall) bedeutet *Seborrhö* »Talgdurchfall«. *Sebum* meint »Talg«, *-rrhö* »fließen«. Wer die Schuppen mit Fettcreme bekämpft, indem er sie damit aufweicht, überfrachtet die Haut samt Poren nur mit noch mehr Fett.

Malassezia findet's super, die Entzündung der Haut wird schlimmer, auch wenn man die Schuppen für ein paar Stunden weggecremt hat! Fettcreme ist hier genau das Falsche. Denn, wie gesagt, nicht alles, was schuppt, ist immer trocken! Ein Dermatologe wird hier zu einer antientzündlichen und Antihefepilztherapie raten, mit Shampoos, fettfreien oder fettarmen Gelen und im krassesten Fall der Fettproduktion mit Tabletten Einhalt gebieten.

SÄURESCHUTZMANTEL UND MIKROBIOM

Eine schöne Frau, die sehr sauber und frisch aussieht, streicht mit langen Fingernägeln über ihre samtig schimmernde Haut. Aus dem Off hört man eine liebliche Stimme über eine Seife sprechen, die den natürlichen Säureschutzmantel »Ihrer Haut« bewahrt. Doch kann das eine Seife? Und was ist überhaupt der Säureschutzmantel der Haut?

Würde man nicht die Werbung befragen, sondern einen Chemielaboranten, so würde der erklären, dass eine Säure einen sehr niedrigen pH-Wert hat, etwa 1–2, eine Lauge hingegen einen pH-Wert von 11–14. Neutral ist ein pH-Wert von 7, den man zum Beispiel im Wasser misst.

Damit Sie sich das besser vorstellen können: Batteriesäure, die entsetzlich ätzend und extrem gefährlich ist, hat einen pH-Wert von unter 1, interessanterweise direkt gefolgt von Magensäure mit einem pH-Wert von 1–1,5. Unser Magen ist auf wundersame Weise gegen diese ätzenden Eigenschaften gefeit, weil er sich mit einer Schleimschicht und dem Ausstoß von Lauge gegen den Säureangriff schützen kann. Zitronensaft liegt bei einem pH-Wert von 2,4, es folgt Essig mit 2,5. Danach reiht sich die Vagina ein mit 3,8–4,5. Die Hautoberfläche des Menschen hat einen pH-Wert von 4,7–5,5.

1 DIE EPIDERMIS ODER: LEBEN, UM ZU STERBEN

Menschlicher Speichel ist mit 6,5–7,4 schon leicht alkalisch, Seifenlösung hat einen pH-Wert von 9–11, und die klassische »Mutter aller Laugen«, die Natronlauge, hat einen pH-Wert von rund 14.

Wir sehen also, unsere Haut ist nicht ätzend, aber doch ganz schön sauer. Viele Säuren auf unserer Haut sind Stoffwechselendprodukte, Abfälle aus den Hornzellen, dem Hauttalg – und aus unserem Schweiß. Er enthält Milchsäure und andere »Fruchtsäuren«, die man so ähnlich aus der Kosmetikindustrie kennt, von Cremes, die ein »leichtes Säurepeeling« versprechen. Die Säuren liegen auf der Hornschicht, unserer Ziegelsteinmauer, und senken dort nicht nur den pH-Wert, sondern binden auf natürliche Weise Wasser und sammeln so Feuchtigkeit für die oberste Hautschicht. Man nennt sie daher auch »natural moisturizing factors«, natürliche Feuchthaltefaktoren. Wieder etwas, das die Kosmetikindustrie verzweifelt zu imitieren versucht, wenn sie »Feuchtigkeitscremes« anbietet.

Dass der pH-Wert der Haut so wichtig ist, hat mit den vielen Organismen zu tun, die auf ihr leben. Unsere Haut ist nämlich ein hartes Pflaster. Hier wird nicht geschmust, gefeiert oder gekuschelt, hier herrscht Straßenkampf. Konkurrierende Clans und Gangs aus Viren, Hefepilzen, Milben und mehrere hundert bis tausend Bakteriensorten halten sich permanent gegenseitig auf Trab und in Schach. Man nennt sie das Mikrobiom. Das menschliche Mikrobiom hat sich über Millionen von Jahren entwickelt und ist die Gesamtheit aller Erreger auf und in unserem Körper – auf der Haut, im Mund, im Genital- und Analbereich sowie im Darm. Nur eine von vier Zellen des menschlichen Körpers ist menschlich, der Rest, also 75 Prozent der Zellen, sind unsere Gäste, die alle äußeren und inneren Flächen unseres Körpers besiedeln. Auf und in jedem einzelnen Menschen lebt eine gigantische Bakterienmenge, die jeweils etwa das Tausendfache der gesamten menschlichen Weltbevölkerung ausmacht.

Die Mikroorganismen im Darm sind schon recht gut erforscht, doch zunehmend erkennt die Wissenschaft, dass die Haut in dieser Hinsicht den Darm zuweilen noch in die Tasche steckt. Normalerweise lösen die Mikrobiom-Gäste unserer Haut keinen Krawall aus, weil sich die Clans gegenseitig kontrollieren und an einer einseitigen Machtübernahme hindern. Die Haut dient dem Mikrobiom als Wirt – und die Säuren darauf sorgen für ein gutes Klima und eine gute Bodenbeschaffenheit.

Bis zu mehreren Millionen Kurzzeit- und Dauergästen pro Quadratzentimeter bietet unsere Haut Platz. Als Dank macht das Mikrobiom den Türsteher. Denn sonst ginge uns sehr viel mehr unter die Haut, als uns lieb wäre. Das Mikrobiom produziert Verteidigungswaffen gegen schädliche Eindringlinge, eine bestimmte Art Antibiotika. In enger Zusammenarbeit mit anderen menschlichen Abwehrstoffen spielt es eine tragende Rolle für unsere Abwehr und fungiert sogar als Ausbilder für das Immunsystem. Das muss man sich mal vorstellen. Ohne das Mikrobiom wären wir ein schlapper Haufen vielfach wehrloser Zellen. Außerdem sorgen die Erregerclans dafür, dass unser Immunsystem auch wirklich nur gegen böse Eindringlinge kämpft und nicht etwa gegen einen der ansässigen anständigen Clans, die Bleibe- und Gastrecht besitzen.

Wir brauchen unser Mikrobiom also! Und ein intakter Säureschutzmantel bildet den optimalen Nährboden für diese uns wohlgesinnten Gäste. Durch Hygienemaßnahmen, Körperpflege, Medikamente, Kleidung, Impfungen, Desinfektionsmittel, Antibiotika, Ernährung, UV-Strahlung und vieles mehr verändern wir allerdings dummerweise die Existenzgrundlage des Mikrobioms stetig und ständig und killen als Kollateralschaden beim Händewaschen wichtige Erreger. Übrigens auch eine Kaiserschnittgeburt stört die Entwicklung eines gesunden Mikrobioms auf der Kinderhaut, da viele wertvolle Bakterien aus der Vagina der Mutter fehlen – Mamas erste Geschenke für ein starkes Immunsystem des Kindes. Die Errungenschaften der heutigen Zeit, so gut und lebensrettend sie oft sind, bringen durch die Hintertür auch Krankheiten ins Haus ...

KÖRPERFALTEN

Die Haut überzieht natürlich auch alle unsere Körperfalten. Für die Epidermis sind das ganz besondere Orte, denn in diesen dunklen, luftarmen Nischen siedeln zahlreiche Hautkeime. Unter den Achseln, in der Pofalte, den Leisten, unter den Brüsten und manchmal, je nach Speckmenge, auch in den Bauch- oder gar Rückenfalten sind die Verhältnisse für Erreger besonders günstig: feucht, warm, wenig Licht. In dieser lauschigen Komposthaufenatmosphäre lebt und vermehrt es sich ganz ungeniert.

Wie kommt's?

Durch den Haut-auf-Haut-Kontakt dringt selten Luft an diese Hautpartien, und Wasser kann schlecht aus der Haut verdunsten, so als ob sie mit einer Plastikfolie abgedichtet wäre. Das Wasser staut sich, und wie bei einem Windelpopo kommt es rasch zur Aufweichung der Hautbarriere. Die austretende Körperfeuchtigkeit und der sich ansammelnde Schweiß verbleiben in den Körperfalten und dienen nun als hausgemachter Reizstoff. Hefepilze wie *Candida albicans,* die die bekannte Pilzinfektion namens »Soor« auslösen, und die Körperfaltenfreunde unter den Bakterien finden einen perfekten Nährboden vor.

Und es kommt noch schlimmer: Die vielen Duftdrüsen, besonders der Achsel-, Po- und Genitalregion, verändern den pH-Wert, der an der Haut normalerweise sauer (um pH 5) ist, in Richtung alkalisch. Duftdrüsen sind eine besondere Sorte von Schweißdrüsen und unsere körpereigenen Parfümflacons. Sie münden in den

Haarfollikeln und dampfen Pheromone an die Umwelt ab, die als sexuelle Lockstoffe wirken.

Diese Drüsen entwickeln sich erst durch die Hormonumstellung während der Pubertät. Das Sekret ist ein wenig zähflüssig und milchig und leicht alkalisch. Auf Trab gebracht werden diese Drüsen durch den hektischen Teil unseres vegetativen Nervensystems, den Stressnerv Sympathikus. Wer Angst vor einem Hund hat und bei dessen Anblick in Stress gerät, wird diese Drüsen unbewusst stimulieren und gemeinerweise für den Hund dann erst recht geruchlich interessant werden. Auch dass Hunde uncharmanterweise beim Menschen als Erstes zwischen den Beinen schnuppern, liegt an den Drüsen. Da riecht es einfach herrlich intensiv.

Der Haut-auf-Haut-Kontakt führt zu einem weiteren Aspekt, der Körperfalten attraktiv für viele Erreger, Bakterien und Pilze macht: die Reibung der aufeinanderliegenden Hautpartien. Leicht entwickelt sich hier ein sogenannter Wolf, also ein mechanischer Abrieb der ohnehin schon aufgeweichten Barriereschicht. Logisch ist demzufolge, dass besonders Übergewicht mit großen Reibungsflächen und tiefen Körperfalten, aber auch starkes Schwitzen Irritationen und Infektionen in den Körperfalten begünstigen.

Überengagiertes Seifen der Körperfalten mit alkalischen Seifen verschlechtert den pH-Wert dramatisch weiter in Richtung 8 bis 9. Unerwünschte Bakterienkolonien, die mit Vorliebe die Sekrete der Schweiß- und Duftdrüsen verspeisen, können sich so erst recht vermehren. Unerwünschter Nebeneffekt: Es entwickelt sich ein unangenehm süßliches Körperaroma.

Eine unterschätzte Falte ist übrigens die hinter dem Ohr. Während meiner Ausbildung zur Fachärztin hatte ich einen Oberarzt, der in Phasen höchster Konzentration gedankenverloren mit den Fingern hinter seinen Ohren herumschabte. Die abgerubbelten, breiigen Hautpartikel zerrieb er anschließend zwischen seinen

Fingern weiter, um am Ende genussvoll daran zu riechen. Mich lenkte das jedes Mal von den Gesprächsinhalten ab, konzentriertes Zuhören war schier unmöglich. Ich roch förmlich die süßlichen Hefepilzkulturen. Am Ende unserer Arbeitsbesprechung schüttelte er mir regelmäßig und sehr herzlich die Hand. Mit den Fingern, an denen eine Mischung aus Hauttalg und Schweiß klebte.

Abgesehen davon, welcher Film vor meinem geistigen Auge ablief, zeigt diese kleine Geschichte exemplarisch, wie es um die menschliche Lust an den eigenen Aus- und Abscheidungen und den damit zusammenhängenden Gerüchen bestellt ist. Was uns am Gegenüber womöglich ekelt und abstößt, finden wir bei uns selbst durchaus positiv, angenehm entspannend oder, wie der Psychoanalytiker sagt, »autoerotisch stimulierend«. Ja, es ist die Lust am »An-sich-selbst-Herumspielen«, und es mischt sich womöglich auch ein Hauch von Stolz über dieses faszinierende Körperprodukt hinzu.

Psychoanalytisch erklärt man sich die Lust am eigenen Sekret, Geruch oder gar Gestank übrigens als Überbleibsel aus der analen Phase in der kindlichen Sexualentwicklung, als man noch stolz war auf das eigene Häufchen.

Viva la diva oder: Po macht nicht immer froh

Die große Pofalte ist von allen Körperfalten die Diva. Denn wenn man von der Analfalte spricht, assoziiert man damit so verschiedene Dinge wie mit sonst keiner Körperfalte: Die einen denken sofort an Stuhlgang, die anderen an Hygiene und wieder andere an den Anus als Sexualorgan. Die Haut um den Anus herum ist empfindlich und zart, die vielen Nervenfasern, die dafür verantwortlich sind, machen ihn zur erogenen Zone.

Gleichzeitig sorgen die reichhaltige Bakterienflora, die Menge an Duft- und Schweißdrüsen, der reibende Haut-auf-Haut-Kontakt bei Bewegung sowie das Hygieneverhalten rund um den Po dafür, dass die Analfalte ein sehr sensibler und anfälliger Ort ist.

Es gibt kaum einen Körperteil, bei dem die Gegensätze so nah beieinanderliegen: Ein schöner Po ist sowohl für Frauen als auch für Männer ein absoluter Hingucker und ein möglicher Auslöser für sexuelle Begierde. Wir verbinden mit ihm Erotik, assoziieren mit einem knackigen Männerpo eine gute Potenz und mit sehr weiblichen Rundungen ein gebärfreudiges Becken. Und doch gibt es eine Seite am Po, über die man nicht so gerne spricht. Zum Beispiel, wenn es unangenehm riecht oder dort gar juckt.

Übler Geruch besitzt für uns generell eine Alarmfunktion. Wenn es irgendwo stinkt, gehen wir in Deckung. Gestank signalisiert, dass da Gefahr für Person und Gattung lauert. Wo es mieft, besteht potenziell ein Risiko für Krankheit. Als archaisches Wesen schaltet der Mensch sofort in den Selbstschutzmodus, er atmet flach oder hält die Luft an, neigt sogar zur Flucht. Die Pupse, die jemand Fremdes etwa im Aufzug hinterlassen hat, sind ein wahrer Alptraum für unser Riechorgan. Nur unsere eigenen Duftmarken sind davon interessanterweise ausgenommen.

Wie gesagt: Die Ästhetik und Erotik des Körperteils Po steht in krassem Kontrast zu dem, was wir sonst noch damit verbinden. Nahezu jeder Mensch macht im Leben mindestens einmal Bekanntschaft mit Juckreiz am Po, aber kaum einer spricht darüber – ein Tabuthema in einer Tabufalte. Die Ursachen für Analjuckreiz sind vielfältig. Das Sensibelchen unter den Körperfalten reagiert ganz schnell einmal über. Die Analhaut ist so zart, dass kleinste Verletzungen durch zu aggressives Sauberreiben, durch Verletzungen beim Sex, Reibung beim Sport in Verbindung mit Schweiß und Pofaltenbehaarung sehr rasch Juckreiz hervorrufen.

1 DIE EPIDERMIS ODER: LEBEN, UM ZU STERBEN

Häufigster Auslöser ist nicht etwa, wie die meisten annehmen, ein ungewaschener Hintern, sondern im Gegenteil, ein zu intensiv geseifter und damit schwer gequälter Po. Und wenn es dort juckt, denkt der Mensch, dass die Pofalte nun erst recht intensiv gewaschen werden möchte, »weil sie doch bestimmt dreckig ist«. Sofort beginnt er, die ohnehin schon geschundene Haut zusätzlich mit noch mehr, meist alkalischer Seife zu malträtieren. Groß sind Verzweiflung und Irritation, dass sich trotz Schrubben und Seifen immer noch Geruchsreste erschnuppern lassen. Also noch mal ordentlich geseift, zum Abschluss vielleicht noch mit duftenden Tüchern poliert – vergebens.

Diesen Eigenduft des Anus werden Sie mit keinem Hygieneprodukt der Welt losbekommen! Er ist nicht etwa durch Schmutz oder Stuhlreste bedingt, sondern durch die körpereigenen Duftdrüsen. Sie sollten ihn also als naturgegeben hinnehmen. Ähnliches gilt übrigens auch für den Duft im Genitalbereich.

Das radikale Poseifen führt deshalb zum Juckreiz, weil sich leicht Seifenreste in der Rosette sammeln. Die Rosette hat ihren Namen daher, dass der Sphinkter – der äußere Schließmuskel des Anus – viele kleine Fältchen hat, die wie die Blüte einer Rose aussehen. In diesen zarten Fältchen, die den Übergang zur Analschleimhaut markieren, kann sich allerlei ansammeln – zum Beispiel Seifenreste, die an dieser sensiblen Stelle eine toxische Wirkung haben. Schnell entsteht ein juckendes Analekzem. Der Teufelskreis aus noch intensiverem Waschen und noch schlimmerem Jucken geht in die nächste Runde.

Dennoch muss bei Analjuckreiz nach weiteren Ursachen geforscht werden, neben Krankheiten wie Schuppenflechte und Neurodermitis in der Pofalte können Hämorrhoiden den Frieden empfindlich stören. Das sind Krampfadern im Anus, direkt hinter dem Schließmuskel. Jeder Dritte leidet darunter. Sie dienen eigentlich dazu, das Poloch abzudichten, wie ein aufblasbarer Dichtungsring, und so das Austreten von Stuhl oder Schleimhautsäften zu verhindern. Wenn diese Adern jedoch ausleiern und wie verbeulte Schläuche aussehen, leckt der Schließmechanismus, und es treten Minimengen an Flüssigkeit aus dem Po aus, die sich in der Rosette und der Analfalte sammeln, die Haut reizen und ebenfalls zu einem juckenden Analekzem führen.

Lebendiger Juckreiz – wenn einen was wurmt

Und nun noch eine intime Frage: Hatten Sie schon mal Würmer? Auch sie können unserer Analfalte besonders zusetzen. Eine unfassbar juckende Angelegenheit. Würmer holt man sich besonders gerne im Kindergarten. Die weißen Würmer werden nur etwa einen Millimeter dick und nicht länger als etwas über einen Zentimeter. Sie gelangen über Hautkontakt, verunreinigte Lebensmittel, über Wäsche, aber auch einfach durch das Einatmen umherfliegenden Wurmeierstaubs in den Körper. Dieser Staub ist einem anderen erkrankten Menschen sozusagen vom Poloch abgefallen, an die Finger gelangt und von dort aus weitergewandert. Ganze drei Wochen lang ist der Eierstaub noch infektiös. Deswegen ist der Standardtipp für Kinder (und Erwachsene), nach dem Toilettengang die Hände zu waschen, besonders sinnvoll, da die Wurmeier nach dem Poabputzen an den Fingern hängen. Einmal von uns verschluckt, benötigen die Wurmeier eine bis vier Wochen, um zu echten Prachtexemplaren heranzureifen. Die Weibchen wandern dann des Nachts aus dem Darm heraus an den After und legen dort

1 DIE EPIDERMIS ODER: LEBEN, UM ZU STERBEN

bis zu 15 000 Eier auf einmal ab. Die kriechenden Würmer sind plastisch zu fühlen: Es kitzelt wie die Hölle! Wer sich dann am Anus kratzt, bekommt die Eier unter die Fingernägel bzw. an den Schlafanzug, die Bettdecke, auf die Matratze ... Ein Teufelskreis.

Doch nicht immer entwickeln die Betroffenen Juckreiz am Po. Bei Mädchen kommt es manchmal einzig zu einer Scheideninfektion mit Entzündung und Ausfluss, allgemein zeigen befallene Kinder durchaus auch mal nur Reizbarkeit, Übelkeit, Appetitlosigkeit, Gewichtsverlust, Konzentrationsschwäche, Unwohlsein und Blässe. Nicht jedes Aufmerksamkeitsdefizit ist also gleich ADS – es ist einfach manchmal nur der Wurm drin. Wenn Sie feststellen wollen, ob dies tatsächlich der Fall ist, gibt es ein pädagogisch wertvolles Experiment, das man im Kreise der Familie morgens direkt nach dem Aufstehen und vor dem ersten Toilettengang durchführen kann: Nehmen Sie ein Stück Tesafilm, kleben Sie es auf den After des Wurmverdächtigen und ziehen Sie es langsam wieder ab. Im »Idealfall« bleiben Wurmeier und, wenn's ganz toll läuft, sogar Wurmstücke daran hängen. Nun das Tesastück noch schnell unter das Kindermikroskop gelegt, und fertig ist die Gruselattacke vor dem Frühstück.

Naturschutz für Körperfalten

Für die Aktion »gesunde Körperfalten« finden Sie hier ein paar wichtige Tipps:

Verwenden Sie saure (nicht alkalische) und synthetisch hergestellte Waschsubstanzen. Sie lassen sich im Gegensatz zu klassischen Seifen bei der Herstellung auf einen hautneutralen pH-Wert von 5,5 einstellen.

Wirksam ist zudem das »Trockenlegen« der Haut-auf-Haut-

Zonen mit atmungsaktiven Baumwollbuxen, die schön geschmeidig und luftig über dem Po liegen. Stringtangas sorgen dagegen für zusätzliche Reibung. Bei großen Brüsten hilft ein atmungsaktiver, straffer BH, damit die Brust nicht auf dem Bauch aufliegt; alternativ kann frau hier auch Mullkompressen unterlegen. Vermeiden sollte man Synthetikunterwäsche, die schweißfördernd ist und sich nicht einmal heiß waschen lässt.

Synthetikkleidung stinkt generell schnell nach altem Schweiß, da das Kunstgewebe durch das Waschen bei niedrigen Temperaturen nicht ausreichend radikal von hartnäckigen Bakterien befreit wird. Selbst nach einer chemischen Reinigung riecht das Ballkleid rasch streng, wenn es beim Tanzen wieder neu angeschwitzt wird, Überreste vergangener Ballnächte bringen sich in Erinnerung. Gleiches gilt für die vielfach gepriesene Funktionskleidung beim Sport. Beim Thema Unterwäsche kann man nur sagen: klare Absage an Polyester-Dessous und -Boxershorts. Ja zu Baumwoll-Feinripp ...

Ein bewährter Hautarzttipp ist, anfällige Körperfalten mit weicher weißer Zinkpaste zu behandeln. Manche Präparate enthalten auch ein Antipilzmittel, damit man der Vermehrung lästiger Hefepilze entgegenwirkt. Die Zinkpartikel in der Paste wirken antientzündlich und saugen überschüssige Feuchtigkeit auf. Die beste Zinkpaste ist eine, die nach ein paar Stunden Tragezeit immer noch als sichtbare weiße Schicht erkennbar und nicht schon gleich eingezogen ist.

Und – ich weiß – der schwierigste Tipp von allen, wenn die Körperfalten durch dickes Unterhautfettgewebe besonders tief sind: abspecken.

1 DIE EPIDERMIS ODER: LEBEN, UM ZU STERBEN

HAUTFARBEN

Haben Sie sich schon mal gefragt, warum Ihre Haut eine andere Farbe hat als die anderer Menschen auf diesem Planeten? Was die Haut eigentlich rot, braun, gelb, orange, rosa oder weiß macht? Und was es mit scheckigen Leber- und Sonnenflecken auf sich hat?

Die Antworten auf diese Fragen finden wir zum einen in der Oberhaut. Hier liegen die Pigmentzellen, die uns unseren Anstrich von hell bis dunkel verleihen. Zum anderen ist die Hautfarbe durch Faktoren wie die Durchblutung beeinflusst, die im zweiten Untergeschoss, der Lederhaut, stattfindet. Denken Sie an die kurz andauernde Schamesröte oder Überhitzung beim Sport, rote Wangen bei Fieber oder beim Sex oder eine permanente Rötung, wenn viele kleine Äderchen in der Haut erweitert sind.

Viele nehmen an, dass erweiterte Äderchen »geplatzte« Äderchen seien. Tatsächlich sind die elastischen Fasern der Gefäßwand einfach nur ausgeleiert und können das Gefäß nicht mehr eng zusammenziehen, weshalb es sichtbar wird wie ein Kabelgeflecht. Blässe wiederum kann an einer verminderten Durchblutung liegen oder auch daran, dass zu wenig roter Blutfarbstoff gebildet wird.

Die Haut hat aber noch einiges mehr an Farbtönen im Programm, an denen man verschiedene Dinge ablesen kann. Sogar Blau ist Teil unseres Hautfarbenspektrums. Dieser Farbton erzählt uns von Kälte, bei der es zu einer Verringerung der Durchblutung in der Haut kommt. Die Farbe kann auch auf einen Sauerstoffmangel im Blut hinweisen, etwa bei schwer Lungenkranken oder bei einer Thrombose, wenn das sauerstoffarme Blut sich staut und nicht rasch zum Herzen zurücktransportiert werden kann. Sauerstoffarmes Blut findet sich ganz normal in den Venen, die daher blau scheinen und das Blut über das Herz zum Recycling in die Lunge bringen. Ist die Blaufärbung krankhaft, sprechen Mediziner von einer *Zyanose,* was aus dem Griechischen kommt und »blau« bedeutet. Verfärbt sich die Haut schwarz, ist altes Blut abgelagert oder im schlimmsten Fall Gewebe abgestorben. Dieses morbide Geschehen nennen Mediziner *Nekrose.*

Von einer Krankheit der Leber erzählt die Gelbsucht; hier kann ein gelber Gallenfarbstoff durch die Leber nicht ausreichend abgebaut werden und lagert sich überall im Körpergewebe, in der Haut und in den Augen ab.

Der Karottenton Orange ist hingegen eine gesunde Farbe, die auftritt, wenn man reichlich Möhrensaft trinkt, in dem der natürliche Farbstoff Betacarotin enthalten ist. Der tägliche Bedarf ist mit 2 bis 4 mg gedeckt. Wer drei Wochen lang täglich 30 mg zu sich nimmt, bekommt eine leicht orange Hautfarbe. Das kann durch täglich ein halbes Kilo Möhren (roh oder in Form eines frisch gepressten Safts) oder durch Kapseln aus der Apotheke erzielt werden. Diese leichte Färbung verbessert das Abwehrverhalten der Haut gegen Sonnenstrahlen; wer etwa an einer Sonnenallergie leidet, kann durch gezielte Einnahme von Betacarotin vor dem nächsten Urlaub therapeutisch gegenwirken. Und wenn Sie gerne die Blicke der anderen am Strand auf sich ziehen, haben Sie mit diesem Hautton die besten Karten: Teilnehmer einer Studie bekamen Fotos von Gesichtern vorgelegt und sollten entscheiden, welche Hautfarbe sie mehr anzieht. Tatsächlich kamen leicht orangefarbene Carotin-Gesichter besser an als tief sonnengebräunte.

Eine solche Karottenbräune erlaubt uns sogar, zwei bis drei Mal länger in der Sonne zu bleiben. Statt zehn bis 20 Minuten ohne Sonnencreme kann der Möhrengefärbte bis zu einer Stunde ungeschützt in der Sonne verweilen. Dass trotzdem Vorsicht geboten ist, dazu mehr im Kapitel Sonnenbrand.

Ein weiterer schöner Nebeneffekt: Betacarotin ist die wichtigste Vorstufe von Vitamin A in Lebensmitteln (deshalb wird es auch

Provitamin A genannt) und wird in unserem Körper zu ebendiesem Vitamin A umgewandelt. Vitamin A ist sehr gut für die Augen und das Sehen, bei einem Mangel droht beispielsweise Nachtblindheit. Für Haut und Schleimhäute benötigen wir Vitamin A ebenfalls, weil es das Zellwachstum fördert, Schäden vorbeugt oder sie repariert und das Abwehrsystem der Haut verbessert. Für eine medizinisch ausreichende Versorgung an Vitamin A genügen ein bis zwei Möhren am Tag. Ein gleichzeitig konsumierter Tropfen Speiseöl verbessert die Aufnahme über den Darm.

Betacarotin kommt außer in der Möhre in vielen anderen Gemüsesorten und in Obst vor, etwa in Spinat, Grünkohl, Paprika, Süßkartoffeln und Roten Beten, außerdem in orangefarbenen Obstsorten wie der Scharonfrucht (Kaki), Aprikosen, Sanddorn, Nektarinen und Mango. Noch einen Tick potenter ist ein weiteres Carotinoid namens Lycopin. Es gilt als exzellenter Kampfstoff gegen freie Radikale, es hält jung und schützt vor Krebs, weshalb Apotheken Lycopin-Kapseln zur Nahrungsergänzung anbieten. Die sind aber deutlich teurer als eine Tube Tomatenmark: Tomaten sind reich an Lycopin und in besonders hoher Konzentration natürlich im Mark enthalten.

Körpereigener Sonnenschirm

Die Hautfarbe erzählt uns aber auch etwas über unsere genetisch-geografische Herkunft. Sie signalisiert, in welchen Breitengraden wir mit unserer Haut besser klarkommen, wo wir vielleicht sogar einen Überlebensvorteil oder -nachteil haben.

Verantwortlich für unsere Hautfarbe ist eine wichtige Zellsorte in der Epidermis. Hier liegen unsere Pigmentzellen, die sogenannten Melanozyten. Sie sind abtrünnige Zellen aus dem embryonalen Ur-Nervengewebe, der Neuralleiste, aus dem sie sich aber schon im

Laufe der Embryonalentwicklung verabschiedet haben. Während die übrigen Zellkollegen alle zu Nervensystemzellen wurden, wanderten diese Gesellen in Richtung Haut aus.

Melanozyten sehen aus wie Fingerhandschuhe, die, in das Meer von Babyzellen eingestreut, auf der Basalmembran aufsitzen, dem Fußboden im ersten Untergeschoss unserer Haut. Direkt unter der

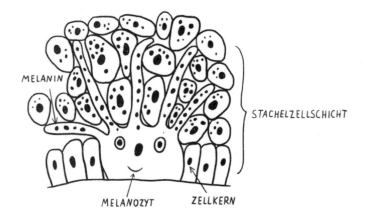

MELANIN ABGEBENDE MELANOZYTEN

Basalmembran können sie sich auch zu Nestern zusammenrotten und damit zu Leberflecken werden. In Erinnerung an ihre frühe Wanderzeit bleiben sie zeitlebens sehr rege. Melanozyten entarten manchmal zum *malignen Melanom,* dem schwarzen Hautkrebs, der leider schnell metastasiert und sich nah und fern absiedeln kann; gerade bei Krebszellen ist Wanderfreudigkeit eine verhängnisvolle Eigenschaft. Ein in der Medizin unverständlicherweise beschönigender und mädchenfeindlicher Begriff für solche Metastasen ist »Tochtergeschwülste«.

1 DIE EPIDERMIS ODER: LEBEN, UM ZU STERBEN

Alle zehn bis zwölf Babyzellen ist ein Melanozyt eingestreut. Das bedeutet in Zahlen rund 900 bis 1500 Melanozyten pro Quadratmillimeter. Im Gesicht sind es sogar bis zu 2000, im Genitalbereich bis zu 2400 Melanozyten pro Quadratmillimeter, an den Fußsohlen und Handflächen dagegen nur 100 bis 200. Der Fingerhandschuh-Melanozyt leitet mit seinen vielen Fingern kleine Pigmentkügelchen mit dem Farbstoff Melanin an die Epidermiszellen weiter. 30 bis 40 Keratinozyten werden von einem einzigen Melanozyten mit Melanin gefüttert. Sobald die Sonne scheint, werden sie produktiv und färben unsere Haut brauner.

Dunkel- und Schwarzhäutige besitzen übrigens die gleiche Anzahl an Melanozyten wie Hellhäutige. Allerdings produzieren sie mit bis zu 600 Pigmentkügelchen pro Melanozyt ein Vielfaches der Melanozyten Weißhäutiger mit nur zwei bis zwölf Kügelchen. Dunkelhäutige haben zudem größere Farbkügelchen zur Verfügung. Ob wir nun eher dunkel oder hell sind, liegt auch am Mischungsverhältnis der Melaninfarbstoffe in unserer Haut. Man unterscheidet zwei Sorten: das Eumelanin, das schwarzbraun ist, und das Phäomelanin, das gelbrot ist. Je nachdem, welche Sorte dominiert, entstehen die unterschiedlichen Hautfarben, Haartöne und Augenfarben beim Menschen.

Melanin ist wie eine ultimative Sonnencreme, denn es kann Licht aller Wellenlängen absorbieren. Eumelanin ist dabei das Luxuspigment und schützt sehr gut vor UV-Strahlen; Phäomelanin dagegen schwächelt und erfüllt seine Aufgabe eher schlecht als recht. Sehr Hellhäutige und Rothaarige sind überwiegend mit Phäomelanin ausgestattet und daher sehr sonnenempfindlich. In nordischen Gegenden, wo die Sonne insgesamt weniger scheint, ist dieses Mehr an Phäomelanin jedoch ein absoluter Überlebensvorteil. Die Haut ist so für die wenigen UV-Strahlen, die es in nördlichen Breitengraden gibt, durchlässiger. Denn nur so ist eine ausreichende Vitamin-D-Bildung gewährleistet. Unter der südlichen Sonne allerdings wird das zum Nachteil. Hellhäutige sind nur mangelhaft gegen die hohen UV-Dosen gewappnet. Es drohen Hautkrebs und Falten.

Dunkle Haut schützt zudem effektiv vor dem UV-Licht-bedingten Abbau des B-Vitamins Folsäure bei starker Sonneneinstrahlung am Äquator. Ohne ausreichend Folsäure zu haben, sinkt die Zahl der Spermien und ist das Risiko für Fehlbildung des ungeborenen Lebens erhöht. Die Hautfarbe passend zum UV-Index sichert also das Überleben der Gattung. Melanin schützt übrigens auch vor Infrarotstrahlung. Das ist der wärmende, langwellige Anteil des Sonnenlichts. Der Organismus Dunkelhäutiger wird von Sonnenwärme daher weniger schnell überhitzt als der Hellhäutiger. Deshalb ist den rosa-weißen Hauttypen in der prallen Sonne auch so besonders heiß und schwitzig zumute. Viele meiden das Sonnenbaden daher intuitiv.

Pigmentierungen –
Braunes im Gesicht und im Genitalbereich

Manche Frauen entwickeln während der Schwangerschaft oder auch durch Verhütungsmittel wie Pille oder Hormonspirale im Sommer große braune Flecken im Gesicht. Das liegt daran, dass Melanozyten hormonsensibel sind. Der Anstieg der weiblichen Hormone in Verbindung mit Sonnenlicht sorgt für die »Melasma« genannten Verfärbungen. Hier hilft nur ein sehr hoher Sonnenschutz, die Pille abzusetzen, die Hormonspirale herauszunehmen oder die Niederkunft abzuwarten. Bei hartnäckigen Flecken können auch Bleichmittel in Cremeform oder Laserbehandlungen zum Einsatz kommen.

Weil die Melanozyten hormonsensibel sind, ist auch die Haut im

Genital- und Analbereich deutlich dunkler als der Rest der Haut, was an der Stimulation der Melanozyten durch die Sexualhormone liegt und deswegen auch erst während der Pubertät auftritt. Anal- und Genitalbleaching, ein Trend nicht zuletzt in der Pornoindustrie, kreiert also eher den Anblick eines kindlichen Genitoanalbereichs, wo alles noch ganz rosig ist. Ob das allen so bewusst ist? Wahre Männlichkeit und Weiblichkeit trägt Farbe. Und je älter man wird, umso bunter präsentiert sich die Haut.

In meine Praxis kommen regelmäßig Patienten, die mir braune Flecken in ihrem Gesicht zeigen, die sie kosmetisch stören. Im Volksmund sind das Altersflecken. Meine Schwiegermutter hat einst eine Praxis höchst empört verlassen, nachdem der Arzt ihr gesagt hatte, sie habe Altersflecken – dabei war sie damals erst Anfang vierzig. Aus Fehlern der Kollegen sollte man als Arzt lernen. Ich nenne diese braunen Flecken daher schlicht Sonnenflecken – denn nichts anderes sind sie: das Resultat langjähriger Sonneneinstrahlung und so mancher Sonnenbrände. Altersflecken sind Protestreaktionen der Haut und zeigen: Das Lebenszeit-UV-Limit wurde längst erreicht.

Während Altersflecken – so sie einmal auf der Haut erschienen sind – ihre Farbe nicht mehr verändern, gibt es andere Punkte, die im Sommer dunkler werden und im Winter heller. Die Rede ist – Sie ahnen es vielleicht schon – von Sommersprossen. Sie sind genetisch bedingt und zieren Gesicht, Arme oder den gesamten Körper von eher sonnenempfindlichen rothaarigen Pipi-Langstrumpf- oder Boris-Becker-Hauttypen. Doch auch dunkelhaarige, dunkelhäutige Menschen können gelegentlich Sommersprossen haben.

Melanin ist nicht nur geeignet, die Haut zu färben und zu bräunen und so wie eine Art körpereigener Sonnenschirm zu wirken, damit die Strahlung nicht das Erbgut in den Zellen beschädigt. Das Melanin färbt auch manchmal gutartige Hautknubbel an, wie zum

Beispiel die *seborrhoischen Keratosen,* im Volksmund »Alterswarzen« genannt. Ein wohlwollender Hautarzt wird auch diesen Begriff charmant umschiffen und etwas von »Hornknubbeln« murmeln. Genau wie Altersflecken können Alterswarzen schon ab 35 Jahren auftreten. Im Laufe der Jahre und Jahrzehnte nehmen sie allerdings zu. Manche Menschen sind damit regelrecht übersät. Die Knubbel bröseln ab, wenn man sich nach dem Duschen abtrocknet, und sehen hin und wieder erschreckend gefährlich aus. Doch – anders als Leberflecken – entarten sie nie.

Unsere Melanintusche tropft manchmal nach Entzündungen, Verletzungen, Verbrennungen oder nach dem Ausdrücken eines Pickels von der Oberhaut in die nächst tiefer gelegene Hautetage, die Lederhaut, hinab. Auch nach dem Auftragen von Parfüm in Verbindung mit Sonnenkontakt kann man – meist am Hals – braune Flecken bekommen, da manche Duftstoffe phototoxische Hautentzündungen, also eine Art übermäßigen Sonnenbrand mit anschließender Braunfärbung, hervorrufen.

Diese postinflammatorische – nachentzündliche – Hyperpigmentierung ist dafür verantwortlich, dass ein dunkler Fleck penetrant über Monate an einen längst abgeheilten Pickel erinnert. Das liegt daran, dass man das hinabgesickerte Pigment nicht mehr so schnell wieder herausbekommt. Die Aufräumarbeiten verlaufen nur sehr träge. Womit wir bei den Geschehnissen wären, die sich an der Grenzzone zwischen den Stockwerken unseres Hautgebäudes abspielen.

2 ZWISCHEN DEN STOCKWERKEN

Wir verlassen nun das erste Untergeschoss, die Oberhaut, und bewegen uns in Richtung zweites Untergeschoss, zur Lederhaut. Doch zunächst halten wir noch einen Moment inne und betrachten die wellige Geschossdecke, die beide Etagen voneinander trennt und gleichzeitig auch verbindet. Denn hier ist einiges los.

LEBERFLECKEN

In der Fachsprache nennen wir diese Geschossdecke Basalmembran. Hier finden wir zum Beispiel die Geschwister der Melanozyten, die Leberfleck- oder Nävuszellen. Ein Leberfleck ist eine nestförmige Ansammlung von Melanozyten oder von Nävozyten. Letztere sind die kugeligen und faulen, weil nichtsnutzigen Varianten der Melanozyten. Faul, weil sie nichts tun und niemand versteht, wozu die Natur sie überhaupt erfunden hat. Im Grunde braucht sie kein Mensch.

Die Nester der Leberfleckzellen liegen oft dicht unterhalb der Basalmembran oder auch darüber. Diese eher oberflächlichen Gesellen haben einen hellbraunen Farbton, die tiefgründigeren Kollegen wirken graublau, die unentschiedenen sind mittelbraun. Die großen hellbraunen Varianten nennen Dermatologen »Café-au-Lait«- und »Linsenflecken«. Leberflecken erinnern an die braune Leber, haben aber sonst mit diesem Organ nichts zu tun.

Viele entstehen erst im Laufe des Lebens oder werden dann erst sichtbar. Zuvor haben sie sich jahrelang in der Tiefe des Gewebes getummelt, bevor sie eines Tages hervorploppen. Das geschieht in der Regel bis zum Alter von etwa 30 Jahren. Auch in der Schwangerschaft können noch ein paar nach oben kommen. Im Alter schließlich tauchen einige wieder in die Tiefen des Gewebes ab. Muttermale sind übrigens angeborene Leberflecken.

Leberflecke sind gutartige Tumoren, die aber zu schwarzem Hautkrebs entarten können. Leider liegen manchmal verstreute entartete Melanozyten im Auge, in Lymphknoten, im Darm oder in inneren Organen, weshalb in ganz seltenen Fällen schwarzer Hautkrebs auch außerhalb der Haut entstehen kann.

BLASEN, WUNDEN UND NARBEN

Mit etwas Phantasie können wir uns den Aufbau der Basalmembran, der Schicht zwischen dem ersten und zweiten Untergeschoss, wie einen Pappkarton für Eier vorstellen. Durch diese wellenartige Konstruktion können sich die Oberhaut und die darunterliegende Lederhaut stabiler miteinander verzahnen. So kann ein einfaches Verrutschen verhindert werden. Den Effekt spüren wir, wenn wir uns in Röhrenjeans quetschen, in engen Schuhen laufen oder eine Rückenmassage bekommen – ohne diese Verzahnung würde sich die Oberhaut sofort blasig abheben.

Dennoch stellt diese Membran einen Schwachpunkt dar. Für Mediziner ist sie ein *Locus minoris resistentiae,* ein Ort geringen Widerstands. An einem solchen Schwachpunkt entstehen leider gerne Blasen, wie beim klassischen Fall des Barfußlaufens in reibenden Schuhen. Die Blase ist ein Hohlraum, der sich zwischen den beiden Hautschichten Epidermis und Lederhaut mit Lymphe füllt. Und weil dort auch eine Menge Nervengefäße verlaufen, tut die Blase ordentlich weh, besonders wenn sie aufgeht und der rohe Blasengrund zum Vorschein kommt. Der Deckel der Blase wird zwar von der Epidermis mit all ihren Schichten gebildet, dennoch ist er dünn und platzt gerne mal. Wenn die Blase sich sehr stark füllt oder aufgeht, schlagen die Sensoren der Gefühls- und Schmerznervenfasern Alarm. Der Körper muss informiert werden, dass hier etwas nicht stimmt, dass ein Leck aufgetreten ist, durch das Bakterien eindringen können, oder dass möglicherweise eine Ausdehnung der Blase droht. Damit genau das nicht geschieht, kann eine Druckentlastung manchmal sinnvoll sein. Wenn Sie selbst Hand anlegen, weil die Blase so weh tut oder so gespannt ist, bitte Vorsicht: Um das Risiko zu vermindern, sich Bakterien einzufangen, sollte man die Blasenhaut sehr gut desinfizieren und dann mit einer abgeglühten Nadel oder einer sterilen Kanüle aus der Apotheke vorsichtig punktieren. Ist der Druck raus, sollte man den Blasendeckel als körpereigenes Biopflaster darüber liegen lassen oder wieder vorsichtig an die verletzte Stelle ziehen und mit desinfizierender Salbe oder einem zusätzlichen Blasenpflaster abdecken. Gleiches gilt, wenn der dünne Epidermisdeckel dem Druck nicht mehr standhalten konnte und die Blase von allein aufgegangen ist.

Apropos offene Blase: Es gibt einen alten Mythos, der da heißt: »An die Wunde muss Luft ran!« Bei Blasen mit und vor allem ohne erhaltenen Blasendeckel, bei Schürfungen und Verbrennungen ist jedoch der modernen Wundversorgung Vorzug zu geben, denn hier können wir uns die körpereigenen Heilstoffe aus der Lymphe zunutze machen. Schorf ade, willkommen feuchte Wundbehandlung! Moderne Wundauflagen für diese Form der Behandlung heißen Hydrokolloidverbände, Hydrogelauflagen, Alginate oder Polyurethanschaumstoffverbände. Man könnte auch »Hautersatz auf Zeit« dazu sagen. Schorf entsteht so nicht, und das ist auch gut so, denn eine Schorfkruste ist hart, kantig und abgestorben und führt deshalb zu verzögerten Heilungsverläufen. Eine Kruste blockiert den Einmarsch des Zellnachwuchses von den seitlichen Wundrändern. Auch Standardpflaster sind keine gute Lösung.

In einem feuchten und zugleich atmungsaktiven Wundmilieu dagegen bilden sich die frischen, saftigen Heilzellen der Epidermis am allerbesten. Sie können sich die verletzte Hautstelle wie eine kleine, pflegebedürftige Pflanze vorstellen. Die gedeiht auch am sichersten und schnellsten in einem Gewächshaus – einem feuchtwarmen Biotop mit ausreichend Sauerstoffzufuhr und Biodünger. Die modernen Wundauflagen lassen Sauerstoff durch, hemmen aber den Eintritt von Bakterien. Gleichzeitig funktioniert unser darunter angesammeltes körpereigenes Wundwasser als Bio-Super-Dünger. Dieser Powermix aus körpereigenen Heilstoffen besteht aus Immunzellen, Botenstoffen, Eiweißen und Enzymen, die die frischen Hautzellen bombig gedeihen lassen.

Übrigens killt leider schon ein einziger Zug aus einer Zigarette zahllose frische Heilzellen auf der Haut! Rauchen verursacht deshalb massive Wundheilungsstörungen.

Freches Krüstchen

Wir Dermatologen sind sehr sinnliche Typen. Wir schauen, riechen und fühlen. Krusten liefern dabei ein ganz eigenes optisches und haptisches Erlebnis. An dieser Stelle möchte ich Sie gerne an der kleinen Spurensuche rund um Krusten oder – wie viele auch sagen – »Schorf« beteiligen.

Krusten bestehen aus eingetrockneten Sekreten, die hier und da aus Wunden herauskommen. Die Farbe einer Kruste verrät, was für ein Problem hinter ihr stecken könnte: Rotschwarze Krusten bestehen aus geronnenem Blut, sie folgen auf Verletzungen mit

Blutaustritt. Bei hellgelben Krusten dagegen handelt es sich um eingetrocknete Gewebeflüssigkeit (Serum, Lymphe), die aus kleinen Hautbläschen oder Blasen ausgetreten ist. Ebenso kommt diese Kruste vor bei nässenden Ekzemen, also Entzündungen der Oberhaut. Färbt sich eine Kruste orange oder »honiggelb«, ist das ein Zeichen für eine infektiöse, bakterielle Verseuchung. Die Kruste besteht aus getrocknetem Eiter, der durch extrem ansteckende Bakterien (Streptokokken oder Staphylokokken) verursacht wurde. Ein anderer Name dafür ist »Grindflechte«.

Schwarzgrau wird es dann im Falle des Absterbens von Gewebe. Diese Krusten verbreiten manchmal einen Verwesungsgeruch und sind Ausdruck einer schwerwiegenden Erkrankung. Solche Nekrosen können bei Gefäßentzündungen, Gefäßverschlüssen oder tiefgreifender Gürtelrose auftreten.

Ist die Kruste dagegen stückig und von weißlich gelblicher Farbe, dann sind ins helle Wundsekret einfach ein paar Hornzellen mit hineingemanscht, weshalb sie von Dermatologen den Titel »Schuppenkruste« verpasst bekommt.

Überfressene Narben

Manche Menschen sind trotz oder wegen ihrer Narben berühmt geworden. Der Schauspieler Jürgen Prochnow, gut aussehend, erfolgreich – Aknenarben. Auch der »Schmiss«, eine absichtlich zugefügte Schnittverletzung auf der Wange mit nachfolgender Narbenbildung, ziert bis heute das Antlitz mancher »alter Herren«, die während ihres Studiums einer schlagenden Verbindung angehörten. Besonders bis zum Zweiten Weltkrieg war der Schmiss ein Merkmal männlicher Akademiker. Schmucknarben dekorieren auch die Haut mancher Naturvölker, und bei hippen Städtern lag die »Skarifizierung« ebenfalls eine Zeitlang im Trend.

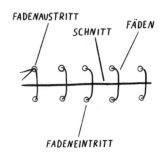

DREI NARBEN-TYPEN

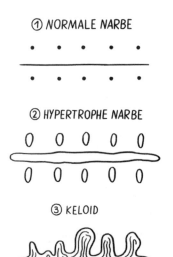

Fast jeder von uns hat irgendwo eine Narbe, entstanden durch tiefe Pickel, Windpocken, Unfälle, Verbrennungen oder chirurgische Schnitte. Die meisten Narben stören die Optik nicht. Andere entstellen jedoch, springen gleich auf den ersten Blick ins Auge oder sind nach traumatischen Ereignissen entstanden und erinnern den Verletzten täglich an das Erlebte. In diesen Fällen sind Narben für die Betroffenen eine Belastung.

Eine Narbe entsteht immer dann, wenn die Basalmembran auf einer größeren Strecke verletzt wird. Der Substanzverlust der Epidermis muss dann mit minderwertigem, störrischem Narbenersatzgewebe aufgefüllt werden. Eine Narbe ist zunächst rot. Dafür sorgen einsprossende Blutgefäße, über die wie bei einer Baustellenzufahrt das Baumaterial für die neue Narbe geliefert wird. Sie blasst im weiteren Verlauf dann von rot auf rosa ab und wird am Ende, nach Abschluss der Bauarbeiten, weiß, hart und unelastisch. Sie hat keine Schweiß- oder Talgdrüsen, keine Haarfollikel und keine Pigmentzellen. Sie bräunt also nicht mit und ist kahl. Aber immerhin verschließt sie die Wunde stabil.

2 ZWISCHEN DEN STOCKWERKEN

Eine oberflächliche Schürfwunde tut arg weh, weil die empfindlichen Nervenenden freiliegen. Und die nehmen ihre Funktion als lokales Frühwarnsystem nun einmal sehr ernst und geben schon bei Bagatellen Großalarm, um Schlimmeres zu verhindern. Aber diese Wundsorte heilt immer narbenfrei ab.

Ist die Schürfwunde tiefer und entdeckt man bereits kleine Punktblutungen am Wundgrund, kann die Heilung nicht immer ganz ohne Narbenbildung ablaufen. Denn hier ist die Basalmembran zerlöchert. Man blickt also eine Etage tiefer, direkt auf die Blutgefäße der Lederhaut. Je größer der Defekt der Basalmembran, desto größer das Narbenrisiko. Und ist da ein richtig tiefes Loch – also Oberhaut weg, Basalmembran weg –, ist eine Narbe so sicher wie das Amen in der Kirche. Von einer Operation werden Sie ein entsprechendes Andenken mit nach Hause nehmen, denn der Chirurg durchschneidet mit dem Skalpell auch die Basalmembran auf langer Strecke.

Ist eine Narbe entstanden, bringt sie manches Leid mit sich, sobald sie kosmetisch auffällig ist oder die Beweglichkeit von Gelenken einschränkt, wenn sie juckt oder schmerzt, zusammengeschrumpft, hart und unelastisch ist. Manche Narben werden dick und erheben sich wulstförmig über die ursprüngliche Schnittlinie. Solche 3-D-Narben nennen Hautärzte »überfressene« oder *hypertrophe* Narben.

Und wenn die Narbe noch weiter wuchert, sogar über die ursprüngliche Grenze der Verletzung hinaus, dann spricht man von einer tumorösen Wulstnarbe. Ein solches *Keloid* ist zwar kein bösartiger Tumor, aber rot, dick, entzündlich und manchmal juckend, weil Nervenfasern verstrickt und sogar an der Entzündung beteiligt sind. Im Inneren der Narbe herrscht eine irre Überproduktion an vorwiegend einer bestimmten Fasersorte, ohne dass für einen entsprechenden Abbau gesorgt würde. Eine Massenproduktion ohne Abverkaufsmöglichkeit. Gesteuert wird das Ganze durch überengagierte Entzündungsbotenstoffe mit Geltungsdrang, die sich unnötig Arbeit beschaffen. Eine Keloidneigung ist übrigens genetisch bedingt.

Sehr skurril treibt es die Natur, wenn gestochene Ohrlöcher zu dicken roten Bommeln heranwuchern. Besonders gerne entstehen diese Wulstnarben auch nach Verbrennungen, bei tiefen Aknepickeln und auf der Brust, besonders bei Frauen. Durch die Schwerkraft lastet auf den Brüsten ein besonderer Zug, der wiederum an der Wunde zieht. Auf Narben scheint das einen regelrechten Wucherreiz auszuüben. Genauso wie bei Narben auf Gelenken oder Knochenvorsprüngen, an denen bei jeder Bewegung gezerrt wird. Das für die Wundheilung zuständige Gewebe ist hier zigmal so aktiv wie an anderen Körperstellen.

Wer nach einer Verletzung an einem günstigen Vernarbungsverlauf interessiert ist, kann – wenn die Narbe nicht mehr nässt – über mehrere Wochen bis Monate eine Silikoncreme oder ein Silikonpflaster auftragen. Die Narbe findet die Atmosphäre unter dem Silikon beruhigend, vermutlich, weil sie annimmt, dass über ihr schon eine heile Schicht liegt. Die Narbe speichert Feuchtigkeit unter dem atmungsaktiven Silikon, was sie milde zu stimmen scheint.

Massagen helfen, um Narbenverkürzungen im Gelenkbereich entgegenzuwirken, sobald die Narbe einigermaßen stabil ist; in der Regel ist das nach etwa vier Wochen der Fall. Weiße Narben lassen sich mit hautfarbenem Permanent-Make-up oder einer Tätowierung überdecken.

Bei hartnäckigen Keloiden verordnen Ärzte gerne Druckkissen oder spritzen Kortisonkristall ein, um die Narbe zum Schrumpfen zu bringen. Auch mit verschiedenen Lasern, Hitzenadeln und Kälte (bis zu minus 196 Grad Celsius) wird gearbeitet, manche bestrahlen sie sogar mit Röntgen-Weichstrahlung. In jedem Fall werden schwere Geschütze aufgefahren. Was man dagegen tunlichst vermeiden sollte, ist, Keloide zu operieren, zumindest, wenn sie nach einer Operation entstanden sind. Denn dann kommen sie wieder wie Aliens.

DEHNUNGSSTREIFEN

Interessiert betrachtete ich mich im zarten Alter von 16 Jahren am Strand. Meine Haut hatte einen mittelgradigen Beigeton angenommen. An meinen nicht ganz grazilen Waden zeigten sich jedoch senkrechte, teils auseinanderdriftende weiße Linien, die offenbar nicht mitgebräunt waren. Sie erinnerten mich an Luftaufnahmen des Nildeltas. Einen Moment lang war ich fasziniert von diesen bizarren Mustern auf meiner Haut, doch schnell ließ ich mich wieder von anderen Dingen ablenken und vergaß die seltsamen Linien.

Bis ich Jahre später schon als Hautärztin arbeitete und reihenweise pubertierende Mädchen in meiner Sprechstunde aufkreuzten. Verschämt. Unglücklich. Verzweifelt. Nie wieder würden sie mit einem kurzen Rock herumlaufen können, und an den Strand würden sie sich auch nicht mehr trauen. Ein »zu großer« Makel hielt diese objektiv wirklich schönen, gesunden jungen Frauen davon ab: Dehnungsstreifen.

Mit einem Schlag fielen mir meine eigenen Nildeltas an den Waden ein, zu denen sich inzwischen auch ein paar weiße »Reißverschlüsse« an den Hüften gesellt hatten. Nie wäre mir in den Sinn gekommen, damit nicht an den Strand zu gehen oder diese Streifen gar als etwas Störendes zu empfinden. Ob es an der damaligen Zeit lag, als man als Frau noch ungestraft Streifen und Dellen tragen durfte und es noch kein Photoshop gab, das Schönheit neu definierte? Oder hatte ich einfach eine andere Körperwahrnehmung als diese Elfenwesen? Hatten sie das Gefühl, sie müssten perfekt und makellos sein, weil sie sonst nicht geliebt oder begehrt würden?

Als erwachsene Frau – und nun spreche ich kurz als Privatperson zu Ihnen – habe ich die Erfahrung gemacht, dass es Männern wirklich und ehrlich völlig egal ist, ob man da Streifen sieht oder nicht. Vielmehr: Sie nehmen in der Regel dort nichts wahr. Schließlich registrieren sie ja zumeist auch nicht, wenn frau eine neue Frisur hat oder neue Schuhe. Hauptsache, Frau. Hauptsache, ein passendes Wesen. Hauptsache, Körper, der einem als Gesamtkunstwerk zusagt, egal ob da nun irgendwo Macken sind. Manche Frauen entwickeln während der letzten Tage der Schwangerschaft Dehnungsstreifen am Bauch. Es gibt viele stolze Väter, die den überdehnten und streifenhörnchenartig gemusterten Bauch ihrer Frau sehr lieben – allein schon dafür, dass sie darin die gemeinsamen Kinder ausgebrütet hat.

Tatsächlich reagiert die Umwelt in puncto Dehnungsstreifen meist wohlwollend, liebevoll, fair und gar nicht diskriminierend. Die meisten Menschen nehmen Dehnungsstreifen an der Haut anderer nicht wahr oder empfinden sie als überhaupt nicht störend. Aber das tröstet die Betroffenen in der Regel nicht, sie leiden massiv unter diesem vermeintlichen Makel.

Dehnungsstreifen sind wie andere skurrile Erfindungen der Natur auf den ersten Blick unnötig, aber durchaus gewöhnlich. Haben Sie sich schon mal überlegt, warum man so was Komisches und Auffälliges wie weiche wellige Knorpelschalen rechts und links am Kopf trägt und Ohren nennt, warum man borstiges Haar über den Augen hat, die Augenbrauen heißen, oder harte Hornschaufeln an den Zehen, die man als Fußnägel bezeichnet? Nicht zu vergessen der Nabel ... Dieses auffällige Loch mitten im Bauch, mal rund, mal schlitzförmig, mit Hautfalten drin, die manchmal aussehen wie eine Weinbergschnecke, ist nach der Abnabelung zu nichts anderem zu gebrauchen, als dass man darin Fusseln sammelt. Bei manchen dient der Nabel noch zur Anzucht muffiger Nabelsteine aus Horn-Talg-Bakterien-Massen. Aber das war es dann auch schon.

Die Natur hat sich diverse mehr oder weniger sinnarme Kreationen ausgedacht, die sich teilweise vielleicht einfach evolutiv überholt haben. Doch keiner käme auf die Idee, das als Makel zu sehen. Wenn die Evolution weiter fortschreitet, werden sich vermutlich als Nächstes die Zehennägel wegentwickeln. Wir brauchen keine Krallen an den Füßen mehr, um uns irgendwo festzuklammern.

Dehnungsstreifen dagegen haben tatsächlich einen tieferen Sinn: Unser Körper wächst in die Länge und in die Breite. Das Längenwachstum findet während der ersten 16 bis 18 Jahre unseres Lebens statt, dem Breitenwachstum sind keine Grenzen gesetzt. In der Pubertät führen bei Frauen die weiblichen Hormone, die Östrogene, zu schwungvollen Rundungen an Bauch, Brüsten, Beinen und Po. Was klingt wie eine Kurzbeschreibung von Problemzonengymnastik, entspricht nichts anderem als dem Vollbild »Weib«. Unsere Haut wächst treu mit, sie tut alles, um uns in Form zu halten. Dank ihrer elastischen Fasern in der Lederhaut, im zweiten Untergeschoss der Tiefgarage unserer Haut, ist sie dabei äußerst athletisch und flexibel und dehnt sich wie ein Stretchanzug. Wie in der Bekleidungsindustrie gibt es aber auch bei der Haut unterschiedliche Hersteller: sprich unsere Eltern, die uns eine bestimmte Hautelastizität vermacht haben.

Es ist also vom Erbgut abhängig, ob unsere Haut eher das Dehnvermögen eines gemütlichen Hausanzugs oder das eines feinen, aber unnachgiebigen Sakkozwirns erhalten hat.

Manchmal aber überdehnt sich die Haut stellenweise, so dass sie eine Art Stabilisierungsnaht benötigt. Wenn die Wade zu schnell muskulös wird, die Mutterbrust in der Schwangerschaft durch Vergrößerung der Milchdrüsen zu rasch von Körbchengröße B auf Doppel-D heranwächst oder der Bauchumfang immer größer wird, weil ein Baby oder auch mal eine Fettschwarte Platz brauchen – dann driften die Fasern der Lederhaut immer weiter auseinander, bis sie irgendwann überdehnen und reißen. Um diesen Riss im Bindegewebenetz zu flicken, baut die Lederhaut eilends Ersatznähte aus Fasern auf, um die beanspruchte Region dauerhaft zu stabilisieren. Diese unterirdischen Haltenähte scheinen durch die Oberhaut hindurch, die selbst gedehnt und dadurch dünner wurde. In frischem Zustand ist der sichtbare Dehnungsstreifen oft rot, wie man es von anderen Verletzungen mit Narbenbildung kennt. Oft bemerken wir die Rötung allerdings nicht, sondern wundern uns eines Tages über ein neues Nildelta auf unserer Haut, das inzwischen längst, wie eine alte, erfahrene Narbe, weiß geworden ist.

Längs verlaufende Linien zeigen an, dass die Haut zu den Seiten gedehnt wurde, quer verlaufende Linien signalisieren ein rasches, übermäßiges Längenwachstum. Manche Menschen haben das Pech, dass bei ihnen die Streifen sehr zahlreich, sehr breit, sehr rot oder lila sind und die Haut dazwischen sehr schlaff und wie ein leerer alter Luftballon herabhängt. Der Übergang vom unkritischen Normalbefund zur stigmatisierenden Diagnose ist fließend.

Rote Dehnungsstreifen können auf eine längere Einnahme von Kortison hinweisen oder auf eine Krankheit namens »Cushing-Syndrom«, bei der in der Nebenniere zu viel Kortison (Cortisol) gebildet wird. Übergroße Mengen dieses körpereigenen Kortisons machen die Haut dünn und brüchig, so dass sie schneller Dehnungsstreifen entwickelt. Bei ausgeprägten Befunden ist daher eine Untersuchung des Cortisolspiegels im Blut durchaus sinnvoll.

Vorbeugen kann man ein wenig, indem man die Haut etwa in der Schwangerschaft mittels Zupfmassage dehnt. Das geht so: Man

2 ZWISCHEN DEN STOCKWERKEN

nehme eine fette Creme oder Salbe, der Apotheker kann da auch etwas Olivenöl hineingeben. Auf keinen Fall sollte man aber pures Öl zur Massage verwenden, denn das würde sich mit unseren wertvollen Hautschutz-Barrierefetten verbinden, diese auswaschen und die Haut austrocknen. Nicht so die fette Pflegecreme. Greifen Sie in den Tiegel und anschließend mit dem eingefetteten Daumen und Zeigefinger eine kleine Speckwulst am Bauch oder an den Hüften. Quetschen Sie das Röllchen, ziehen Sie es ein wenig hoch und lassen Sie es dann wieder zurückschnalzen, bevor Sie sich die nächste Stelle vornehmen. Das können Sie an allen überdehnungsgefährdeten Arealen machen. Um der Haut ausreichend Baumaterial für elastische Fasern zu geben, sollten zudem die Mikronährstoffe im Blut im Lot sein. Sie lassen sich einfach beim Hausarzt bestimmen und gegebenenfalls über eine Ernährungsumstellung oder Nahrungsergänzungsmittel feinjustieren.

Es gibt auch medizinische Verfahren, die Dehnungsstreifen verbessern, wenngleich nie ganz zum Verschwinden bringen können. In Frage kommen hier Nadelrollen und Stempel, ebenso Hitzeverfahren mit Goldnadeln und Laser. Eiweiße reagieren sehr empfindlich auf Hitze. Das weiß jeder, der schon mal ein Ei gekocht hat. Deshalb kann man mit hohen Temperaturen auch Eiweißstrukturen innerhalb von Narben verändern.

Mit Laserhitze kann man auch die roten Blutgefäße in den Dehnungsstreifen wegknattern. Ist die Haut allerdings schon sehr lose und baumelt herab, kann es nur noch der Chirurg richten, indem er den Überschuss an Haut einfach abschneidet und im gestrafften Zustand wieder festtackert. Das Streifenmuster ist dann allerdings immer noch zu sehen und lässt sich nur durch langwierige Behandlungen über Monate und Jahre schrittweise ein wenig verbessern.

3 IM ZWEITEN UNTERGESCHOSS: DIE LEDERHAUT

Im zweiten UG befindet sich die Lederhaut, auch *Dermis* genannt. Wir haben sie beim Thema Narben und Dehnungsstreifen schon kennengelernt. Sie hat ihren Namen daher, dass man aus ihrem tierischen Pendant Leder für Taschen, Schuhe und Ledersitze herstellt. Die Lederhaut schenkt unserer Haut nicht nur ihre zähe Reißfestigkeit, sondern auch ihre Elastizität. Außerdem sitzt hier die Klimaanlage unserer Haut, ja unseres gesamten Körpers. Ein gigantisches Gefäßnetz durchzieht wie eine Fußbodenheizung die Lederhaut und regelt über die Durchblutung die Wärmeabgabe des Körpers. Müssen wir ihn kühlen, sorgen die Schweißdrüsen in der Haut für Verdunstungskälte, indem sie Flüssigkeit auf die Haut ableiten. Müssen wir ihn wärmen, fährt die Haut die Luxusdurchblutung herunter und leitet schnell alles in die Körpertiefen ab. Und last, but not least sitzt in der Lederhaut ein wichtiger Außenposten unseres Immunsystems.

ZENTRALE FÜR SICHERHEITS-, NACHRICHTEN-, AUFKLÄRUNGS- UND SPIONAGEDIENSTE

Im Gegensatz zur schlanken Epidermis ist die Lederhaut rund zwei Millimeter dick. Sie verleiht unserer Haut Stabilität, denn sie ist außerdem voll bepackt mit Bindegewebsfasern. Das sind störrische Eiweißfäden, die ordentlich reißfest sind. Um sie herum liegen wie kleine Spiralen elastische Sprungfasern, die es der Haut ermöglichen, sich immer wieder in die Ausgangsposition zurückzubewegen, wenn man an ihr zerrt und zieht. Leider erschlafft die Haut im Lauf des Lebens. Einerseits, weil sie einem natürlichen Alterungsprozess unterliegt. Andererseits aber auch, weil wir uns Alterungsbeschleunigern aussetzen: Rasant verloren gehen unsere Sprungfasern durch Sonne, Solarium, Zigaretten, Stress, wenig Schlaf, schlechte Ernährung und zu wenig Bewegung.

Betrachten Sie, sofern Sie über 35 oder vielleicht sogar schon im Rentenalter sind, doch mal Ihr Gesicht, und vergleichen Sie es mit Ihrem Po. Der Po hat im Laufe Ihres Lebens eher selten die Sonne gesehen – es sei denn, Sie sind ein FKK-Anhänger oder gehen häufig ins Solarium. Wenn Sie zudem nicht gerade Kette rauchen, sollte der Po mit seinen Backen nur die Zeichen natürlicher Hautalterung zeigen. Ihr Gesicht mit seinen Backen dagegen ist seit der Geburt regelmäßig an der Luft und dort der UV-Strahlung ausgesetzt. Hier können Sie eindrucksvoll die Lichtalterung begutachten.

Ich sehe viele meiner Patienten entkleidet und bin immer wieder erstaunt über den massiven Altersunterschied zwischen Gesicht und Po. Die Pohaut ist auch bei alten Menschen meist recht glatt, weiß, fleckenlos und faltenfrei. Das Gesicht dagegen ist häufig schon bei Mittdreißigern überzogen von kleinen Falten, später auch von braunen Flecken, Äderchen, tiefen Furchen, hängenden, manchmal sogar baumelnden Partien. Wer seit der Pubertät im Solarium Stammgast war, dessen Haut erinnert womöglich schon mit dreißig an einen Lederschuh. Die Haut hat deutlich an Elastizität verloren, ist starr und verdickt. Als Erstes sieht man das an der dünnen Unterlidhaut unserer Augen. Weil sie sehr zart ist, dringen die zerstörerischen UV-A-Strahlen der Sonne und des Solariums tiefer in sie ein als an anderen Stellen.

Wenn Sie mal überprüfen wollen, wie viel Elastizität im Unterlidbereich Ihrer Augen noch übrig ist, machen Sie doch mal folgenden, zugegeben recht gnadenlosen Test: Ziehen Sie Ihr Unterlid nach unten, so dass es sich vom Weiß des Augapfels löst. Dann ganz schnell loslassen. Und? Springt das Lid sofort zum Auge zurück und schmiegt sich wieder an? Gratuliere, bei Ihnen ist noch alles im grünen Bereich! Dauert es aber womöglich eine kleine oder gar eine ganz schön lange Weile (also zwei Sekunden oder mehr), dann sind Sie womöglich Opfer eines Alterungsbeschleunigers geworden.

Neben ihrer Stabilisierungsfunktion für unsere Körpertemperatur hat die Lederhaut noch eine ganze Menge mehr zu bieten: Sie versorgt die Haut mit Sauerstoff und Nährstoffen, leitet wichtige Informationen an unser Hirn und unterstützt unser Immunsystem.

Kapillaren und Schleusenkissen

Haben Sie sich schon mal aufgeschürft? Oft sieht man dann eine weiße, derbe Schicht mit winzigen roten Punkten. Das ist die gerade so angeschnittene, geöffnete Lederhaut. Die wellenförmigen Areale unter der Basalmembran liegen offen, samt den kleinsten Blutgefäßen, den Kapillaren. Stellen Sie sich die Blutgefäße der Lederhaut am besten wie ein Netz aus sich verzweigenden Gartenschläuchen vor. Manche sind gerade gut mit Blut gefüllt, andere sind zusammengezogen und bekommen weniger ab. An Fingern, Zehen und Nase befinden sich zusätzlich kleine aufblasbare Kissen, die wie Manschetten um den Schlauch herumliegen. Sie regulieren temperaturabhängig, wie viel Flüssigkeit in den Schlauch gelangt. Öffnen sich die Manschetten, kann überall reichlich Blut strömen. Blasen sie sich hingegen zu ihrer vollen Größe auf, verengen sie den Eingang in den abzweigenden Schlauch und verhindern, dass Blut hineinfließen kann.

Die kleinsten dieser Schläuche sind die Kapillaren. Sie haben einen Durchmesser von fünf bis zehn Mikrometern (zehn Mikrometer sind 0,01 mm); zum Vergleich: Ein Haar ist durchschnittlich 80 Mikrometer dünn. Die Kapillaren verbinden die Lieferantenschläuche, die Arterien, mit den Entsorgungsschläuchen, den Venen.

Die Arterien liefern frisches, hellrotes, mit Sauerstoff angereichertes Blut von der Lunge über das Herz in alle Organe und in die Haut. Die Kapillaren transportieren es dann in steilen Schleifen in Richtung Epidermis hinauf und geben über winzige Lücken Wasser, Sauerstoff und Nährstoffe (Aminosäuren, Spurenelemente und Vitamine) an die Oberhaut ab. Im Gegenzug nehmen sie dort Kohlendioxid und chemische Abfallprodukte aus dem Zellstoffwechsel auf und schaffen sie weg. Das ist wie bei einer Waschmaschine, wo frisches Wasser eingespült und am Ende schmutzig wieder abtransportiert wird. Das verbrauchte Blut gelangt durch die Venen zum Herzen und zur Lunge, wo das sauerstoffarme Blut wieder zu sauerstoffreichem Blut recycelt wird, Leber und Niere entgiften die Reste.

In manchen Momenten ist es dem Körper allerdings wichtiger, sich vor Kälte oder Wärme zu schützen, als sich um die Ernährung der Hautzellen zu kümmern. Die Kerntemperatur des Körpers muss nämlich immer etwa 36,8 bis 37 Grad Celsius betragen, sonst bekommt der gesamte Organismus Probleme, die Organe können nicht mehr richtig arbeiten. Wenn es draußen richtig heiß ist, würden wir Gefahr laufen zu überhitzen, wenn es kalt ist, zu unterkühlen. Daher müssen wir eilig unsere körpereigene Klimaanlage anschmeißen und bei Hitze Wärme abgeben, bei Kälte Wärme speichern.

Dazu haben wir kleine Thermometer-Nervenfasern in der Lederhaut, die je nach Temperatur schnellere oder langsamere Nervenimpulse über die Nervenfasern und das Rückenmark bis ins

Gehirn schicken. Wir können die Temperatur über Kontakt mit festen Gegenständen, aber auch mit Luft oder Flüssigkeiten spüren: heiße Sauna, kaltes Wasser, warmer Körper eines Mitmenschen, heißer Wüstenwind oder warme Infrarotstrahlen des Sonnenlichts. Im Gehirn gibt es einen Thermostat, der im Hypothalamus sitzt, dem Steuerzentrum für Temperatur, Sex, Kreislauf, Essen, Trinken und Tag-Nacht-Rhythmus: Er misst die ankommende Bluttemperatur und erhält gleichzeitig Temperatursignale aus dem Körper und der Haut und befiehlt dann der Hautdurchblutung, wie warm es sein soll.

Coole Haut im Winter

Wenn es um uns herum kalt ist, blasen sich die Schleusenkissen so stark auf, dass die Kapillardurchblutung fast zum Erliegen kommt. Die gesamte Hautdurchblutung wird reduziert, denn das Blut muss schnell zurück ins Körperinnere geleitet werden. Ansonsten besteht die Gefahr, dass die Körperoberfläche zu viel Wärme abgibt und unsere Körpertemperatur zu weit absinkt. Das bedeutet allerdings, dass die Haut bei Kälte weniger mit Sauerstoff versorgt wird. Eine Weile verträgt sie das auch gut. Doch bei extremer Kälte sind besonders die Körperspitzen wie Nase, Finger, Zehen und Ohren gefährdet.

Spontan werden Sie vielleicht annehmen, dass immer Minusgrade nötig seien, um Kälteschäden an der Haut zu verursachen. Tatsächlich treten Frostbeulen schon bei moderaten Temperaturen um die vier Grad Celsius auf; diese normale Kühlschranktemperatur reicht aus, um die Hautdurchblutung massiv einzuschränken. Die Haut entzündet sich und schwillt an.

Generell ist es der Haut sehr gut möglich, sich der Kälte anzupassen. Die Haut wird im Winter zwar etwas trockener, da die

3 IM ZWEITEN UNTERGESCHOSS: DIE LEDERHAUT

Heizungsluft und die trockene Luft im Freien zu mehr Feuchtigkeitsverlust führen. Doch nicht immer muss man da sofort cremend tätig werden, es sei denn, man hat das Gefühl, die Haut kriegt es nicht von alleine gebacken. Feuchtigkeitscremes sollten nur abends vor dem Schlafen aufgetragen werden, und auch nur, wenn es unbedingt nötig ist, weil man zu sehr trockener Haut neigt.

Sollten Sie trotz klirrender Kälte eine Feuchtigkeitscreme auftragen und dann hinausgehen, kann das leicht zu Erfrierungen führen. Dafür sorgt der hohe Wasseranteil in der Creme. Das hinterlässt hässliche schmerzhafte Verhärtungen über Wochen, lilarote Verfärbungen und Schwellungen im Gewebe. Steht also auf der Liste mit den Inhaltsstoffen »Wasser« oder »Aqua«, dann möglichst nur im Haus oder in der Wärme auftragen. Besser bei kalter Witterung ist eine wasserfreie Fettsalbe.

Ich habe hier übrigens bewusst »Salbe« geschrieben. Es ist nämlich so, dass Cremes immer viel Wasser enthalten, Salben dagegen kaum.

Die Hauttrockenheit in der kalten Jahreszeit hat noch eine weitere ganz wesentliche Ursache. Wir haben insgesamt zwei Hautfettquellen: die Barrierefette der Hornschicht und Talg aus unseren Talgdrüsen. Talgdrüsen finden sich reichlich am Kopf, an den Ohren und im Gesicht, hier vor allem in der sogenannten T-Zone aus Stirn, Nase und Kinn. Die armen Lippen dagegen haben keine eigenen Talgdrüsen und benötigen daher dringend das Fett der umgebenden Talgdrüsen. Talg verhält sich ähnlich wie Butter. Wenn es schön warm ist, gleitet der Talg tröpfchenweise aus den Poren. Genau wie Butter, die bei Zimmertemperatur schön streichfähig ist, verteilen die Tröpfchen sich auf dem Gesicht, als wäre es ein Butterbrot. Bei Kühlschranktemperaturen dagegen ist der Talg hart. Im Winter verteilt er sich schlechter, die Haut wird trockener, und vor allem die Lippen bekommen nichts mehr ab und werden spröde und rissig. Wer dann noch dauernd mit der nassen Zunge über die Lippen leckt, der ist verloren. Denn das heißt noch weniger Fett, noch mehr Wasser, und damit wächst wieder die Gefahr von Erfrierungen.

Dass die Talgdrüsen bei Kälte ihre Arbeit ganz einstellen würden, ist ein verbreitetes Gerücht, denn sie liegen tief in der Lederhaut, und der Produktionsprozess läuft ungehindert weiter. Das sieht man auch daran, dass Akne im Winter keineswegs abheilt und auch nicht das fettige Ekzem, das durch erhöhten Talgfluss zustande kommt. Ganz im Gegenteil, beides blüht im Winter erst recht, da hier der antientzündliche Effekt der Sonnenstrahlung entfällt. Sonne ist mit ihrer Ultraviolettstrahlung in der Lage, Entzündungen in der Haut in vielen Fällen so zu unterdrücken, als wäre sie eine Kortisoncreme. Diesen Effekt macht man sich am Toten Meer und in den ärztlichen UV-Licht-Kabinen bei der Behandlung von Neurodermitis und Schuppenflechte zunutze.

Die Haut im Rausch der Durchblutung

Bei großer Wärme – etwa in der Sauna – signalisieren die Temperaturrezeptoren: »Achtung, es besteht die Gefahr einer Überhitzung!« Die Schleusen werden geöffnet, Blutgefäße durch das Nachlassen der Aktivität des Sympathikus (der Anspannungsnerv) erweitert, und das Blut durchströmt die Hautgefäße. Wir werden bei Hitze daher gerne rot, an den Beinen erkennt man während des Saunagangs oft sogar rote netzartige Kreismuster. So kann unser Körper Wärme an die Umgebung abgeben, zugleich werden die Schweißdrüsen aktiviert, um Verdunstungskälte auf der Hautoberfläche zu erzeugen.

Nicht nur bei Hitze von außen, sondern auch bei Entzündungen wird die Haut stärker durchblutet, damit mehr Immunsystemzellen und Abwehrstoffe zum Krisenherd gebracht werden können. Verstärkt wird die Durchblutung in diesem Fall über Botenstoffe, die durch die Entzündung ausgestoßen werden. Leider sind rote Punkte oder Flächen auf der Haut nicht immer so harmlos wie nach einem Saunagang. Denn manchmal sind Blutaustritte die Ursache. Das kann bei einer Allergie passieren oder etwa nach einem fiesen, sehr toxischen Insektenstich. Die allergische Reaktion lässt plötzlich die Gefäße löchrig werden, kleine Mengen Blut können so in die Lederhaut sickern. Auch wenn man sich heftig kopfüber erbrechen muss und im Kopf ein massiver Druck entsteht, kann es zu solchen Einblutungen kommen. Punktförmige Einblutungen können ein Alarmzeichen für eine schwere Gefäßentzündung, eine Immunreaktion, einen Virusausschlag mit Gefäßschädigung, einen Venenstau an den Beinen oder eine andere Form des Überdrucks sein. Erfahrene Kriminalisten und Rechtsmediziner erkennen an Einblutungen im Kopfbereich, dass hier ein Opfer stranguliert oder gewürgt wurde.

Wenn Sie an Ihrem Körper eine Rötung entdecken und herausbekommen möchten, ob es sich dabei um eine harmlose Durchblutungssteigerung oder einen riskanteren Blutaustritt aus den Gefäßen handelt, können Sie so vorgehen: Nehmen Sie ein durchsichtiges Glas, und drücken Sie es fest auf die betroffene Hautstelle. Lässt sich die Rötung gut wegdrücken, handelt es sich nur um eine gesteigerte Durchblutung. Lässt sie sich nicht wegdrücken, dann ist Blut ausgetreten. Ein Gang zum Arzt ist angezeigt.

Die Lymphe – Spionage
im Dienste unseres Immunsystems

Neben unserer körpereigenen Klimaanlage, unserem Gefäßsystem, befindet sich in der Lederhaut ein großes Netz an Lymphspalten und hauchfeinen Gefäßen. Über dieses Netz betreibt das Immunsystem Spionage, schickt bei Bedarf Aufklärungstrupps oder sendet gleich Spezialkommandos.

Lymphe ist eine gelblich trübe Flüssigkeit, die aus den Blutgefäßen gespeist wird und weiße Blutkörperchen – die Kampfeinheiten unseres Immunsystems, Munition im Kampf gegen den Feind – durch das Gewebe transportiert. Die Erreger werden so bereits am Ort des Eindringens, etwas einer Wunde, von der Lymphe »festgenommen« und in die Zentrale verschleppt. Dort, in den Lymphknoten, wird den feindlichen Eindringlingen durch Killer- und Fresszellen sowie mit Hilfe der Antikörpermunition der Garaus gemacht. Ganze Abwehrheere aus Lymphozyten werden auf den Feind eingeschworen und schwärmen aus, damit weitere Eindringlinge schnell vernichtet oder bereits an der Eintrittspforte unschädlich gemacht werden können.

Lymphknoten, die von der Form her an eine Kidneybohne erinnern, befinden sich im gesamten Körper. Es gibt einige tiefliegende große Stationen und eine Menge hautnaher Lymphknoten. Manchmal spürt man seine eigenen Lymphknoten auch, wenn sie gerade aktiviert sind. Sie sind dann etwas vergrößert und schmerzen oft. Gut fühlen kann man sie unter dem Ohr, manchmal in Achseln und Leisten. Wer sich seine Schamhaare rasiert, spült durch Mikroverletzungen gelegentlich Bakterien ins Gewebe, die sogleich im Leistenlymphknoten zerstört werden. Dieser Leistenlymphknoten ist dann oft verstärkt tastbar.

Auch wandernde Krebszellen können Lymphknoten befallen, da diese die Lymphe filtern, bösartige Zellen dort hängen bleiben und sich festsetzen und vermehren können. Streuende Krebszellen und natürlich Lymphdrüsenkrebs können die Lymphknoten deutlich vergrößern. Deshalb sind viele Menschen beunruhigt, wenn sie eine Vergrößerung ertasten.

Tatsache ist, dass ein reaktiv vergrößerter Lymphknoten eine gute Sache ist. Denn das zeigt, dass der Körper auf gesunde Weise reagiert. Gutartige Lymphknoten bleiben bohnenförmig und lassen sich mit den Fingern hin und her schieben.

Gefährliche Krebslymphknoten dagegen sind häufig eher kugelrund und auch nicht hart und schmerzhaft bei Druck, sondern eher groß, weich und schmerzlos. Ein vergrößerter Lymphknoten, der auch nach drei Wochen nicht schrumpfen will, sollte auf jeden Fall von einem Arzt untersucht werden.

HAUT-HIRN: ÜBER NERVENKABEL, SCHUTZREFLEXE, SCHMERZEN UND ERIGIERTE HAARE

Die Funktionsweise eines Lügendetektors ist ein perfekter Beweis für die Verbindung von Haut und Nervensystem. Wer lügt, gerät unter Stress. Auch wenn das Gesicht noch so teilnahmslos dreinschauen mag, es wird doch ein wenig Stress- oder Angstschweiß ausgestoßen, und das verändert augenblicklich die elektrische Leitfähigkeit der Haut. Ertappt!

Dass das überhaupt so funktionieren kann, ist bereits embryonal angelegt: Haut und Nervensystem entwickeln sich aus den gleichen Zellschichten. Schon für das Neugeborene ist das hautnah fühlbare Erleben der Welt überlebenswichtig. Kaiser Friedrich II. soll im 13. Jahrhundert ein entsetzliches Experiment durchgeführt haben: Waisenbabys wurden nur gefüttert und gesäubert, bekamen aber keinerlei menschliche Zuwendung. Alle starben mangels Geborgenheit, Liebe und Hautkontakt. Heute weiß man, wie wichtig Hautkontakt für Babys ist. Frühchen zum Beispiel entwickeln sich besser, wenn man sie immer wieder auf die nackte Haut der Eltern legt, statt sie nur im Brutkasten zu belassen.

Warum ist Streicheln so schön? Warum bekommt man vom Rückenkraulen Gänsehaut? Warum ist sogar leicht schmerzhaftes Kratzen oder Zwicken durchaus lustvoll?

Die Antwort lautet: Unsere Haut ist der Außenposten unseres Gehirns. Der Hauptanteil davon befindet sich im zweiten Untergeschoss, in der Lederhaut. Abhören, ausspionieren, Nachrichten übermitteln ... all das geschieht durch Nervenzellen, Nervenfasern und Botenstoffe, die Bausteine unseres Nervensystems.

Unser Nervensystem besteht aus dem Zentralnervensystem und dem peripheren Nervensystem. Das periphere Nervensystem gliedert sich in das willkürliche und das unwillkürliche vegetative Nervensystem. Es ist so unwillkürlich – lässt sich also nicht von unserem Willen beeindrucken –, dass es auch autonomes Nervensystem (ANS) heißt. Es arbeitet auch im Koma weiter und steuert Atmung, Kreislauf, Verdauung, Schlafrhythmus, Schwitzen, Pupillenweite, Sexualorgane und Stoffwechsel. Das autonome Nervensystem hat drei Komponenten: den Sympathikus, den Parasympathikus und das »Bauchgehirn«, also das Eingeweidenervensystem. Sympathikus und Parasympathikus sind Kontrahenten. Der Sympathikus will immer nur Leistung und Tempo, ist rund um die Uhr aufmerksam und immer fluchtbereit. Der Parasympathikus mag es dagegen lieber ruhig – sich gelassen erholen, verdauen, chillen, »rest and digest«.

Unser ganzes Nervensystem ist ein bisschen wie ein Schaltkreis. Die Stromkabel sind unsere Nervenfasern, und die Schaltstelle ist das Zentralnervensystem, also unser Gehirn und das Rückenmark. Das Rückenmark können Sie sich gleichzeitig wie eine große Datenautobahn vorstellen, welche die Kommunikation zwischen dem Gehirn und den Messstationen des Körpers – Haut, Organe, Muskeln, Gelenke, Knochen – ermöglicht. Sie alle werden über das periphere Nervensystem versorgt.

3 IM ZWEITEN UNTERGESCHOSS: DIE LEDERHAUT

Eine Vielzahl unserer Handlungen steuert das Gehirn aktiv und bewusst, und auch eine Vielzahl von Empfindungen registrieren wir ganz bewusst. Willentliche Bewegungen der Hand oder der Beine sind das Resultat eines Beschlusses im Gehirn. Unsere Schaltzentrale entscheidet etwas und sendet dann den entsprechenden Befehl an die Ausführungsorgane. Möchten wir zum Beispiel jemandem die Hand schütteln, weil das Gehirn findet, das sei jetzt höflich und angemessen, strecken wir den Arm aus, öffnen die Hand und ergreifen die unseres Gegenübers.

Je nachdem, ob wir sanft oder resolut wirken wollen, werden wir einen entsprechend definierten Druck ausüben. Ob die Hand das auch gut und richtig macht, erfährt das Gehirn wiederum darüber, ob es sich gut anfühlt (also nicht weh tut), es auch gut aussieht und natürlich den gewünschten Effekt erzielt. Diese Informationen erhält es über nachrichtendienstliche Aktivitäten von Sensoren und Messstationen der Sinnesorgane, zu denen die Haut ganz wesentlich gehört.

Über kleine Sinnesrezeptoren – Sensoren, die in der gesamten Haut verteilt sind – nimmt sie alle möglichen Daten aus der Umwelt auf: Berührungs-, Druck-, Vibrations-, Temperatur- und Schmerzreize. Beim Händeschütteln zum Beispiel spüren wir auch den Druck der Hand, die wir gerade schütteln. Wir spüren die Schwingungen der Bewegung, wir fühlen, ob unser Gegenüber trockene, schwitzige, klebrige, kühle oder warme Hände hat. All diese Informationen leitet die Haut über ein großes Geflecht an Nervenfasern innerhalb der Lederhaut an das zentrale Nervensystem weiter. Dort werden die Informationen verarbeitet und Reaktionsimpulse an den Körper und die Haut zurückgesandt. Wenn genug geschüttelt wurde, beendet unser Gehirn die Aktion mit einem neuen Befehl, »mission completed«.

Haut und Hirn stehen also in sehr innigem, bewusstem und

unbewusstem Austausch. So regelt das vegetative Nervensystem auch die Weit- und Engstellung der Blutgefäße in der Haut, richtet unsere Haare für eine ansehnliche Gänsehaut auf und aktiviert unsere Schweißdrüsen, um nur einige weitere Beispiele zu nennen.

Manchmal haben wir allerdings keine Zeit, extra das Großhirn einzubinden, denn der Weg dorthin ist recht weit. Bis es informiert wurde und entsprechend reagieren kann, könnte es schon zu spät sein. Für diese Fälle gibt es Schutzreflexe. Die werden direkt über das Rückenmark gesteuert, das geht nämlich viel schneller. Wir benötigen sie zum Beispiel, wenn wir uns verschluckt haben, dann springt der Hustenreflex an, oder noch »würgsamer« der Würgereflex, oder etwa wenn uns ein Insekt ins Auge zu fliegen droht, dann wird der Lidschlussreflex aktiviert.

Unsere Haut wäre kein so wehrhafter Außenposten, könnte sie nicht mit einem ganz eigenen, wichtigen Schutzreflex aufwarten: der Rückzugsreaktion. Dieser Reflex springt bei Hitze und Schmerz an. Schmerzen haben eine wichtige Warnfunktion für unseren Körper. An der Haut werden sie durch Hitze, Kälte, Verletzung, Säure, Lauge, Druck, Zug, Entzündung und Gifte ausgelöst. Unsere Schmerzrezeptoren sind nicht allzu leicht erregbar, es bedarf schon eines recht starken Reizes, bis sie anspringen. Die Empfindlichkeit der Rezeptoren wird durch Botenstoffe aus dem Gewebe »getunt«, also verstellt und angepasst.

Wenn man eine Entzündung an der Haut oder auch an den Zähnen oder irgendwo im Körper hat, ändert sich das Klima im Gewebe in Richtung sauer, und es werden gigantische Mengen an Botenstoffen ausgeschüttet. Dies senkt unsere Schmerzschwelle, das heißt, wir werden noch empfindlicher. Manchmal tut einem dann sogar der ganze Körper bis hin zu den Haarwurzeln weh, man leidet unter »Kopf- und Gliederschmerzen«. Um weitere

3 IM ZWEITEN UNTERGESCHOSS: DIE LEDERHAUT

Schädigungen zu vermeiden, zwingt uns unser Körper ins Bett und ermahnt uns, uns Zeit für die Heilung zu nehmen.

Wittern die Schmerzsensoren in der Haut Gefahr, senden sie in Windeseile Warnungen ans zentrale Nervensystem, wie »Achtung, am linken Oberschenkel tut's weh!« oder »Vorsicht, der rechten Handfläche droht Verbrennung!«. Die Reaktion erfolgt prompt – wir ziehen die Hand zurück, springen zur Seite, weichen aus. Wenn wir so reflexartig reagieren, geschieht das nicht über unser Bewusstsein. Die akute Information über Schmerz und Gefahr löst bereits auf Rückenmarksebene eine extrem schnelle Vermeidungsreaktion aus. Erst ein Weilchen später wird das Gehirn erreicht, das sich dann Gedanken über weitere Präventivmaßnahmen und Vermeidungsstrategien machen kann.

Wenn es um Schmerzen geht, funkt zudem unsere Psyche immer dazwischen. Die Psyche bewertet Schmerzen nach einer ganz eigenen Skala, je nachdem, welche Schmerzerfahrungen im Laufe des Lebens bereits durchlitten worden sind. Es gibt tatsächlich ein Schmerzgedächtnis, in dem frühere Erfahrungen gespeichert werden. Bei einem Menschen, der über längere Zeit heftige Schmerzen aushalten musste, reicht dann ein vergleichsweise kleiner Schmerz, um das volle Programm abzurufen. Schmerztherapeuten empfehlen deshalb, mit der Vergabe von Schmerzmitteln nicht so lange zu warten, bis es gar nicht mehr anders geht, sondern schon vorbeugend eine gewisse Dosis zu geben, damit der Körper den Schmerz nicht erst lernt. So lässt sich das Risiko verringern, dass man immer empfindlicher auf Schmerzen reagiert, immer schwerere medikamentöse Geschütze auffahren muss, damit überhaupt eine Linderung eintritt.

Schmerzerlebnisse (körperlicher und seelischer Art) führen also zu einer Art unsichtbarer Narbe auf unserer Psyche, und sie schwächen unseren Körper. Bei der Schmerzverarbeitung spielt zudem eine Rolle, was man als Kind von den Eltern, Großeltern oder im Kindergarten mitbekommen hat. Waren Schmerzen mit Angst belegt? Oder wurde man dazu aufgefordert, sie eher zu ignorieren – nach dem Motto »Ein Indianer kennt keinen Schmerz«? Wenn man als Kind nach einem Schmerzerlebnis mehr Aufmerksamkeit, Trost oder Liebe bekommen hat als in anderen Gefühlslagen und Situationen, dann zeigt man Schmerz vermutlich eher.

Als Arzt erlebt man immer wieder, wie derselbe Schmerzreiz, etwa durch eine Spritze, bei Patienten völlig unterschiedliche Reaktionen hervorruft. Je nach Charaktertyp – ob Stoiker, Held, Nervenbündel, Hysteriker, Masochist, Angsthase –, auch nach Herkunft (jede Gesellschaft hat eine eigene Schmerzkultur) und individuellem Stresspegel variiert die Schmerztoleranz erheblich. Manchmal sind gerade sehr stark wirkende Männer mit riesigen Muskeln, Tattoos und Piercings besonders schmerzempfindlich und können beim Setzen einer Spritze schnell mal kollabieren ...

Bei manchen reicht schon der Anblick einer Kanüle, um Panik auszulösen. Vor dem geistigen Auge läuft ein Film ab, man verspannt und wartet auf den fiesen Einstich. Gleich, gleich wird es weh tun. Als Arzt kann man hier einen kleinen Trick anwenden: Wer sich weh getan hat, reibt oder massiert die betroffene Stelle reflexartig. In der Fachsprache nennt man das Druckanästhesie. Der Reiz, der durch das Reiben der Haut entsteht, überlagert den Schmerzreiz. Die Schmerzen fühlen sich dadurch schwächer an.

Ich nutze diese Information, wenn ich jemanden impfe oder intramuskulär spritze. Dazu quetsche ich die entsprechende Hautpartie zwischen meinen Fingern, der Einstich wird so kaum wahrnehmbar, und mein Patient nimmt nun an, dass ich ein wahres Talent beim Spritzengeben sei.

3 IM ZWEITEN UNTERGESCHOSS: DIE LEDERHAUT 77

Fühlsinn

Bei ernsten Gefahren, wie bedrohlichem Schmerz, sind schnell leitende Nervenfasern gefragt, durch die die Informationen blitzartig zum Zentralnervensystem rasen können. Bei weniger dringlichen Empfindungen muss sich das Nervensystem nicht so ins Zeug legen und hat Zeit, dem Gehirn die Qualität der Reize geordnet und in Ruhe mitzuteilen. Berührung, Druck, Vibrationen, Temperatur und dumpfere, weniger akute Schmerzsensationen benutzen daher langsamere Nervenfasern.

Beim Informationsfluss von der Haut zum Hirn heißt langsam eine Geschwindigkeit von 0,5 bis 2 Metern pro Sekunde, blitzschnell dagegen etwa 90 Meter pro Sekunde. Damit die Reize überhaupt erfasst werden können, liegen unzählige freie Nervenenden wie Fühler überall in der Haut, in jeder Etage unseres Hautgebäudes. An manchen Stellen sind es bis zu 200 pro Quadratzentimeter. Sie messen Schmerzreize, die durch Temperatur (über 45 Grad

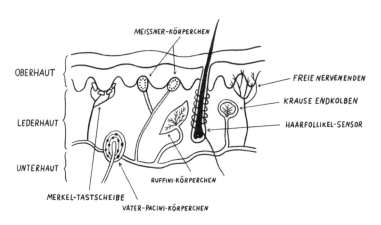

Celsius oder unter zehn Grad Celsius) und mechanische oder chemische Einwirkungen entstehen, und messen auch sonst alles, was ihnen so unterkommt. Sie registrieren zum Beispiel, dass der Gürtel heute mal wieder ordentlich drückt. Oder sie bemerken so originelle Sachen wie den Stand der Haare, wenn wir uns gekämmt haben oder der Wind gerade die Frisur zerwühlt hat. Dabei registrieren die Fühler, in welcher Position das Haar in der Wurzelscheide steckt, und melden dann weiter, wie es auf unserem Kopf aussieht.

Heutzutage weiß man, dass ankommende Nervenenden neben ihren Standardbotenstoffen auch ein paar Zusatzstoffe ausschütten und ins Gewebe abgeben. Sie führen quasi ein unbemerktes Eigenleben. Undercover arbeiten sie an Paralleloperationen wie etwa dem Auslösen einer Entzündung im Gewebe. Sie mischen das Immunsystem auf, rufen weiße Blutkörperchen, Fresszellen und Eiterzellen herbei und bringen im Gewebe ansässige Mastzellen zur Ausschüttung weiterer Botenstoffe wie Histamin und Substanz P, die Juckreiz, Brennen und Schwellung nach sich ziehen. Längst sind nicht alle Botenstoffe bekannt und erforscht, aber viele Hautkrankheiten werden genau durch solche Nervenaktivitäten ausgelöst und durch entsprechende Entzündungen am Laufen gehalten.

Zu diesen Nervenendfühlern kommen eine Reihe von ganz unterschiedlichen Messsensoren in der Haut, die wie kleine gestielte Kolben im Gewebe liegen und an Nervenfasern angeschlossen sind.

Sie haben eindrucksvolle Namen, fast so, als wären sie Agenten in geheimer Mission:

3 IM ZWEITEN UNTERGESCHOSS: DIE LEDERHAUT

REZEPTOR-TYP	FUNKTION	LAGE
Merkel-Zellen	Druck, Berührung	untere Oberhaut
Meissner-Tastkörperchen	Druck, Berührung, »Fingerspitzengefühl«	obere Lederhaut
Ruffini-Kolben	Dehnung	mittlere Lederhaut
freie Nervenenden	Berührung Temperatur Schmerz	Oberhaut gesamte Lederhaut
Vater-Pacini-Lamellenkörperchen	Vibration	Unterhaut

In unserem Gehirn ist unsere gesamte Haut in verzerrten Proportionen abgebildet. Die dicht von Nerven durchzogenen Areale der Haut haben im Gehirn einen großen Bereich zugeordnet bekommen, dünn innervierte Hautareale nur einen kleinen. Wenn man diese Zonen der Großhirnrinde in Form eines Menschen abbilden würde, dann hätte er Riesenhände mit gigantischen Fingern und monströse Lippen. Denn da fühlt man wirklich intensiv. Unser sprichwörtliches Fingerspitzengefühl erklärt sich durch 2500 Rezeptoren auf einem Quadratzentimeter. Diesen Freak in

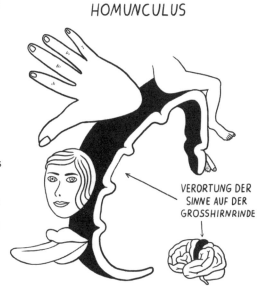

HOMUNCULUS

VERORTUNG DER SINNE AUF DER GROSSHIRNRINDE

HOMUNCULUS

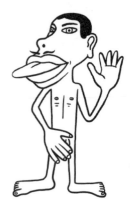

unserem Großhirn bezeichnen Mediziner mit dem lateinischen Begriff *Homunculus,* was »Menschlein« bedeutet. Im Mittelalter, als man erstmals über die alchemistische oder chemisch-medizinische Erschaffung künstlichen Lebens spekulierte, begann der Homunculus seine Karriere als eine Art Wissenschaftsdämon. Über verschiedene Stationen im Kultur- und Literaturbetrieb kam er in den 1950er Jahren schließlich in den Neurowissenschaften zu neuen Ehren: als Metapher für die Zuordnung von Körperteilen zu bestimmten Hirnarealen.

Von Sadomaso- und Weltfriedenshormonen

Es gibt auch Schmerz, der nicht negativ besetzt ist und als angenehm empfunden wird. Das lernen wir bereits in jungen Jahren. Kinder finden es großartig, sich gegenseitig ein wenig zu »foltern«, zu zwicken, zu beißen, zu kneten und auch miteinander zu rangeln. Dabei gehen sie gerne bis zur Schmerzgrenze und manchmal ein wenig darüber hinaus. Das Spiel mit dieser Grenze hat auch im Erwachsenenalter durchaus seinen Reiz.

Schmerz- und Lustzentrum liegen im Gehirn dicht beieinander. Äußerliche Reize werden von beiden Hirnarealen verarbeitet. Der Körper schüttet beim Empfinden von Schmerzen das Flucht- und Stresshormon Adrenalin aus, dazu noch schmerzbekämpfende Stoffe. Diese Opioide betäuben den Schmerz und machen euphorisch. Ein Phänomen, das man übrigens auch beim Sex messen kann: Denn ein Orgasmus berührt den Grenzbereich von Lust und

3 IM ZWEITEN UNTERGESCHOSS: DIE LEDERHAUT

Schmerz, gleichzeitig kommt es zur Ausschüttung von Opioiden, die wegen ihrer Wirkung nebenbei das Potenzial haben, süchtig nach Sex zu machen.

Sigmund Freud hat lange darüber gerätselt, wie man sich die Lust am Schmerz erklären kann, der doch eigentlich eine Warnfunktion hat. Diese springt offenbar nur in unserem rationalen Denken an. Das Unbewusste jedoch kennt nur Intensitäten von Gefühlen und unterscheidet nach Freud nicht, ob es ein schönes oder schlechtes Gefühl ist. Das Begehren fahndet demnach nur nach Intensität und kann daher auch dem Schmerz etwas abgewinnen. Das Unbewusste bewertet nicht, das tut erst die Moral, wenn sie dazwischenfunkt: »Spinnst du? Das tut doch weh, das kannst du nicht ernsthaft wollen.«

Die Psychoanalyse ist auch davon überzeugt, dass wahre Lust immer erst aus Unlustüberwindung entstehen kann – auch hierin liegt eine mögliche Erklärung dafür, warum Schmerz beides sein kann: furchtbar und schön. Natürlich sollte man sich nicht von der Wissenschaft vorschreiben lassen, was man zu fühlen hat. Und auch nicht von einem Psychoanalytiker. Dazu passt die folgende Episode aus dem Film »Manhattan« von Woody Allen: Eine Frau sagt auf einer Party zu einer Freundin: »Neulich hatte ich einen Orgasmus, aber mein Arzt sagt, es war der falsche.«

Schöner oder scheußlicher Schmerz bekommt Konkurrenz durch angenehme Berührungen, Streicheln, Kraulen und Massagen. Alles Dinge, die wir über unsere Haut wahrnehmen. Sie lösen allesamt positive Empfindungen aus. Es kommt dabei zur Ausschüttung des Kontakt- und Bindungshormons Oxytocin in der Hirnanhangsdrüse. Und was es damit auf sich hat, erfahren Sie nun.

Schon lange bekannt ist Oxytocin als das Hormon, das eine Mutter ausschüttet, wenn sie ihr Baby stillt. Oxytocin sorgt dafür, dass sich die kleinen Muskelfasern um die Milchdrüsen herum zusammenziehen und der Milcheinschuss folgt. Nebenbei macht es die Mutter sanft, geduldig und bindet sie eng an ihr Baby. Eine weitere hinlänglich bekannte Funktion des Hormons ist das Auslösen von Wehen. Sex kurz vor dem Entbindungstermin kann ebenfalls Wehen auslösen, denn Sex bewirkt eine Ausschüttung von Oxytocin bei der Frau und auch beim Mann.

In jüngerer Zeit wurden weitere Effekte beobachtet: Oxytocin ist ein Antidepressivum, das – als Nasenspray verabreicht – im Falle einer Kindbettdepression die Stimmung hebt. Beim Sex hilft es dem Mann beim Orgasmus, die Ausschüttung von Oxytocin bindet die Partner aneinander, daher gilt es auch als »Treuehormon«. Es steigert die Attraktivität des Partners, hilft beim Streitschlichten, wirkt gegen Stress, da es Cortisol abbaut, macht glücklich und entspannt. Anfassen, Streicheln, Berühren, Küssen und Sex sorgen für viel Oxytocin. Wenn sich Paare emotional voneinander entfernt haben, kann man durch gezielte körperliche Nähe den Oxytocinspiegel hochtreiben und die Liebe womöglich wieder neu entfachen.

Und hier kommen wir auch schon zu einem Dilemma unserer Gesellschaft: Es gibt viel zu viele unberührte Menschen. Singles, einsame Alte und Menschen, die aufgrund ihrer religiösen Überzeugungen Körperkontakte einschränken. Das Fehlen von angenehmen Berührungen auf unserer Haut führt zu einem Mangel an Oxytocin und damit zu Stress, Ängsten und gestörten zwischenmenschlichen Beziehungen.

Die etwas angestaubten, aber immer noch bestechend charmanten Forderungen »Make love, not war!« und »Petting statt Pershing« haben also eindeutig einen neurowissenschaftlichen Hintergrund und wirken gleichermaßen friedens- und gesundheitsfördernd. Also, worauf warten Sie noch?

3 IM ZWEITEN UNTERGESCHOSS: DIE LEDERHAUT

Das juckt mich (nicht)!

Ein naher Verwandter des Schmerzes ist der Juckreiz. Beide Sinneswahrnehmungen unterscheiden sich jedoch in einem Punkt ganz wesentlich: Schmerz löst einen Fluchtreflex aus, Juckreiz nötigt eher zu einer fast zwanghaften Hinwendung.

Wenn ein Patient mit Läusen oder Krätze in die Arztpraxis kommt, beginnt die gesamte Belegschaft umgehend damit, sich unwillkürlich zu kratzen – dabei kann so schnell gar nichts übergesprungen sein. Der Grund dafür scheint eine Art archaisches Spiegelungsverhalten zu sein. Wenn sich einst ein paar aus der Sippschaft kratzten, hat man sich gleich mit gekratzt, um sich selbst vor möglichen Parasiten zu schützen; denn die kann man durch Kratzen zumindest punktuell entfernen.

Juckt es allerdings irgendwo, kann man die Missempfindung durch Kratzen noch verstärken. Die Gewebemastzellen in der Lederhaut werden durch unser Einwirken von außen verleitet, noch mehr vom Juckreiz-Botenstoff Histamin freizusetzen. Doch warum kann man trotzdem nicht anders und tut etwas, das eigentlich kontraproduktiv ist?

Das gleichzeitige Vorhandensein von Missempfindung (es juckt!) und Kratzmanöver, um das Jucken loszuwerden, ist Gegenstand psychologischer Untersuchungen. Eine psychoanalytische Erklärung für diesen Mechanismus lautet, dass wir in manchen Momenten einfach zu schwach sind, der Versuchung, uns zu kratzen, zu widerstehen. Obwohl man doch weiß, dass man sich damit eher schadet, Bakterien in die Haut kratzt, sich Wunden zufügt und Schmerzen erleidet.

Das hat durchaus masochistische Anteile, die in unterschiedlichen Mengen in jedem Menschen stecken. Kratzen birgt aber auch Genussaspekte. Dazu ein thematisch passender, wenn auch nur mittelmäßig lustiger Scherz: »Was ist schöner als ein Orgasmus? Fußpilz! Der juckt länger!«

Viele Hauterkrankungen gehen mit Juckreiz einher. Die Informationen werden nicht über die akuten schnellen Notfall-Nervenfasern ans Gehirn geleitet, sondern über die langsamen. Vermutlich gibt es noch weitere separate Nervenfasern, die nur für die Weiterleitung von Juckreiz zuständig sind.

Juckreiz kann durch Schmerz- oder Temperaturreize übertüncht werden. Alternativempfindungen durch Druck, Hineinstechen, Hitze oder Kälte lenken die Nervenfasern auf eine andere Fährte. Gleiches erreicht man mit Capsaicin, das aus einer Paprikapflanze gewonnen wird und stark brennt. Capsaicin führt zur Ausschüttung des Nervenbotenstoffs Substanz P. Therapeutisch macht man sich das zunutze, indem man Capsaicin-Creme gegen juckende Hautkrankheiten und auch bei Schmerzen nach einer Gürtelrose anwendet. Vielen ist der Wirkstoff Capsaicin auch als Creme oder Pflaster gegen schmerzhafte Muskelverspannungen bekannt. Das Zeug brennt höllisch, aber auf diese Weise fördert Capsaicin die Durchblutung und den Stoffwechsel vor Ort, was ein Wärmegefühl verursacht, Schmerzen und Entzündungen lindert und eben auch vom Juckreiz ablenkt.

Juckreiz hat unterschiedliche Qualitäten und wird auch durch unterschiedliche Botenstoffe ans Zentralnervensystem kommuniziert. Von kitzelnd über brennend, schneidend bis dumpf ist alles dabei. So unterschiedlich die Botenstoffe, so unterschiedlich die Maßnahmen, den Juckreiz zu stillen: Neurodermitispatienten scheuern eher, nach Mückenstichen oder bei einem Kontaktekzem wird gekratzt, bei stoffwechselbedingtem Juckreiz – also Diabetes, Leber- oder Nierenkrankheiten – wird mit dem Fingernagel gelöffelt und ein Loch in die Haut gekratzt; erst wenn es blutet, tritt dann auch die gefühlte Erleichterung ein. Bei Nesselsucht ist Kühlen beliebt, bei der Knötchenflechte eher vorsichtiges Reiben. Das Traktieren juckender Haut rührt aus dem urzeitlichen Bedürfnis her, Juckreiz auslösende Parasiten mit dem Fingernagel aus der Haut herauszukratzen.

Ich habe einmal eine sehr aufrüttelnde Geschichte erlebt. Die Chefredakteurin einer Fachzeitschrift kam wegen massiven Juckreizes in meine Praxis. Alle bisherigen Therapien mit Kortison, Antiparasitenmitteln und Pflegecremes hatten nicht geholfen. Die Frau brachte mir in zahlreichen kleinen Döschen Insekten und Krümel mit, die sie an sich oder in ihrem Bett gefunden hatte. Sie ging davon aus, dass sie von diesen Tierchen befallen worden war und sie daher an diesem starken Juckreiz litt. Es handelte sich bei dem Getier aber nicht um fiese Parasiten, sondern um einfache Fliegen und Käfer. Und die Krümel waren wirklich nur Krümel, Bröckchen von Krusten, Schuppen und Schmutzpartikel. Alles Dinge, die auch in vielen anderen Wohnungen zu finden sind.

Spontan fiel mir die Krankheit *Dermatozoenwahn* ein. Eine psychiatrisch-dermatologische Erkrankung, bei der die Betroffenen unter wahnhaft eingebildetem Ungezieferbefall leiden. Gleichwohl wirkte die Chefredakteurin nicht so, als leide sie unter Wahnvorstellungen. Da man an der Haut keine Erkrankung sah, die den Juckreiz hätte erklären können, machte ich mich auf die Suche, ob nicht eine Allergie, ein Stoffwechselleiden oder ein Tumor dahinterstecken könnten.

Chronische Infekte, Diabetes, Leber-, Nieren-, Schilddrüsenerkrankungen und Krebs können einen *Pruritus sine materia* auslösen, also einen »Juckreiz ohne Materie«, ohne Hauterkrankung. Zur Sicherheit schickte ich sie also noch zu einem Radiologen. Das Resultat war erschütternd: Es stellte sich heraus, dass die Dame unter einem sehr seltenen Krebs litt, einem sogenannten Sarkom, das vom Bauchraum auf die Lunge übergegriffen hatte. Dies war der wahre Grund für ihre Beschwerden. Es handelte sich um einen »paraneoplastischen« Juckreiz, der durch eine bösartige Neubildung ausgelöst wird, also einen Tumor oder ein Lymphom (Krebs im lymphatischen System). Die Überlagerung durch den Ungezieferwahn hatte über eineinhalb Jahre dazu geführt, dass eine frühzeitigere Diagnose der Erkrankung versäumt wurde. Der Patientin blieben nach Operation und Chemotherapie gerade noch anderthalb Jahre. Dann starb sie.

Die Haut hört mit

Bei Kälte, aber auch bei zartem Pusten oder Streicheln über unsere Haut bekommen wir Gänsehaut. Dieses Phänomen nennen wir Dermatologen »Haarerektion« oder auch, nach dem lateinischen Wort für Haar, »Pilus-Erektion«. Dabei richten sich die eigentlich schräg in der Haut steckenden Haare senkrecht auf, und die sie umschließenden Hautschichten wölben sich buckelig nach oben. Das gelingt, weil an jedem Haarbalg in der Tiefe ein kleiner Zugmuskel sitzt. Gesteuert werden diese Haar-Erektionsmuskeln vom vegetativen Nervensystem, wir können sie also nicht bewusst ansprechen.

Eine Begleiterscheinung der Gänsehaut ist ein leichtes Kältegefühl, ein Schauer, der über unseren Körper läuft. Erklärbar wird das dadurch, dass sich die Oberfläche der Haut bei Gänsehaut etwas vergrößert; mehr Wärme und mehr Schweiß können so abgegeben werden, wir spüren die Verdunstungskälte.

Dass wir bei Kälte Gänsehaut bekommen, ist ein Relikt aus Urzeiten. Wenn sich die kleinen Härchen zum Beispiel auf unseren Armen aufrichten, plustern wir gleichsam unser Fell auf. Wie bei einer Thermoskanne, wo ein Vakuum zwischen zwei Gefäßschichten vor Wärmeverlust schützt, soll uns die vom Fell umschlossene, leicht angewärmte Luft vor Auskühlung bewahren.

3 IM ZWEITEN UNTERGESCHOSS: DIE LEDERHAUT

Das Aufrichten der Nackenhaare, das Phänomen, »wenn sich einem die Haare sträuben«, folgt im Prinzip demselben Mechanismus, doch die Aussage ist eine andere: Genauso wie bei unseren tierischen Kollegen soll dieses »Aufplustern«, dieses Sich-größer-, -breiter-, -stärker-Machen, abschreckend wirken.

Warum uns allerdings auch in emotionalen Momenten – beim Schauen von Liebesfilmen, beim Hören von ergreifender Musik – emotionale Schauer die Haare hochstehen lassen, ist noch nicht abschließend geklärt. Es zeigt aber einmal mehr den Ursprung von Haut und Nervensystem aus einem gemeinsamen Keimblatt in der Embryonalzeit.

Gänsehautforscher überlegen, ob manche Töne wie das Quietschen von Kreide auf einer Tafel oder das Kratzen mit dem Fingernagel auf Styropor Frequenzen entsprechen, die an Schreie von (Tier-)Kindern erinnern, die ihre Mutter verloren haben. Oder ob das schrille Schaben von Besteck auf einem Porzellanteller evolutionär eine Gefahrensituation signalisiert.

Am Ende bleibt die Erkenntnis, Geräusche haben einen großen Einfluss auf unsere Seele und unsere Haut.

Und noch etwas haben die Wissenschaftler herausgefunden. Unsere Haut kann sogar hören, zumindest wenn es sich um behaarte Fußknöchel handelt. Wenn man mit ihnen spricht, können sie die Luftstöße wahrnehmen, die Haut und Haar zart stimulieren. Probanden konnten an ihre Knöchel gerichtete »Laute« identifizieren, obwohl man ihnen komplett schalldichte Kopfhörer verpasst hatte. Auch andere Hautpartien wie Nacken und Hände waren am sogenannten aerotaktilen Hören beteiligt. Und siehe da – behaarte Beine hören besser als rasierte. Das verschaffte den männlichen Hörern einen Vorteil. Stellt sich unweigerlich die etwas sexistische Frage, ob Frauen besser auf ihre Männer hören würden, wenn sie sich nicht die Beine epilieren würden. Und umgekehrt fragt man sich, warum auch unrasierte Männer gegenüber Abwaschaufforderungen etc. der Gattinnen sehr taub sind.

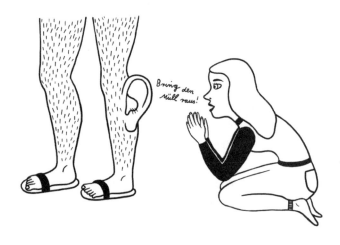

DRÜSEN UND SEKRETE: LOCKSTOFFE, SCHWEISS, POPEL UND WIE DIE HAUT RIECHT

Ich weiß nicht, wie Sie persönlich dazu stehen, wenn Ihre Eltern vor Ihnen von ihrem Sexualleben erzählen. Für manche ist das ein Alptraum, andere nehmen es hin, wieder andere finden es womöglich positiv, immerhin sind sie das Produkt dieser Liebe. Wenn aber Freunde der Eltern vor Ihnen über dieses Thema sprechen, dann kann das etwas befremdlich wirken. Rutscht man als Kind seiner Eltern doch wieder zurück in die Kinderrolle, auch wenn man der schon lange entwachsen ist.

3 IM ZWEITEN UNTERGESCHOSS: DIE LEDERHAUT

So geschehen bei einer festlichen Abendeinladung meiner Eltern: Eine Freundin meiner Mutter berichtete lautstark bei Tisch darüber, dass es doch nichts Schöneres gebe als den Geruch des männlichen Geschlechts beim Liebesspiel. Meine Eltern wussten nicht, wo sie hinsehen sollten; ich weiß nicht, ob es ihnen so peinlich gewesen wäre, wenn ich (das Kind) nicht mit am Tisch gesessen hätte. Ich hielt den Atem an, rührte mich nicht und beobachtete die Tischgesellschaft. Es war nicht zu übersehen, dass bei jedem ein kleines Filmchen im Kopfkino ablief. Alle stellten sich natürlich vor, wie denn wohl das Geschlecht des Gatten, der ebenfalls mit am Tisch saß, riechen mochte …

Unsere Hautdrüsen, ihre Sekrete und die davon genährten Keimpopulationen mit ihren Stoffwechselprodukten bestimmen den ganz individuellen Körpergeruch eines Menschen.

Dabei unterscheiden wir zwei Drüsentypen: die klassischen Schweißdrüsen und ihre Variation, die Duftdrüsen. Erstere sind deutlich in der Mehrheit. Insgesamt liegen rund drei Millionen Schweißdrüsen überall in der Haut verteilt, außer in den Lippen und der Eichel. Wir finden sie als Knäuel in der tiefen Lederhaut. Der Ausführungsgang dieser Drüsen mündet auf der Hautoberfläche.

Besonders zahlreich finden sie sich an den Fußsohlen (700 Stück pro Quadratzentimeter) und in den Achseln (rund 150 pro Quadratzentimeter). Auf dem Rücken sind sie mit spärlichen 64 pro Quadratzentimeter vertreten. Bei Sportlern sind sie größer als bei Nichtsportlern. Sie produzieren, wenn nötig, zehn Liter Schweiß am Tag. Normalerweise sind es aber nur zwischen 100 und 200 Milliliter. Wenn Sie sich jetzt fragen, warum man trotzdem täglich mindestens 1,5 Liter trinken soll: Wir verlieren zusätzlich eine Menge Wasser über Stuhl und Urin, die Atmung und unsichtbare Verdunstung über die Haut.

DREI UNTERSCHIEDLICHE DRÜSEN

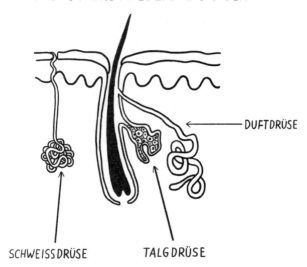

Der Botenstoff, der die Schweiß- und Duftdrüsen ankurbelt, ist übrigens exakt derselbe, mit dem man seine Muskeln ansteuert: Acetylcholin, weshalb man beide mit Botulinumtoxin lahmlegen kann.

Auch Hitze, Stress, Übergewicht und andere Gefühle wie Lust und Angst können über Botenstoffe die Schweißdrüsen aktivieren. Stress macht Schwitzhände und -füße, wodurch sie griffig werden. Da unser Steinzeitkörper Stress immer mit Bedrohung durch einen Angreifer gleichsetzt, befeuchtet er schon mal vorsorglich Hände und Füße, damit wir nicht gleich beim Flüchten vor einem wilden, gefräßigen Tier ausrutschen. Der Schweiß besteht zu 99 Prozent aus Wasser, das zuvor unserem Blut abgepresst wurde. Er hilft bei der Aufrechterhaltung des sauren pH-Werts der Haut, des Säureschutzmantels und bei der Temperaturregulation. Schweiß verdunstet auf der Haut und kühlt uns damit.

3 Im zweiten Untergeschoss: Die Lederhaut

Ein paar Blutreste sind im Schweiß auch noch enthalten: Kochsalz, Kalium, Ammoniak, Milchsäure, Harnstoff, Aminosäuren, Proteine, Glucose, Botenstoffe, Enzyme, aber auch Medikamentenreste und Viren. Theoretisch ist Schweiß also infektiös, so dass eine Übertragung von Hepatitis B bei engem Kontakt denkbar ist. Übermäßiges Schwitzen an einzelnen Partien oder dem ganzen Körper ist krankhaft und wird als *Hyperhidrosis* bezeichnet. Man sollte immer abklären, ob eine Erkrankung der Schilddrüse, ob Diabetes, Krebs, Entzündungen oder Infekte vorliegen. Ein ernst-

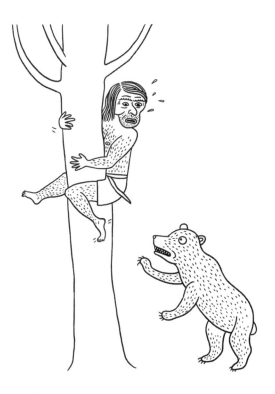

BÄR JAGT STEINZEITMANN DEN BAUM HINAUF

zunehmendes Warnzeichen ist so starkes nächtliches Schwitzen, dass man den Pyjama wechseln muss. Behandelt wird starkes Schwitzen zunächst mit Aluminiumchlorid-haltigen Antitranspiranzien, die die Ausführungsgänge der Schweißdrüsen verengen. Aluminiumhaltige Deos sind immer mal wieder in der Diskussion, da auf diese Weise Aluminium über die Haut in den Körper gelangen könnte und so das Demenz- und womöglich das Brustkrebsrisiko steigen würde. Tatsächlich ist eine intakte Hautbarriere aber eine ziemlich robuste Mauer, die Aluminium nicht in nennenswerten Mengen hindurchlässt. Wie viel genau über die Haut eintritt, ist noch nicht bekannt, wobei frisch rasierte Haut womöglich etwas leichter überwunden wird, weil die Schutzbarriere geschwächt ist. Tatsache ist, dass wir Aluminium als natürliches und dritthäufigstes Element der Erdkruste in weit größeren Mengen täglich über die Nahrung und das Trinkwasser zu uns nehmen: Auch aus Alufolie und Grillschalen löst sich Aluminium besonders durch Kontakt mit sauer-salziger Nahrung.

In vielen Kosmetikartikeln, Sonnencremes, Zahnpasten und Lippenstiften kommt Aluminium ebenso vor wie in Impfstoffen und Magentabletten.

Ob dadurch also nicht viel eher Demenz oder Brustkrebs drohen als durch das Antitranspirans, ist bisher immer noch Gegenstand der Forschung. Für viele Starkschwitzer sind diese Schweißblocker jedenfalls ein Segen im Alltag. Weitere Maßnahmen gegen Hyperhidrosis sind Tabletten, die auf das vegetative Nervensystem wirken, Botulinumtoxin-Einspritzungen in die schwitzenden Hautareale, Leitungswasser-Schwachstrom-Therapie oder Schweißdrüsenabsaugung. Die bis heute noch praktizierte operative Blockade von Nervensträngen gegen das Schwitzen kann leider zu schwerwiegenden Nebenwirkungen führen. Bei dieser Operation wird nämlich der Sympathikusnerv innerhalb des Rumpfes unterbrochen, wodurch das Schwitzen in der betroffenen Region zwar zurückgeht, man stattdessen oft aber an anderen Stellen viel stärker schwitzt, etwa am Po.

Auch kann man als Folge dieses Eingriffs ein Hängelid bekommen, da der Sympathikusnerv beim Spannungszustand des Augenlids eine wichtige Rolle spielt.

Wer ständig viel schwitzt, leidet unter einer permanenten Durchfeuchtung der schützenden Barriereschicht, auch wird eine Vermehrung der Bakterienstämme auf der Haut begünstigt.

Der frische Schweiß stinkt nicht. Erst wenn Bakterien ihre Arbeit beginnen und den Schweiß zersetzen, beginnt er zu riechen. Besonders intensiv ist der Schweiß, der aus den Duftdrüsen kommt. Aber auch die Fettsäuren der Haut und die Hornzellen ergeben markante Gerüche, wenn sie durch die Bakterien verdaut werden. Dabei entstehen dann stinkende Säuren wie Butter-, Ameisen-, Essig- und andere kurzkettige Fettsäuren, die in den Aromen Emmentaler, Limburger, ranzige Butter, Ziegenstall und Erbrochenem erhältlich sind.

Diese Schweißsäuren verwenden übrigens auch Lebensmittelchemiker für ihre Aromakreationen im Joghurt oder Dessertbereich. Es ist möglich, damit künstliches Bananen- und Ananasaroma zu kreieren. Lecker, nicht wahr?

Im luftdichten Schuh oder in luftarmen Körperfalten herrscht ein feuchter Schwitzkasten, ein Geruchsparadies. Bereits bei Babys kann man zwischen den Zehen ein stattliches Aroma erschnüffeln. Je länger die Bakterien ungehindert arbeiten können, desto intensiver das Bouquet.

Von Liebesseen und Partnerwahl

Der Schweiß, der aus unseren Duftdrüsen kommt, ist leicht zähflüssig und milchig, weil er etwas reichhaltiger mit Fetten und Eiweiß bestückt ist. Beim Sex, wenn viel geschwitzt und der Partner beduftet wird, sammelt sich im Nabel des erschöpft ruhenden Liebhabers gerne ein trüber Schweißsee, ein Liebessee aus dem Sekret der Duftdrüsen.

Das Sekret nehmen die hungrigen Corynebakterien zu sich, die bei Männern dominieren. Bei Frauen sind Mikrokokken wesentlicher Bestandteil der typischen Hautflora. Männer riechen daher eher stechend nach Schweiß, Frauen eher säuerlich. Für besonders übel stinkenden Schweiß gibt es in der Medizin sogar eine Diagnose: *Bromhidrose*. Das kommt aus dem Griechischen und heißt »Stinkschweiß«.

Die Duftdrüsen haben jedoch auch gute Funktionen: Ihre Ausführungsgänge münden nicht wie bei den klassischen Schweißdrüsen auf die Hautoberfläche, sondern in den Haartrichter. Die Scham-, aber auch die Kopfbehaarung dient ganz wesentlich dazu, Sexuallockstoff zu verstäuben.

Achsel- und Schamhaare können, wenn sie schweißnass sind, für mehr Verdunstungskälte sorgen, sie dienen auch als Abstandshalter, damit unter den Achseln und im Genitalbereich nicht komplett Haut auf Haut liegt und ein bisschen Luft herankommt. Hätten wir Haare zwischen den Zehen, würde dem Käsefuß effektiv vorgebeugt.

Scham- und Achselhaare bieten allerdings eine größere Anheftfläche für Schweiß und Geruchsbakterien, was immer wieder als Argument für die Haarentfernung ins Feld geführt wird. Obwohl besonders reinliche Menschen dazu neigen, sich unheimlich intensiv im Schritt zu waschen, werden sie schnell bemerken, dass eine

3 IM ZWEITEN UNTERGESCHOSS: DIE LEDERHAUT

gewisse Duftnote so gut wie niemals verschwindet oder bereits nach kurzer Zeit wieder auftritt. Das liegt an den Duftdrüsen, die unentwegt für Nachschub sorgen. Menschen riechen nun einmal von der Pubertät an im Genital- und Analbereich, unter den Achseln, stellenweise im Gesicht, am Kopf, am Rumpf und auch an den Brustwarzen nach körpereigenen Duftstoffen, nach ihrem Individualparfüm. Und das hat durchaus einen Sinn: Menschen kommunizieren mit Wörtern, Haltung, Mimik, Gesten und mit Körpergerüchen. Einen Teil der Gerüche nehmen wir sehr bewusst wahr, etwa wenn einer fürchterlich nach Schweiß, Talg oder Käsefüßen müffelt; einen anderen Teil der Körpergerüche können wir dagegen nur unbewusst wahrnehmen.

Duftstoffe haben bei Tieren Signalwirkung. In den letzten Jahren hat man zunehmend Hinweise gefunden, dass es diesen Effekt auch bei Menschen gibt: Es geht um die Wirkung von Pheromonen. Pheromone locken das Baby an die Mutterbrust, haben Einfluss auf das Sexualverhalten und die Partnerwahl, aber durch sie können auch Angst und Gefahr übermittelt werden – über nicht bewusst wahrnehmbare Ausdünstungen.

Aus diesem Grund laufen Hunde immer begeistert gerade auf denjenigen zu, der beim Anblick des Vierbeiners Schnappatmung bekommt. Die Angstgerüche, die ein Mensch in einem solchen Moment ausströmt, sind für den raffinierten Köter ein Geruchseldorado. Andere Duftsignale, die durch einen Adrenalinschub abgegeben werden, können zum Beispiel eine Warnung beinhalten: Die Duftinformationen werden an das Riechorgan eines potenziellen Angreifers abgedampft und vermelden so etwas wie: »Achtung, ich bin gefährlich! Komm mir nicht zu nahe.«

Menschen reagieren zugewandt, wenn sie jemanden »gut riechen können«, und werden noch dazu erotisch angesprochen von jemandem, den sie besonders gut riechen können. Frauen haben da einen ausgesucht feinen Geruchssinn. Im Zusammenspiel mit ihrem Talent, auch Emotionen im Gesicht anderer Menschen besser als Männer lesen zu können, verschafft ihnen das viele Vorteile im Alltag.

Wenn ein Mann zeigen will, was für ein toller Hecht er ist, dann wird er sich breitbeinig hinsetzen und lässig hin und wieder die Arme hinter den Kopf führen. Eine Aufforderung an die Damenwelt: »Hier! Riech mich!« Denn dabei »lüftet« er seinen Schritt und seine Achseln und versprüht Pheromone von unwiderstehlicher Männlichkeit. Falls Sie nun denken, »Typisch Mann!«: Wenn Frauen ihre Haare scheinbar ganz zufällig nach hinten streichen, kokettieren sie nicht nur. Auch sie suchen nur nach einem

EROTISCHES DUFTMARKETING

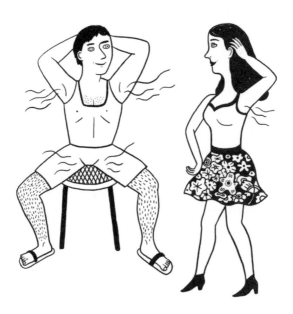

3 IM ZWEITEN UNTERGESCHOSS: DIE LEDERHAUT

harmlosen Anlass, ihre Achsel lüften zu können und interessierte Männer anzulocken.

Überhaupt wird der ganze chemische Sextalk über die Duftstoffe geführt: Der Sexduftstoff Androstadienon kommt hoch dosiert bei Männern vor. Dort vor allem im Sperma, im Achselhaar und in der Achselhaut. Androstadienon, zunächst geruchslos, wird schrittweise abgebaut und riecht erst urinähnlich und danach moschus- und sandelholzartig. Er versetzt Frauen nachweislich in eine positive Stimmung, wenn es gerade situativ passt. Estratetraenol lässt Männer anspringen und beeinflusst sogar deren vegetatives Nervensystem. Abturnend hingegen wirken Frauentränen. Denn auch in ihnen gibt es Pheromone. Wenn man Männer an Frauentränen schnüffeln lässt, reduziert sich auf der Stelle ihre sexuelle Lust.

Frauen synchronisieren über Duftstoffe ihren Zyklus, wenn sie zusammenleben. Für Haremsbesitzer ein Nachteil … Und wenn man Männern oder Frauen freie Platzwahl lässt, setzen sie sich am liebsten auf jene Stühle, auf denen zuvor das andere Geschlecht Platz genommen hatte. Das klappt auch, wenn zuvor im Rahmen einer Studie ein entsprechendes Pheromon-Duftspray auf die Stühle gesprüht wurde – die Probanden nahmen den verbliebenen Hauch der lockenden Düfte unbewusst wahr und wählten das passende Sitzmöbel.

Wir nehmen bei der Partnerwahl wahr, ob das genetisch festgelegte Immunsystem des potenziellen Gefährten zu uns passt, was gesunde Nachkommen garantieren könnte. Lässt man Frauen an getragenen Männer-T-Shirts riechen, wählen sie die Shirts und damit jene Träger aus, die einen sehr unterschiedlichen Immunsystemmarker, den MHC-Komplex, in sich tragen. Innerhalb einer Familie ähnelt sich der Marker, man kann die einzelnen Mitglieder als zusammengehörig identifizieren. Inzest wird so womöglich vorgebeugt. Die instinktgesteuerte Partnerwahl schützt vor zu ähnlichen, aber auch vor allzu unterschiedlichen Immunsystemmarkern.

Natürlich spielten bei der Partnerwahl auch das Aussehen und das Wesen eine Rolle, dennoch ist die Biochemie zwischen zwei Menschen von großer Bedeutung. Das heißt auch, dass eine Veränderung oder Verschleierung unseres Individualparfüms Auswirkungen hat. So zum Beispiel durch die Einnahme der Antibabypille. Das normale Duftempfinden der Frau wird durch die künstlichen Hormone verändert, aber auch ihr Geruch.

Lernt sich ein Paar kennen, während sie die Pille nimmt, kann es sein, dass sich die beiden nicht mehr riechen können, wenn sie die Pille absetzt. Oft neigen Menschen bei der Auswahl eines Parfüms dazu, instinktiv eines zu wählen, das ihre eigenen Duftbotschaften verstärkt; dennoch laufen wir Gefahr, nicht zuletzt durch allerlei Wässerchen, Seifen, Shampoos, Sprays, Deos, Bodylotions und Düfte unseren wahren Geruch mit seinen wichtigen Informationen und Nuancen zu überdecken. Die Nase wird schnell in die Irre geleitet. Und dann hat man den Salat und landet etwa noch mit dem/der Falschen im Bett oder, schlimmer noch, im Hafen der Ehe …

Nicht nur die Nase mit ihren rund 350 verschiedenen Rezeptoren kann riechen, sondern auch Darm, Nieren, Prostata und Haut haben Riechrezeptoren. Die Haut kann mit ihren Riechrezeptoren in den Keratinozyten schnüffeln und das Aroma von Sandelholz feststellen. Wir erinnern uns: Nach Sandelholz riecht im Abbauprozess befindlicher Männerschweiß. Rrrrrrrrhh. Forscher haben nun festgestellt, dass die Aktivierung dieses Rezeptors Hautverletzungen schneller heilen lässt. Nun kann man herumspinnen und sich fragen, ob Männerschweiß heilsam ist. Ob in diesem Sandelholzaroma also nicht nur ein Aphrodisiakum, sondern auch ein Ausgangsprodukt für Wundsalben der Zukunft stecken könnte. Eine Frage, die die Wissenschaft noch zu beantworten hat.

Auch Spermien tragen übrigens Riechrezeptoren, die unter Laborbedingungen auf künstliches Maiglöckchenaroma reagieren und dadurch richtig wild werden. Promisk, wie sie offenbar sind, springen sie unter Laborbedingungen auch auf das Kaugummiaroma Menthol an. Im Leib der Frau muss sich ein Spermium immer noch mit dem weiblichen Hormon Progesteron aus der Eizelle als Lockstoff begnügen.

Popel, Rotz und Borke

Duft umgibt uns alle und macht uns in gewissen Situationen fast willenlos. Wir saugen ihn begierig ein oder wenden uns mit gerümpfter Nase ab. Gleiches tun wir, wenn wir Zeuge werden, wie jemand mit Hingabe in seiner Nase pult und nach tiefem Bohren allerlei aus dem Riechkolben herausbefördert. Und das, obwohl wir zu unseren eigenen Bohrergebnissen kein so verspanntes Verhältnis haben. Im Gegenteil. Wir betrachten fasziniert Farbe und Konsistenz dessen, was soeben im Taschentuch gelandet ist oder was wir mit Hilfe unserer Finger ans Tageslicht befördert haben. Wozu sonst hätte uns die Natur jenes edle Inbusschlüsselset mit verschiedenen Durchmessern geschenkt, wenn nicht für die ausgiebige Reinigung der Nase?

Oder schauen Sie etwa nicht mit prüfendem Blick ins Taschentuch, um zu kontrollieren, was sie da Schönes produziert haben? Ein befreiendes Gefühl, wenn man sich eines Rundum-Borke-Popels entledigt hat. Und, Männer! Wie herrlich lässt es sich beim Joggen oder Kicken rotzen, wenn man nur ein Nasenloch zudrückt und aus dem andern einen richtig schlotzigen Schleimklumpen herauskatapultiert?

Lieblingsort zum Popeln scheint übrigens das Auto zu sein. Als habe es keine Fenster, sitzen die Fahrer auf der Straße hinterm Lenkrad und bohren ausgiebig in der Nase. Und für manche sind glasig weiße Popel auch einfach eine nette salzige Delikatesse für den kleinen Hunger zwischendurch.

Ekel vor fremden Popeln empfinden wir deshalb, weil unser Hirn über Millionen von Jahren gelernt hat, dass manche Dinge eher krank machen und dem Erhalt unserer Existenz abträglich sein könnten. Tatsächlich waren gefährlich gelb-grüne infektiöse Popel in Zeiten vor der Entwicklung von Antibiotika durchaus eine ernsthafte Bedrohung. Die grüne Farbe bedeutet Bakterienalarm, die gelbe Farbe Eiter.

Popel und Rotz bestehen aus mehreren Komponenten: dem wässrig-schleimigen Sekret der Nasendrüsen und dem Schleim der sogenannten Becherzellen. Die heißen so, weil sie im Querschnitt an Joghurtbecher erinnern. Die Zellen sitzen in der Schleimhaut und entleeren ihren Inhalt, um die Nasenschleimhaut zu benetzen. Dort sorgen die Schleimstoffe samt Beimischung wässriger Komponenten aus den Drüsen für eine gummiartige bis eingetrocknete Konsistenz, was die diversen Aggregatzustände von Popeln erklärt. Popel sind mehr oder weniger angetrocknete Nasensekrete mit Beimischungen von Staub, Blut, Eiter oder Erregern.

Manchmal sorgen auch die Nasennebenhöhlen für Popelnachschub. Diese Nasenzuläufe sind dunkle, ebenfalls mit Schleimhaut ausgekleidete Kammern im knöchernen Gesichtsschädel. Man könnte meinen, sie dienten nur dazu, dass wir lästige Nasennebenhöhlenentzündungen bekommen. Aber man spricht ihnen einen höheren Sinn zu, nämlich, dass sie den Gesichtsschädel luftiger machen, wie bei einer Mogelpackung, so dass der nicht so massiv und schwer wird. Sie sind auch eine Art Klimaanlage für die einge-

3 IM ZWEITEN UNTERGESCHOSS: DIE LEDERHAUT

atmete Luft, damit diese warm und angefeuchtet in Luftröhre und Lunge gelangt.

Die größten Höhlen in unserem Schädel sind die Stirn- und die Kieferhöhlen. Sie sind nicht sehr gut belüftet, und wenn das Höhleneintrittsfenster etwa bei einem Schnupfen zuschwillt, wird es drinnen schnell stickig und eng. In diesem Klima haben Bakterien leichtes Spiel, sie wandeln die Höhle in einen Ort des Grauens um – und dann tut es richtig weh.

Keime, Schmutz und Staub, die wir mit der Nase einatmen, werden mittels unseres klebrigen Popelschleims abgefangen. Grobe Schmutzpartikel und Insekten werden von Nasenhaaren aufgehalten, sie machen den Türsteher für unsere Atemwege. Leider schützt uns das Filtersystem der Nase nicht ausreichend vor Feinstaub. Anders als deutlich sichtbarer Staub von einer Baustelle dringt er nämlich bis in die kleinsten Lungenbläschen vor.

Auch die winzigen Flimmerhaare, die auf der Nasenschleimhaut befestigt sind, übernehmen eine wichtige Funktion: Sie transportieren den Rotz wie auf einem Förderband in Richtung Rachen, als Rutschbahn dient dabei das Zäpfchen. Er wird unbemerkt verschluckt und im Magen mit Säure tot geätzt und ausgeschieden. Bei trockener Heizungsluft und im Winter allerdings können Erreger schlechter weggeschleimt werden, weil auch die Nasenschleimhäute trockener sind, so dass Infekte zunehmen.

Genau wie unsere Oberhaut mehr Schuppen bildet, wenn sie störende Erreger und Reizstoffe loswerden will, so versucht sich unsere Nase von Infektionen zu befreien, indem sie einen Fließschnupfen entwickelt. Bei einem Schnupfen in der Nase zu bohren hat oft nachteilige Folgen. Der popelnde Finger wird in der Regel nach dem Akt nicht gewaschen. So kommt es beim nächsten Handschlag oder beim Griff an eine Tür oder Haltestange im Bus sehr leicht zu einer Übertragung krank machender Bakterien oder

Viren. Wenn diese auf ein gerade geschwächtes Immunsystem treffen, dann kann der Nächste den Schnupfen oder die Grippe bekommen. Und daher gilt auch – Händewaschen vor dem Essen nicht vergessen!

Nasenbakterien verschleppt der Bohrfreund aber auch gerne auf die eigene Haut. Mit etwas Pech können dann honiggelbe Krusten an der Nase, der Lippe oder am Kinn entstehen, die keineswegs honigsüß sind, sondern voll mit hochansteckenden Strepto- oder Staphylokokken. Diese Hautkrankheit, die oft in der Nase ihren Ausgang nimmt und in den Fingern die perfekten Verteiler hat, heißt *Impetigo contagiosa* (was in etwa »ansteckender Angriff« bedeutet), Borkenflechte oder Eitergrind.

Dermatologen sind sehr daran interessiert, dass die Schleimhäute gesund sind, da die Haut bei Schleimhautinfekten – emphatisch, wie sie nun einmal ist – gerne reagiert: mit Quaddeln, Ekzemen, Schuppenflechte oder Juckreiz. Das Immunsystem, das eigentlich die Erreger an der Schleimhaut bekämpfen will, richtet sich dabei oft zugleich auch gegen die Haut. Das nennt man dann »parainfektiös«.

Schmalz, Ohr erhalt's

Alle unsere Körperöffnungen haben ihre eigenen ausgefeilten Schutzsysteme, um den Organismus vor dem Eintritt bedrohlicher Stoffe oder anderer Eindringlinge zu schützen.

»Ohrenkneifer« zwicken uns dem Mythos nach mit ihren am Hinterteil befindlichen Zangen, indem sie rückwärts in unsere Ohren kriechen, dort dann unser Trommelfell zerschneiden, sich danach in unser Gehirn bohren, um dort ihre Eier abzulegen. Tatsächlich finden diese Tierchen, genau wie andere Insekten, unsere Ohren in Wahrheit grässlich. Das Ohr ist gallebitter (das liegt am

Ohrenschmalz), und kaum haben sie diesen Geschmack gekostet, nehmen sie schleunigst Reißaus.

In den Ohren finden sich zwei Sorten von Drüsen – eine Variation der Duftdrüsen sowie große Talgdrüsen, die gemeinsam das klebrige und bittere Ohrenschmalz mit über 1000 Inhaltsstoffen produzieren. Ohrenärzte warnen zu Recht vor der Entfernung des gelben Stoffs. Wer mit einem Wattestäbchen zu tief bohrt, der läuft Gefahr, das Schmalz anstatt nach außen tief nach innen zu befördern. Ohrenschmalz kann sich am Trommelfell sammeln, dort verhärten, und man wird plötzlich schwerhörig. Der HNO-Arzt muss den Schmalzkorken vorsichtig mit einem Gerät entfernen. Heraus kommen dabei manchmal richtige bernsteinfarbene Ohrenschmalzsteine.

Die Bitterstoffe und das Schmalzfett schützen das Ohr nicht nur vor Insekten, sondern auch vor Infektionen, Staub und Wasser. Sie übernehmen zudem die akkurate Selbstreinigung des Ohrs. Ohrenwaschen mit warmem Wasser genügt bei gesunden Ohren völlig. Leider ist den meisten Menschen der Verzicht auf Wattestäbchen nur schwer zu vermitteln. Für viele ist Ohrenputzen ein halb erotischer Akt. Im Ohr herumzupulen macht schöne Gefühle, aber manchmal auch Hustenreiz, weil der Hustenreflexnerv durchs Ohr hindurch gereizt wird.

Talgdrüsen und Talgwurm

Der Ohrentalg ist eine Spezialvariante des normalen Körpertalgs, einer bemerkenswerten Erfindung der Natur. Unsere Talgdrüsen sitzen genau wie die Schweiß- und Duftdrüsen in der Lederhaut, im ersten Untergeschoss. Sie sind an Haarfollikel gebunden und schwanken je nach Region zwischen 100 und 1000 pro Quadratzentimeter. Wenn die Drüsenzellen mit ihrer Talgproduktion fer-

HAAR UND TALGDRÜSE

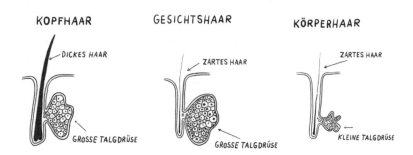

tig sind, ergießen sie den Inhalt in den Talgdrüsenhaarkanal und lösen sich dabei selbst auf.

Talg hat einen Eigengeruch. Sie können sich einen Eindruck über seine Geruchsvielfalt verschaffen, wenn Sie an Kopfhäuten anderer Menschen schnuppern. Auch Bärte, ungewaschene Kleider und fettige Ekzeme riechen deutlich nach Talg – doch kein Grund für Abscheu. Talg – neben den Barrierefetten die zweite Fettquelle unserer Haut – hat pflegende und schützende Eigenschaften. Für unsere Haut ist Talg gleichsam eine hausgemachte Tagescreme, bestehend aus verschiedenen Fetten und Wachsverbindungen. Auch unsere Haare profitieren ganz wesentlich davon, denn Talg macht sie schön geschmeidig und glänzend. Kämmen und Kopfhautmassagen können den Glanz noch steigern, da der Talg, der auf dem Haar entlangkriecht, dadurch noch besser verteilt wird. Ein »meet and greet« mit Ihrem Talg gelingt besonders gut an der Nase. Wenn man dort mit dem Finger an den Poren herumdrückt, entleert sich ein Talgwurm. Wie Stuhl vom schlauchförmigen Darm zur Wurst geformt wird, so presst auch die schlauchförmige Pore ein wurst- oder wurmförmiges Produkt her-

3 IM ZWEITEN UNTERGESCHOSS: DIE LEDERHAUT

aus. Im Jahr produziert man übrigens bis zu elf Kilometer Talgwürmer. Würden wir nicht drücken, würde der von innen nachrückende Talgnachschub dafür sorgen, dass immerzu kleine Talgtröpfchen oben heraustreten und sich geschmeidig auf der Haut verteilen. Genau dafür ist unser körpereigenes Cremetiegelsystem schließlich da.

Der fettige Talg kann aber noch mehr: Er wirkt regional einer Ausbreitung von Keimen entgegen. So residieren in fettigen Regionen weniger Erregerfamilien als an anderen Hautstellen, denn die meisten Erreger finden es im Talg unwirtlich. Dort tummeln sich allerdings die Fettfreunde: die Demodex-Milbe, der Hefepilz mit dem Drachennamen *Malassezia furfur*, die Aknepickel liebenden Bakterien *Propionibacterium acnes* und Corynebakterien. Corynebakterien engagieren sich für ein gesundes Hautmilieu; sie spalten Hautfette, setzen Fettsäuren frei und leisten so einen eigenen Beitrag zum sauren pH-Wert der Haut, dem Säureschutzmantel.

Besonders am Kopf, im Gesicht – der fettigen T-Zone aus Stirn, Nase und Kinn –, an Rücken und Brust sind unsere Talgdrüsen zahlreich und groß. An Armen und Beinen sind weniger und kleinere Talgdrüsen vorhanden, weshalb man dort schneller zu Hauttrockenheit neigt, erst recht, wenn die Aktivität der Drüsen im Laufe des Lebens hormonell bedingt absinkt. Bei Akne oder angeregt durch hormonelle Verhütungsmittel sind dagegen die Talgdrüsen vergrößert und überaktiv, mit der Folge eines übermäßigen Talgflusses.

Viele Kosmetika werben mit dem Versprechen, die Aktivität der Talgdrüsen zu regulieren und/oder fettige Haut erfolgreich zu bekämpfen. Mumpitz! Die Talgdrüsen sitzen sehr tief in der Haut, fett im zweiten Untergeschoss. Dort reicht keine Creme hin, nicht einmal rezeptpflichtige Antiaknecremes können auf den Talgdurchfall Einfluss nehmen.

Wer seine Haut mit aggressiven Mitteln wie austrocknenden Tinkturen und Gelen behandelt, entfernt lediglich die Barrierefette und schädigt damit die Schutzschicht der Haut. Die Talgdrüsen beeindruckt er aber keineswegs, deren Produktion geht munter weiter. So kommt es immer wieder vor, dass Betroffene gleichzeitig unter trockener und fettiger Haut leiden. Die Talgdrüsen sind überaktiv und ölen vor sich hin. Die Epidermis-Barrierefette sind weggeschrubbt und durch Gesichtswässer »gegen fettige Haut« und Peelings ausgewaschen. Die Folge ist eine völlig aus dem Lot geratene Haut.

Talgdrüsen lassen sich also durch eine äußerliche Behandlung nicht beeinflussen, sehr wohl aber von männlichen Hormonen – ein Grund, warum Eunuchen keine Akne bekommen. Außerdem spielt auch der Wachstumsbotenstoff »Insulin-like growth factor« eine Rolle. Und der hängt eng mit ungesunder industrieller Ernährung mit zu viel Milch, Weißmehl, Fastfood und Zucker zusammen. Dazu später mehr.

4 IM DRITTEN UNTERGESCHOSS. DIE UNTERHAUT ODER: HÜLLE MIT FÜLLE

Im dritten Untergeschoss der Haut treffen wir auf die sogenannte *Subcutis*. *Sub* ist lateinisch und bedeutet »darunter«, *cutis* ist die Bezeichnung für die Schicht aus Ober- und Lederhaut. Wir befinden uns also unter der Ober- und Lederhaut.

Die Unterhaut ist unser Stoßdämpfer, ein weicher Puffer, der unserem Körper gleichzeitig auch liebliche Kurven und Konturen verleiht. Ohne die Unterhaut wären wir sehr spitz und kantig, weil die Knochen und Gelenke überall hervorstehen würden. Und natürlich befindet sich hier auch unsere »Biopren«-Isolierschicht gegen Unterkühlung: das Unterhautfettgewebe. Dünne Menschen frieren daher schneller als die gut Gepolsterten mit ihrem manchmal mehrere Zentimeter dicken Fettgewebe. Dieses ist auch dafür verantwortlich, dass die Haut nicht nur das größte, sondern auch das schwerste Organ ist. Ohne Unterhautfettgewebe bringt die Haut nur zarte drei Kilogramm auf die Waage, mit ihm bis zu 20.

CELLULITE ODER: EIN HOCH AUF RUBENS

Als ich ein junges Mädchen war, hatte ich eine erste große Liebe: einen Mann mit glühendem, forderndem und zugleich umsichtigem, ja liebevollem Blick. Ein feuriger, muskulöser Reiter namens Castor, der gemeinsam mit seinem Kumpel Pollux zwei nackte, nicht gerade grazile Schönheiten auf sein Pferd zu hieven versucht. Entdeckt hatte ich meinen Traummann auf einem Gemälde von

Peter Paul Rubens, genauer auf dem »Der Raub der Töchter des Leukippos«.

Das Bild aus dem Jahr 1618 verströmt barocke Erotik, überall ist sinnliches, nacktes Fleisch zu sehen. Bei den beiden Mädels zeichnet sich eine deutlich sichtbare Unterhautfettreserve ab, sichtbar als Speckröllchen und verdächtige Dellen auf den Oberschenkeln.

Heute würde man den Damen auf dem Bild wohl mit Photoshop zu Leibe rücken. Dabei ist eine Frau mit etwas Speckreserven aus evolutionärer Sicht eigentlich sehr sinnvoll: Sie kann die heranwachsende Brut in ihrem Bauch auch in Hungerszeiten mit Kalorien versorgen, und der männliche Begatter darf so eher auf gesunde Nachkommen hoffen.

Die barocken Frauenkörper auf dem Gemälde entsprachen damals genau dem begehrenswerten Schönheitsideal. Heute geben

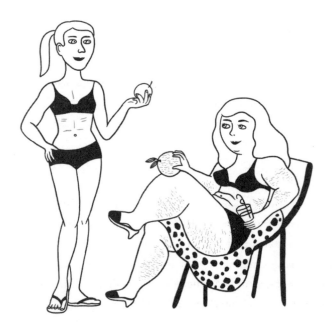

uns Medien und Mode ein anderes Ideal vor, das in seinen extremen Ausprägungen krankhaft ist. Man denke nur an all die Dürren, die wie skelettartige Kleiderständer über die Laufstege der Modemacher staksen.

Wie bei so vielen Dingen im Leben geht es um das richtige Maß. Wir sollten ein bisschen was auf den Rippen haben, aber auch wieder nicht zu viel. Hinzu kommt: Fett ist nicht gleich Fett. Es gibt böses Fett, akzeptables Fett und sogar liebes Fett. Böses Fett findet sich bei starkem Übergewicht und großem Bauchumfang im Innern unseres Bauchraums und in den Organen und um sie herum. Dieses Fett macht krank, da es große Mengen schädlicher Entzündungsbotenstoffe freisetzt und damit das Risiko für hohen Blutdruck, Herzinfarkt, Schlaganfall, Diabetes und Krebs messbar erhöht.

Liebes Fett ist das sehr seltene und rar gesäte braune Fett an einzelnen Stellen unseres Körpers. Akzeptables Fett findet sich im Unterhautfettgewebe, selbst wenn dieses etwas üppiger ausfällt als erwünscht. Denn es ist ein wichtiger und schnell abrufbarer Fettspeicher für harte Zeiten und Hungersnöte. Allerdings ist die Aufnahmekapazität des Unterhautfettgewebes begrenzt; wer permanent zu viel Hochkalorisches futtert, lagert Fett leider auch im Innenraum des Bauches als viszerales Fett ein, das in großer Menge böse und krank machend ist.

Von Dellen und Matratzenphänomenen

Grundsätzlich müssen wir bei einem etwas üppigeren Unterhautfettgewebe nicht mit großen Gesundheitsrisiken rechnen. Es sei denn, jemand hält Cellulite für eine Krankheit. Cellulite ist zwar chronisch und wird in Stadien oder Grade eingeteilt wie eine echte Krankheit, aber eigentlich beschreibt sie doch eher das Ausmaß an

Delligkeit eines gewöhnlichen weiblichen Hinterns, Bauches oder Oberschenkels.

Wenn Sie prüfen wollen, welcher Cellulite-Schweregrad Sie befallen hat, bitte jetzt die Hose runterlassen und für den Selbsttest ab vor den Spiegel. Ich empfehle hierbei Licht von oben, um das ganze Ausmaß sichtbar zu machen. Kaufhaus-Umkleidekabinen sind der ideale Untersuchungsort und sicher nicht von Frauen erfunden worden.

Man kann die Cellulite grob in drei Stadien einteilen:

Stadium 1: Ihre Haut ist im Liegen und Stehen glatt wie ein Pfirsich. Erst wenn Sie die Haut zusammenschieben, werden wabenförmige Dellen sichtbar.

Stadium 2: Im Liegen ist noch alles glatt, aber wehe, Sie stehen auf, dann werden die Dellen sichtbar. Der einfühlsame Hautarzt spricht hier von »Matratzenphänomen«. In diesem und im nächsten Stadium befinden sich übrigens die geraubten Schwestern auf meinem Rubensbild.

Stadium 3: Das »Matratzenphänomen« oder auch die »Orangenhaut« ist im Stehen und im Liegen sichtbar. Die Dellen zeichnen sich auch durch dünne Hosen- oder Rockstoffe ab, was Frauen zu allerlei Verzweiflungskäufen verleitet. Teure Cellulitecremes mit Vitaminen und Koffein werden gehortet, dazu kommen Diätmaßnahmen, Massagen und das Ausprobieren zahlloser kostspieliger Anwendungen mit Hitze, Kälte, Rütteln, Vakuum und Stößen. Der Erfolg ist grundsätzlich eher bescheiden und, wenn überhaupt, von kurzer Dauer.

Da können sich noch so viele wissenschaftliche Artikel mit angeblich messbaren Verbesserungen von Cellulite beschäftigen – im echten Leben merkt die dellige Frau, die sich einer Behandlung nach der nächsten unterzieht, nichts von alldem. Ich erinnere mich an eine wirklich kernige Frau um die sechzig, die täglich durch den

Zürichsee schwamm und für ihr Alter eine tolle Figur hatte. Sie bot mir eine ordentliche Stange Geld an, wenn ich mit meiner ärztlichen Kunst ihre Cellulite an Armen und Beinen heilen könnte. Sie hatte bereits vergeblich alle möglichen teuren Verfahren rund um den Globus ausprobiert. Aber es gibt nun mal Dinge, die sich selbst mit allem Geld der Welt nicht kaufen lassen. Mit ärztlicher Kunst war ihr Problem nicht wirklich in den Griff zu bekommen.

Die vermeintlichen Erfolge, die irgendwelchen Studien zufolge bei der Reduzierung von Cellulite erzielt wurden, kann man derzeit leider nur unter der Rubrik »wishfull thinking« verbuchen. Oder wie heißt es so schön? »Traue keiner Statistik, die du nicht selbst gefälscht hast.«

Sexismus in der Unterhaut

Cellulite befällt in erster Linie Frauen. Dünne und dicke.

Das Unterhautfettgewebe, das alle Menschen haben, ist aus Fettläppchen aufgebaut, die durch Bindegewebsfasern unterteilt werden. Die Architektur oder das Strickmuster der Bindegewebsfasern bei Frauen wird von dem weiblichen Hormon Östrogen gestaltet. Frauen entwickeln daher senkrecht zur Haut verlaufende Bindegewebsfasern. Jede Andockstelle zieht die Haut nach unten, dazwischen ploppt die Fettschicht nach oben und buckelt die Haut hervor, bis sie vom nächsten Strang wie bei einer Steppmatratze wieder nach unten gezogen wird. Der Sinn ist, dass Frauen im Falle einer Schwangerschaft schnell wichtiges Reservefett einlagern können. Als Frau muss ich an dieser Stelle noch mal die Fahne der barocken Rubensfigur als Sinnbild für die Weiblichkeit schlechthin hochhalten: Die Wellenlandschaft, die den weiblichen Körper hier und da überzieht, ist evolutionär gewollt und etwas Urweibliches!

Männer haben natürlich auch Unterhautfettgewebe. Ihres ist aber nicht nur mit senkrechten Fasern ausgestattet. Nein, den Kerlen ist auch eine diagonale und quer verlaufende Faserung vergönnt. Das Fett ist also von einem ausgedehnten kreuz und quer verlaufenden Fasernetz durchzogen, das alles schön beieinander- und selbst einen dicklichen Mann stramm hält.

Inzwischen ist Ihnen sicher auch klargeworden, warum bei Cellulite weder billige noch sündhaft teure Cremes und Salben etwas

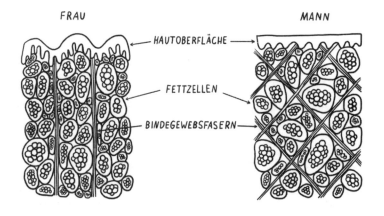

ausrichten können. Sie ziehen nicht ausreichend ein und gelangen keinesfalls tief genug ins Fettgewebe, um ein störrisches oder ungeliebtes Fasernetz umzustricken. Das schaffen selbst teure medizinisch-invasive Verfahren mit Laser, Radiofrequenz, Kältefettauflösung, Fettwegspritzen, Vakuumsystemen oder Stoßwellen kaum.

Doch will ich den Frauen unter Ihnen nicht ganz die Hoffnung nehmen: Männern gefallen Frauenhintern in allen Stadien der Cellulite, aber das nur nebenbei. Wem es gelingt, Fett abzubauen, kann die sich hochwölbenden Läppchen etwas leer hungern. Dann ploppen sie weniger deutlich hervor. Wer Muskulatur aufbaut, hat zwar immer noch Cellulite, dann aber auf einer ansprechenden muskulären Grundlage. Wer sich viel bewegt oder Massagen anwendet, betreibt eine Art Lymphdrainage, die die Flüssigkeitsansammlungen im Fettgewebe zumindest für Stunden etwas ausmelkt. Und wer Nahrung zu sich nimmt, die reich an Antioxidantien ist, Sonne und Zigaretten meidet, bewahrt sich immerhin über längere Zeit eine straffe Bindegewebsschicht, die das Fett kompakter zusammenhält als ein ausgeleiertes Fasernetz.

FETTER STOFFWECHSEL

Für die einen ist die Haut das größte Cellulite-, Pickel- oder Leberfleckenorgan, für die anderen das größte menschliche Hormonorgan schlechthin. Denn die Zellgemeinde der Haut ist ein wahres Wunderwerk der Biochemie und Sitz vielfältigster Hormon- und Botenstoffproduktionsstätten. Bislang wurden rund 30 verschiedene Hormone und Hormongruppen in den Zellen der Haut und des Unterhautfettgewebes entdeckt: Einige stellt die Haut für sich selbst her, andere für den gesamten Organismus. All das macht die Haut tatsächlich zum größten Hormonorgan unseres Körpers.

Besonders bemerkenswert ist dabei die Funktion des Unterhautfettgewebes bei Frauen in der Menopause. Wenn die Eierstöcke längst brachliegen, produziert dieses Fettgewebe immer noch weibliche Hormone: Östron und Östradiol, die die Frauen länger jung und fit halten und selbst ihre Freude am Sex konservieren können. Sie sehen, auch hier ist ein gewisses Maß an Unterhautfettgewebe durchaus sinnvoll.

Wie gesagt: ein gewisses Maß! Wer das Unterhautfettgewebe ständig überfüttert, lagert aufgrund der begrenzten Kapazitäten zu viel Speicherfett ein. Das böse Fett.

Diäten, das wissen viele aus leidvoller Erfahrung, helfen in der Regel nur den Herstellern der diversen Abspeckprodukte. Die Forschung setzt seit einiger Zeit auf einen neuen Ansatz: Als Babys haben wir braunes Fett, das sich im Laufe des Lebens zurückbildet. Es ist braun, weil es sehr viele Mitochondrien enthält, die wahre Kraftwerke sind. Mit ihrer Hilfe ist das braune Fett in der Lage, durch Fettverbrennung Wärme zu erzeugen. Da Babys noch die Fähigkeit des Muskelzitterns bei Kälte fehlt, schützt sie stattdessen das braune Fett vor Unterkühlung.

Wäre es für Abnehmwütige nicht ein Traum, ganz viel braunes Fett zu haben, das sie warm hält und Fett verbrennen kann und somit bei der Gewichtsreduzierung hilft? Kann man den Schwund dieses besonderen Fettes nicht irgendwie aufhalten?

Tatsächlich haben Forscher nun festgestellt, dass sich das braune Fett durch regelmäßige Kälteanwendungen (mit einer Temperatur nur wenige Grad unter unserer Wohlfühltemperatur, also um die 17 Grad) beim Erwachsenen wieder vermehren lässt, und nennen es dann »beiges Fett«. Man hofft, dass man eines Tages sein eigenes braunes Fett mit Kältekuren oder Stimulationshormonen »tunen« und so seine eigenen Fettverbrennungsöfen züchten kann. Ausdauersport in leichter Bekleidung im Winter wäre demnach schon mal ein Anfang, diese wissenschaftlichen Erkenntnisse im heroischen Selbstversuch zu testen. Muss ja nicht gleich Eiswasserschwimmen sein ...

TEIL II

WAS UNS AUF DIE PELLE RÜCKT:
DIE HAUT IM STURM DES LEBENS

5 LEBENS-ABSCHNITTSPARTNER

Die Haut im Wandel der Zeit beschäftigt Künstler, Kosmetikindustrie und ist auch Gegenstand von Facebook-Filmchen. Tatsächlich erfüllt unsere Haut in den verschiedenen Lebensphasen verschiedene Aufgaben und sieht auch unterschiedlich aus. Sie sammelt im Laufe der Zeit Spuren, die unser Leben auf unsere Haut wie auf eine Leinwand malt. Unsere Haut erzählt Geschichten.

BABYHAUT

Die zarte, glatte Babyhaut lädt zum Liebkosen, Küssen, Knuddeln und Streicheln ein. Und davon braucht das Baby eine Menge, denn nicht zuletzt durch diesen engen Körperkontakt wird eine wichtige Grundlage für ein glückliches Leben gelegt.

Bevor ein Baby das Licht der Welt erblickt, durchläuft der Embryo eine Reihe von Entwicklungen, die auch die Haut betreffen. Im Laufe der Schwangerschaft entwickelt sich die Haut aus zwei Urgeweben, die am Ende die Epidermis einerseits und die Lederhaut samt Unterhautfettgewebe andererseits entstehen lassen.

Die Baby-Epidermis beginnt mit der Zeit zu verhornen, die abgeschilferten Zellen werden an die sogenannte Käseschmiere abgetreten. Im letzten Drittel der Schwangerschaft ist die Haut des Fötus mit dieser sehr effektiven hausgemachten Schutzcreme gegen eine Auslaugung der Haut durch das Fruchtwasser bedeckt.

Käseschmiere besteht – genau wie das eine Hautcreme zu imitieren versucht – aus Wasser und Fetten, zudem aber auch noch aus Eiweißen. Sie ist ein Gemisch aus den Talgdrüsensekreten des Fötus und den Barrierefetten der Hornschicht seiner Epidermis. Die Fette bestehen aus Wachsen, Ceramiden, Cholesterin, freien Fettsäuren und Squalen, einer öligen Flüssigkeit. Vermatscht mit abgeschilferten Hautzellen, klebt dieses Fettgemisch an der Hautoberfläche des Fötus.

Gegen Ende der Schwangerschaft verliert sich die Käseschmiere dann teilweise. Wenn ein Baby erst mit Verzögerung auf die Welt kommt, kann es daher sein, dass es die klassischen Waschfrauenhände hat, die »Duplo-Finger«, die wir auch bekommen, wenn wir uns zu lange im Badewasser aufhalten. Ein »reifes« Neugeborenes hat dagegen eine komplett intakte Haut. Allerdings ist sie nur halb so dick wie die eines Erwachsenen, und auch die Hornschicht ist noch etwas zarter. Sie nimmt allerdings – abhängig von der Belastung der jeweiligen Körperregion – rasch an Dicke zu. Die Entwicklung kann man besonders gut an den Füßen sehen: Ein Baby, das noch nicht läuft, hat butterweiche Fußsohlen. Sobald es zu laufen beginnt, bildet sich ganz schnell Hornhaut.

Die Zahl der Melanozyten in der Babyhaut entspricht zwar schon der eines Erwachsenen, allerdings ist die Melaninproduktion noch nicht maximal angelaufen. Daher sind Neugeborene sehr sonnenempfindlich. Außerdem ist die Stabilität der Haut noch gering. Die Vernetzung zwischen Epidermis und Lederhaut durch das Wellenprofil der Basalmembran (Sie erinnern sich an die Eierschachtel?) ist noch nicht ganz ausgereift. Die Babyhaut entwickelt daher leichter Blasen. Auch die Hautelastizität hat noch nicht ihr Maximum erreicht. Das Unterhautfettgewebe des Babys ist noch nicht weißgelb wie bei einem Erwachsenen, sondern enthält braunes Fettgewebe. Neugeborene sind stärker von Auskühlung

5 LEBENSABSCHNITTSPARTNER

bedroht, da sie im Vergleich zu ihrem Körpervolumen eine größere Körperoberfläche haben und daher mehr Wärme verlieren. Braunes Fett ist ihre körpereigene Heizung, weil es Fettsäuren verstoffwechseln und damit Wärme produzieren kann. Im Laufe der Monate wird es durch weißes Fett ersetzt.

Besonders gestillte Babys entwickeln in den ersten Wochen ihres Lebens eine Neugeborenenakne und ein fettiges Ekzem mit Kopfhautschuppen, Pickeln und Mitessern. Das liegt daran, dass sie über die Muttermilch männliche Hormone aufnehmen – auch Frauen haben männliche Hormone –, sie eigene männliche Hormone produzieren und zudem noch über die Plazenta mit mütterlichen Hormonen versorgt worden sind. Genau wie später in der Pubertät führen sie zu einer Stimulation der Talgdrüsen und zur Vermehrung des fettliebenden Pickelmachers *Malassezia furfur,* der auf der Kopfhaut fettige, gelbliche, nicht juckende Schuppen auslöst, die man Gneis nennt. Viele verwechseln Gneis mit Milchschorf, was aber eine trockene, fein rieselnde, weiße und juckende Schuppung ist, die eher bei Neurodermitis-Babys vorkommt.

Dumm ist, dass die Pickel in der Regel just in dem Moment blühen, wenn die Zeit für die ersten Fototermine gekommen ist. Dass viele Babys auf diesen Fotos zudem kahl sind, obwohl sie doch vorher schon einen stattlichen Schopf auf dem Kopf hatten – tja, auch daran sind die männlichen Hormone schuld.

TEENIEHAUT

In der Pubertät steigt die Aktivität der Geschlechtsdrüsen, eine Vielzahl von entsprechenden Hormonen wird in Nebennieren, Eierstöcken und Hoden produziert. Diese schwärmen in den Körper aus und führen zur Ausprägung der Geschlechtsmerkmale von

Mann und Frau. Zu diesen Hormonen gehören Testosteron und andere männliche Hormone, die auch Mädchen im Blut haben, aber in geringeren Dosierungen als Jungs.

Talgdrüsen, die in der Lederhaut hocken und ihren Ausführungsgang in den Porenkanal des Haars münden lassen, haben Empfangsstellen für männliche Hormone und bieten sich schamlos an. Da sagen die männlichen Hormone natürlich nicht nein und treten gerne ein, um sich mit den Empfangsstellen zu verbinden. Diese Verbindung gleitet dann ohne Umschweife direkt in die Zellkerne und manipuliert dort die DNA, die Steuerungszentrale der Zelle. Was die Talgdrüsenzellen dann veranlasst, wie verrückt Talg herzustellen.

Bizarrerweise sind Talgdrüsen sehr selbstlos. Wenn sie ihre Charge fertig produziert haben, platzen die Talgdrüsenzellen, erbrechen den Inhalt in den Poren-Haarkanal und lösen sich dabei selbst auf.

Etwa sechs Tage reist der Talg entlang des Haarschafts in Richtung Tageslicht. Unter normalen Umständen ergießt er sich sodann auf die Hautoberfläche, hält sie geschmeidig, pflegt auch die Lippen, schützt die Haut vor ungebetenen Erregern und macht das Haar glänzend.

Schwimmen aber zu viele männliche Hormone im Blut oder sind die Empfangsstellen überempfindlich oder einfach zu »ranschmeißerisch«, können die Talgdrüsenzellen überdrehen. Es kommt zu einem massiv erhöhten Talgangebot im Porenkanal, der Tisch für fettliebende Erreger ist reich gedeckt. Sie verstoffwechseln Fett und scheiden jede Menge Überreste des Fettfestmahls aus.

Die Hinterlassenschaften – Fettsäuren – reizen die zarte Wandauskleidung der Pore so sehr, dass diese mehr und mehr Porenwandzellen produziert in der Hoffnung, so den ganzen Schmod-

5 LEBENSABSCHNITTSPARTNER

der wieder loszuwerden. Leider bildet sich dann aber oft am Ausgang der Pore eine Art Hornpfropfen, der den Ausgang versperrt. Diesen Hornpfropfen erkennt man als Mitesser.

Besonders gängig ist die Sorte Mitesser mit dem schwarzen Punkt in der Mitte. Das sind offene Mitesser, die man im Englischen auch »blackheads« nennt. Viele nehmen an, dieser dunkle Inhalt sei Dreck. Tatsächlich handelt es sich aber nur um Ablagerungen des Hautpigments Melanin. Es hilft also nichts, sich einfach noch mehr zu waschen, dieser vermeintliche Dreck geht dadurch nicht weg.

Ich erinnere mich noch sehr gut an einen Nachhilfelehrer, der mir in Chemie auf die Sprünge helfen sollte. Er hatte im ganzen Gesicht, vor allem aber auf der Nase, unglaublich große und schwarze Mitesser. Ich musste immerzu hinsehen und war fasziniert und irritiert zugleich. Neben diesen »blackheads« hatte er noch jede Menge »whiteheads«, wie geschlossene Mitesser im Englischen heißen. Bei diesen Akneveränderungen schimmert der Inhalt weiß-gelblich hindurch. Damals ahnte ich noch nicht, wie eng Akne und organische Chemie verbunden sind, denn bei beiden geht es gleichermaßen um Fettsäuren.

Mitesser sind nicht gerade sehr bescheiden, selten geben sie sich mit ihrem derzeitigen Status zufrieden. Nein, sie streben nach Höherem und schlagen gerne eine Laufbahn zum echten, reifen Pickel ein. Und zwar genau dann, wenn der Hornpfropf im Mitesser richtig schön festsitzt und sich die Talgmassen aus der Tiefe nicht mehr nach außen entleeren können. Sie stauen sich vor dem Korken an und dehnen dabei die Pore immer weiter aus, bis sie (fast) platzt. In ihrem Inneren werden daraufhin Entzündungssignale freigesetzt, ein regelrechtes Entzündungsfeuerwerk beginnt, das oben auf der Haut deutlich zu sehen ist. Das ganze Gebilde wird schrittweise immer röter und dicker und erhabener, und

MITESSER

GESCHLOSSENER MITESSER OFFENER MITESSER

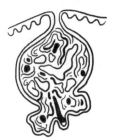 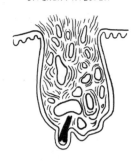

manchmal setzt sich als i-Tüpfelchen noch ein Eiterhäubchen obendrauf.

Wenn es dann nicht rechtzeitig gelingt, das Porenrohr freizubekommen, dann entleert sich der Pickel nicht nach oben außen an die frische Luft, sondern es ergießen sich Talg, Bakterien und Hornmassen ins zweite Untergeschoss, in die Lederhaut. Sie können sich vorstellen, dass das dort eher schlecht ankommt. Der Parkhaus-Sicherheitsdienst schlägt Alarm, Abräumkommandos eilen herbei. Da die Entzündung längst in der Tiefe der Haut tobt, ist sie von außen in diesem Stadium kaum mehr behandelbar. Trauriges Resultat, wenn Abwehr und Aufräum-Fresszellen ihr Werk abgeschlossen haben: Es bleibt oft eine Narbe zurück. Die Dermatologen haben hier mal wieder in der Wortkiste gekramt und nennen solche Narben zum Beispiel »wurmstichige« oder Eispickelnarben.

Auch bestimmte Bakterien können kleine, mit Eiter gefüllte Pickel basteln. Diese sehr hartnäckigen, überall vorkommenden und mitunter gefährlichen Bakterien heißen *Staphylococcus aureus*.

Übersetzt bedeutet das so was wie »goldene Weintrauben-Kugel«, weil sie im Mikroskop in kugeliger Weintraubenmanier herumliegen und auf der Anzuchtplatte im Labor goldgelbe Kultur-Knubbel bilden. Einen Pickel mit Eiterbläschen nennt man übrigens Pustel (vom lateinischen *pus* für »Eiter«). Pusteln sind also

SO ENTSTEHT EIN PICKEL

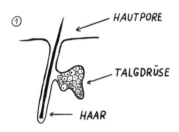

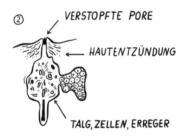

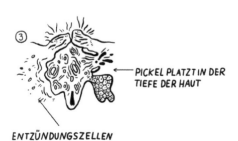

eine Art »Eiterchen«, genau genommen mit Eiter gefüllte kleine Bläschen. Hört ein Mediziner irgendwo das Wort »Pus«, bekommt er sofort einen besserwisserischen Gesichtsausdruck und erinnert sich an einen der wenigen Merksätze aus seinem Studium, die er sich einprägen konnte und der nun für ewig hängengeblieben ist: »*Ibi pus, ubi evacua.*« Wo Eiter ist, da muss er evakuiert oder eben entleert werden.

Eiter hat meist eine dünnflüssige bis rahmartige Konsistenz. Ärzte bewerten Farbe und Geruch, um wertvolle Hinweise auf den Auslöser zu erhalten. Gelber Eiter spricht für *Staphylococcus aureus,* blaugrüner für einen Keim namens *Pseudomonas aeruginosa*. Rotbraun ist Eiter, wenn Blut beigemengt ist, und er stinkt entsetzlich, wenn Darmkeime im Spiel sind, wie *E. coli* oder Bakterien, die nur in Abwesenheit von Sauerstoff leben können (deshalb heißen sie auch Anaerobier). Haut- und Hefepilze können ebenfalls Eiterpusteln hervorrufen.

Doch es gibt auch sterile, also nichtinfektiöse Pusteln. Bei manchen Formen der Schuppenflechte finden sich Eiterpusteln an den Händen und Füßen, ohne dass Keime eine Rolle spielen. Eiter ist an sich einfach eine Ansammlung zerschrotteter weißer Immunzellen, die sich versammelt haben, um Abwehr zu betreiben, und dabei draufgegangen sind.

Pickel und Implosionen

Bei der Akne sind Mitesser der Anfang allen Übels. Der Begriff Mitesser erinnert eher an einen Tafelgast als an einen schwarzen oder weißen Pickel. Man nennt Mitesser auch *Komedonen,* und nur wer Komedonen hat, darf von sich selbst behaupten, dass er unter Akne leidet. Sie sind der Schlüssel zur Diagnosestellung.

Aknepickel enthalten oft nur eine Presswurst oder eine Art Kor-

5 LEBENSABSCHNITTSPARTNER

ken aus Talg, abgeschilferten Hornschüppchen und den normalen Keimbestand fetthaltiger Poren. Manche Pickelinhalte sind breiig, manche salbenartig, andere erinnern an Wachs. Erhältlich sind sie in den Farben weiß, gelb oder bernsteinfarben.

Im Grunde kann man Aknepickel gut mit Vulkanen vergleichen: Der Vulkankegel ist die Verdickung und Aufwerfung der Haut. Der Krater ist oft verstopft mit Steinen, Erde bzw. dem Mitesserkorken. Der Schlot ist mit Magma gefüllt. Beim Aknepickel ist dies eine Mischung aus Talg, abgeschilferten Porenwandzellen und Aknebakterien. Ganz in der Tiefe liegt die Magmakammer, die immer nachschiebende Talgdrüse. Eine Eruption führt zur Druckentlastung, der Pickel kann abheilen. Bei einer Implosion allerdings kracht schon mal der ganze Vulkan zusammen, das Gebilde aus Magmakammer, Schlot und Krater wird zerstört. Wenn ein Pickel solchermaßen implodiert, ist das Desaster enorm, eine meist flache oder muldenförmige Narbe entsteht.

Neben diesen markanten Malen sorgt Akne, selbst wenn sie nicht besonders schwer verläuft, für exorbitant große Poren. Sie sind Folge unterirdischer Mikroentzündungen, die den Porenkanal faserig und starr, fast narbig haben werden lassen, weshalb er weit und ausgeleiert offen stehen bleibt und sich nicht mehr von selbst schlank und zart machen kann.

Sie werden sich vielleicht fragen, warum man Akne im Gesicht und auch mal auf dem Rücken und im Dekolleté findet, nicht aber auf dem behaarten Kopf, wo man ja auch eine starke Fettproduktion durch große Talgdrüsen hat. Der Unterschied liegt in der Größe und Dicke der Haare. Am Kopf steckt ein dickes kräftiges Haar in der Pore. Es leitet wie eine Drainage den Talg auf die Kopfhaut. Auch bei fettigem Haar, viel Talg und großen Talgdrüsen gelingt das dort spielend. Das Haar fettet zwar schnell und wird strähnig, aber Aknepickel treten nicht auf. Ganz anders als auf der Gesichts- und Körperhaut. Dort befinden sich mitunter riesige Talgdrüsen und nur winzige, oft kaum sichtbare, feine Flaumhaare in der Pore. Sie sind viel zu mickrig, um die Massen an Talg nach außen abzuleiten. Bei übersteigertem Talgfluss kommt es daher rasch zur Stauung in der Pore.

Quetschen

Hässliche Narben drohen übrigens auch, wenn man selbst Hand anlegt. Es ist aber auch einfach zu verlockend. Ein reifer Pickel lädt geradezu zum Ausdrücken ein. Der Hautarzt wird allerdings immer mahnend dreinblicken. Die Gefahren beim Pickelausdrücken sind nämlich nicht zu verachten.

Wer es dennoch nicht lassen kann, sollte mehrere Sicherheitsaspekte beachten: Waschen Sie sich gründlich Hände und Finger. Schneiden Sie sich Ihre Fingernägel kurz und desinfizieren Sie die Hautstelle, die Sie gleich in Angriff nehmen wollen. So können Sie das Risiko verringern, weitere Bakterien in die Haut einzubringen und eine Infektion des Pickels von außen auszulösen. Mit langen Krallen an den Fingern können Sie Mikroverletzungen in der Haut verursachen, dabei die Schutzbarriere verletzen und damit erst recht Keime hineinbefördern.

Keinesfalls dürfen Sie den Pickel quetschen, wozu man automatisch neigt, wenn auf sanften Druck nichts herausplatzen mag. Das kann aber fatale Folgen haben, denn dann drückt man den Schmodder aus der Pore erst recht in die Tiefe zurück. Der Druck in der ohnehin schon stark gedehnten und entzündeten Pore steigt, und es wird nicht lange dauern, bis sie in die Lederhaut implodiert. Großalarm! Narbe!

Schwer entzündete Pickel hinterlassen nach Abheilung oftmals langfristig kosmetisch störende braune Flecken. Ein schlecht ausgedrückter Pickel erhöht dieses Risiko massiv. Pickel weg, Fleck noch da. Geschickter wäre es, den Pickel zu spreizen, den Ablauf also eher durch Auseinanderziehen zu verbessern. Sanfter Druck, Entlastung, spreizen, sanfter Druck ... und den Pickel quasi ausmelken. Das kann gelingen, muss aber nicht. Pickel im Gesicht oberhalb der Oberlippenlinie sind übrigens besonders risikobehaftet. Hier liegen viele Gefäße, die auch das Gehirn versorgen. Durch unfachmännisches Ausdrücken eines Pickels können Keime sozusagen nach oben verschleppt werden – die Folge kann eine Hirnvenenentzündung sein.

Pickel kann man ganz gut behandeln. Bei »vulgärer Akne« mit normalen Pickeln kommen rezeptpflichtige Cremes und Gele zum Einsatz, die die Verhornungsneigung der Poren hemmen und von außen antientzündlich wirken. Die Überproduktion der Talgdrüsen kann von außen allerdings, wie bereits erwähnt, nicht beeinflusst werden. Und kosmetische Antipickelprodukte trocknen oft nur die Barrierefette aus.

Bei Auftreten von dicken Pickeln und Narben muss man innerlich behandeln.

Bitte eine schwere Akne bei Jugendlichen nicht als »normales Übel« abtun, durch das man einfach während der Pubertät »durchmuss«. Stattdessen dringend handeln.

Eine Überaktivität der Talgdrüsen kann man mit dem Wirkstoff Isotretinoin beeinflussen. Dieser Vitamin-A-Säure-Abkömmling ist in Weichkapsel-Tablettenform erhältlich, die Einnahme ist aber nicht ganz ohne Nebenwirkungen und Risiken. Junge Frauen müssen während einer Therapie mit Isotretinoin sicher verhüten, da Vitamin A und seine Abkömmlinge einen Embryo schwer schädigen. Bei Kinderwunsch muss die Therapie mindestens einen Monat lang abgesetzt sein.

Dennoch ist der Wirkstoff für viele Betroffene ein absoluter Segen. Wer sicher verhütet oder männlich ist, heilt mit der Einnahme des Medikaments die Akne und profitiert nebenbei von der hautverjüngenden und hautkrebspräventiven Wirkung der Substanz, die mittlerweile in mehreren Studien belegt wurde, dafür aber nicht zugelassen ist. Jugendliche bekommen Isotretinoin meist als Halbjahres-Hochdosistherapie (30 bis 40 mg am Tag), Erwachsene eher über einen längeren Zeitraum und niedriger dosiert (20 bis 40 mg pro Woche).

Bei Frauen kann eine spezielle Antibabypille mit antimännlichen Hormonen einen positiven Einfluss auf das Hautbild nehmen. Allerdings sind die Nebenwirkungen für den weiblichen Organismus mitunter massiv: Gewichtszunahme, Wassereinlagerungen, Stimulierung des Brustdrüsengewebes mit möglicherweise erhöhtem Entartungsrisiko und oft eine Abnahme der Lust auf Sex.

Deutlich weniger risikobehaftet ist eine Ernährungsumstellung. Durch sie lassen sich übermäßige Talgproduktion und Entzündungsaktivität günstig beeinflussen. Der Verzicht auf die klassische Zivilisationskost mit Weißmehl, Zucker, großen Milchmengen und Transfetten ist ein erster Schritt. Essen Sie stattdessen viel Gemüse, Vollkorn, Nüsse und Fisch(öl) mit den so wichtigen Omega-3-Fettsäuren. Auch antientzündliche Darmbakterien, die man als Probiotika einnehmen oder über eine ballaststoffreiche Kost im eigenen Darm anzüchten kann, verhelfen zu einer deutlich gesünderen, pickelfreien Haut.

5 LEBENSABSCHNITTSPARTNER

ERWACHSENENHAUT

Auch Erwachsene haben manchmal Pickel. Neben den Hormonen und der Ernährung gibt es weitere ganz wesentliche Pickelgründe, die Sie vielleicht schon an sich selbst beobachten konnten: Wer Stress hat, schüttet ein entsprechendes Stresshormon aus, das in den Talgdrüsen die Fettproduktion und die Entzündungsaktivität hochfahren lässt. Neben den Pubertätshormonen verursachen eine ungeeignete Antibabypille oder die Hormonspirale oftmals Akne, da das enthaltene Gelbkörperhormon teilweise eine männliche Hormonwirkung entfalten kann.

Aber auch wer einfach nur dauernd zu fette Sonnencreme, Tagescreme, Kosmetik, Pomade oder Haarwachs verwendet, verstopft sich die Poren und behindert den Fettabfluss. Das Fett staut sich ganz besonders, wenn das verwendete Produkt Mineralölfette enthält, wie Paraffine oder Silikonöle. Diese sogenannte Kosmetikakne lässt sich vermeiden, wenn man den ganzen Kram einfach in den Müll schmeißt. Man sollte sich bei Akneneigung immer nur mit sogenannten »nicht komedogenen«, also »nicht Mitesser fördernden« Produkten eindecken.

Auch die Verteilung der Pickel auf der Haut erzählt etwas über mögliche Ursachen. Viele Mitesser in der T-Zone, also Stirn und Nase, sind typische Pubertätserscheinungen. An Wangen und Hals treten Pickel eher bei erwachsenen Frauen auf. Sie sind tief und schmerzhaft. Oft verschlechtert sich die Haut kurz vor dem Eisprung und besonders vor der Periode, da hier das pickelfördernde Gelbkörperhormon am aktivsten ist und vor der Menstruation auch noch der Spiegel des Antipickel-und-schöne-Haut-Hormons Östrogen absinkt. Sitzen Pickel eher auf den Rundungen der Gesichtshaut, wie den Wangen, der Stirn oder Nase oder Kinn, dann handelt es sich eher um eine *Rosazea*. Wichtigster Unterschied zur

Akne ist, dass man bei Rosazea keine Mitesser findet. Rosazea tritt erst im Erwachsenenalter auf, meist bei Menschen eines hellen Hauttyps; die Haut ist leicht reizbar und neigt zu erweiterten Äderchen und Pickeln. Häufig leiden die Betroffenen unter Augen- und Magen-Darm-Problemen.

Sind die Pickel eher klein und zart juckend, mit Wasser gefüllt und ohne Talg, lassen sie einen hautfarbenen Saum rund um die Lippen frei und betreffen eher die Kinnregion, Nasenlippenfalte oder das Augenlid, dann handelt es sich am ehesten um die sogenannte Stewardessen-Krankheit. Das ist eine Überfeuchtung und Aufquellung der Poren, die hervorgerufen wird durch zu viel Kosmetik (wie bei Stewardessen, die sich viel schminken und gegen die trockene Kabinenluft mit zu viel Feuchtigkeitscremes schützen wollen) oder durch die Anwendung einer Kortisoncreme im Gesicht. Ein Synonym für Stewardessen-Krankheit ist *periorale Dermatitis,* also »Hautentzündung um den Mund«.

Dass sie sprunghaft zugenommen hat, daran ist auch das neue HD-Fernsehen schuld. Weil es jedes Nasenhaar, jede Falte und jede Pore gnadenlos zeigt, werden Film- und Fernsehschaffende mit neuen Make-ups zugekleistert, bevor sie vor die Kamera treten. Und die sind leider reich an porenverstopfenden Silikonölen. Das bringt die »Stewardessen«-Krankheit bei Moderatorinnen und Schauspielerinnen zum Blühen und treibt die Betroffenen scharenweise in die Arztpraxen. Aus dieser Branche werden inzwischen auch die ersten männlichen Opfer angespült.

Im Liegen schön

Kaum hat sich unsere Haut nach der Pubertät beruhigt, beginnt auch schon das Altern. Na ja, eigentlich altern wir vom ersten Tag unseres Lebens an, was aber erst mit Mitte dreißig sichtbar wird, in

5 LEBENSABSCHNITTSPARTNER

manchen Fällen auch schon früher. Nicht nur die Haut altert, sondern der gesamte Organismus, denn der Alterungsprozess ist genetisch programmiert. Wie schnell und massiv er sichtbar wird, darauf hat dann aber auch unser Lebenswandel einen extrem großen Einfluss. Vor allem auf die Hautalterung.

Der Hauptteil der Veränderungen in diesem Bereich vollzieht sich in der Lederhaut, im zweiten Untergeschoss also. Betroffen sind zum einen die Bindegewebszellen, die sogenannten Fibroblasten, die bunt verstreut in der Lederhaut liegen; zum anderen die von ihnen produzierten Bindegewebsfasern, die Kollagen bzw. Elastin genannt werden. Die Anordnung der Gewebefasern ähnelt einem Nylonstrumpf, den man gut langziehen kann.

Kollagen besteht aus störrischen Eiweißfäden, die der Haut Stabilität und Zugfestigkeit verleihen. Das Elastin entspricht den elastischen Fasern bei Stretchklamotten und ermöglicht die Dehnfähigkeit der Haut. Elastische Fasern haben die stattliche Halbwertszeit eines Menschenlebens, also rund 70 Jahre; gebildet werden sie aber nur in den ersten Lebensjahren, neue gibt's nicht, was weg ist, ist weg.

Im Alter sinkt nicht nur die Zahl der Kollagenfasern und der elastischen Fasern ab, sondern auch die der Blutgefäße. Blutgefäße sind ebenfalls von elastischen Fasern umschlossen, und auch diese altern. Bestimmt haben Sie bei manchen mittelalten oder alten Menschen schon mal fasziniert auf die stark sichtbaren Adern an der Nase oder Wangenhaut geschaut: Blutgefäße, die sich vor »Altersschwäche« nicht mehr komplett zusammenziehen können und als rote Äderchen durch die Haut scheinen.

Auch die Epidermiszellen brauchen nun für eine Erneuerung 50 statt 28 Tage. Wunden heilen langsamer, Nägel wachsen nicht mehr so schnell aus, was bedeutet, dass man an Nagelpilz erkrankte ältere Patienten bis zu einem Jahr durchbehandeln muss, bis sich ihre Nägel einmal komplett erneuert haben. Die einst üppige Matte auf dem Kopf lichtet sich, bei Frauen durch den Rückgang des Östrogens in der Menopause, bei Männern durch die Dauereinwirkung des Testosterons.

Ein saftiges, junges Gesicht ohne Kanten und Furchen erhält seine Lieblichkeit durch die Fettpolster der Unterhaut. Wenn das die vom Abnehmwahn geplagten jungen Menschen ahnen würden – es ist das Fett, das hier Jugend und Schönheit bewirkt! Die Fettpolster im Gesicht liegen wohl verpackt in Bindegewebskammern. Leider leiert auch dieses Bindegewebe im Laufe des Lebens aus, und die Fettpolster sacken entsprechend der Erdanziehungskraft im Stehen Richtung Boden. Plötzlich entwickeln sich Hohl-

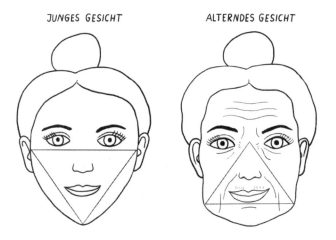

DAS DREIECK DREHT SICH MIT DEN JAHREN

JUNGES GESICHT   ALTERNDES GESICHT

wangen oder Hohlaugen. Man sieht im Vergleich zur jüngeren Version des eigenen Selbst ausgezehrter, saftloser oder auch müder aus. Das Gesicht wird in der Jugend eher mit einem auf der Spitze

5 LEBENSABSCHNITTSPARTNER

stehenden Dreieck verglichen, das sich im Laufe der Jahrzehnte umdreht.

Übergewicht schützt nur bis zu einem gewissen Grad vor diesen Veränderungen. Bei viel Hautfett sacken eben einfach etwas fettere Taschen ab. Aber dem Absacken an sich entgeht niemand.

Diejenigen, die im Bereich der Tränenrinne doch keine Hohlaugen entwickeln, haben stattdessen vielleicht das Vergnügen von Tränensäcken. Auch dies ist eine typische Alterserscheinung.

Man muss sich das Bindegewebe wie ein dichtgewebtes festes Fischernetz vorstellen, das in der Jugend alle Hautschichten kompakt hält und straff an den Gesichtsschädel anpresst. Wenn dieses Fischernetz jedoch ausleiert, dann rutscht eben alles ein Stockwerk tiefer, beult sich und beginnt zu hängen oder sogar zu baumeln, wie häufig in der Kinnregion.

Dass unser Bindegewebe so ausleiert, liegt einerseits an der nachlassenden Produktion von Sexualhormonen, andererseits an der verringerten Ausschüttung von Wachstumshormonen und schließlich an den schädlichen Einflüssen, denen man im Leben ausgesetzt ist. Solche Alterungsbeschleuniger sind freie Radikale, die das Gewebe, Eiweißstrukturen, Zucker- und Fettmoleküle und das Erbgut in den Zellen schädigen. Einen Teil kann der Körper mit Enzymen und Vitaminen, die diese Radikale neutralisieren können, ausbügeln. Wenn allerdings ständig UV-Strahlung und Zigarettenrauchen dazwischenfunken, wird dieses feine Reparatursystem empfindlich gestört. Die freien Radikale aktivieren dann Enzyme, die das Kollagen abbauen, das Bindegewebe spröde machen und die Bildung von frischem Material behindern.

Ja, mit dem Altern ist das so eine Sache, vor allem eine Einstellungssache. Am besten, wir schalten die Gravitation aus, legen uns auf den Rücken und lächeln – dann sind alle Hängepartien weg –, und wir bleiben sehr lange alle noch Liegeschönheiten.

Die Erwachsenenhaut muss sich oft auch mit den Folgen des Rasierens herumquälen. Nicht wenige Frauen und Männer neigen zu Rasierpickelchen. Das sind Minientzündungen durch Hauterreger. Sie gelangen durch Mikroverletzungen beim Rasieren in die Epidermis. Alte Klingen sind besonders schlimm, Nassrasierer sind aggressiver als Trockenrasierer. Neben Nickel aus minderwertigen Metallklingen können auch Rasierschaum, Rasierwasser und der Pflegestreifen an Einwegrasierern zu Reizungen und Kontaktallergien führen.

Wer empfindlich ist, kann sich entweder die Haare stehen lassen, dauerhafte Laserepilation durchführen oder die ebenfalls manchmal ganz schön reizende Waxing-Prozedur über sich ergehen lassen. Die Hautärztin rät bei Problemhaut im Bartbereich zur Desinfektion der hoffentlich immer scharfen Klingen oder besser noch zur Trockenrasur. Gut sind antiseptische Lösungen für vorher und nachher und leichte antibakterielle Schaumgleitcreme (etwa Triclosan 1% in Linimentum aquosum), vom Apotheker angemischt als sanfter Rasierschaumersatz. Alkoholische Lösungen und Duftwässer sind bei Sensibelchen dagegen tabu.

ALTE HAUT

Die Haut im Alter ist bunt und scheckig. An den ständig der Sonne ausgesetzten Arealen wie Gesicht, Dekolleté, Handrücken und Armen ist sie von weißen und braunen Flecken übersät. Man erkennt oft zahllose erweiterte rote Äderchen. Weitere äußere Erscheinungsformen der Altershaut sind trockene Hautpartien, schlaffe Runzeln sowie allgemein eine dünne, brüchige, manchmal zu Blutungen neigende Haut.

Auch stellen die Talgdrüsen im Alter ihre Aktivität ein oder

5 LEBENSABSCHNITTSPARTNER

fahren sie zumindest massiv herunter. Enthält die Haut weniger Fett, reduziert sich auch die Leistungsfähigkeit der Hautbarriere, das Wasserbindungsvermögen lässt ebenfalls nach. Auch die körpereigenen Feuchthaltefaktoren, wie Hyaluronsäure, reduzieren sich dramatisch. Die Haut verliert an Festigkeit, Elastizität, Saftigkeit und Feuchtigkeit, die Konturen verschwimmen. Sie wird, wie die Werbung es nennt, »anspruchsvoller«, worauf die Kosmetikindustrie mit Cremes für »reife Haut« reagiert. Diese Cremes sind im Schnitt etwas fetter, plustern die Hornschicht für ein paar Stunden etwas auf, aber verjüngen natürlich genauso wenig wie Anti-Aging-Cremes in anderen Lebensphasen. Die Faltenfasern liegen nach wie vor unbeeindruckt und gelangweilt schlaff im zweiten Untergeschoss.

Vor allem in Frauen hat die Industrie treue Kunden, da Frauen die Hautalterung als besonders dramatisch empfinden. Das hat nicht nur etwas mit überkritischer Selbstwahrnehmung zu tun, sondern hängt mit der Menopause zusammen. Der Östrogenspiegel sinkt in dieser Zeit sehr rasch auf ultraniedrige Werte ab. In den ersten fünf Jahren dieses Lebensabschnitts schrumpft der Kollagengehalt der weiblichen Haut um bis zu 30 Prozent.

Ganz schön ungerecht scheint es, dass Männer vom Hormonabfall lange verschont bleiben. Männer, die sportlich und schlank sind, können ihren Testosteronspiegel über eine lange Zeitspanne aufrechterhalten; wenn er aber doch absinkt, legen sie an Fett zu, bekommen oft einen dicken Bauch bei gleichzeitig dünnen Beinen. Manchmal verfetten alte Männer nicht nur am Bauch, sondern auch am Schamberg, die Hormonumstellung kann dann zu einer echten oder optischen Penisverkürzung und dem Wachstum von Brustdrüsengewebe führen.

Durch den Abbau von Bindegewebe vergrößern sich die Gesichtsporen, daneben beginnen einige Talgdrüsen zu wuchern. Gerade Männer neigen zu gutartigen Talgdrüsenkugeln im Gesicht, aber auch zu Knollennase mit dicken rötlich blauen Adern an den Nasenseiten. In der verdickten Haut des männlichen Nackens sieht man zudem häufig rauten- oder rhombenförmige Linien, die man »Landmannshaut« nennt oder dermatologisch *Cutis rhomboidalis nuchae*.

Vor Sonnenschäden sind Männer ebenfalls nicht gefeit. Die Folge sind Riesenmitesser oder ein scheckiges, braun-weiß-rotes Hautbild am Hals, genau da, wo in der Jugend ab und zu mal ein blau-roter Knutschfleck zu finden war. Dieses Fleckchen unterhalb der Ohren wird beim Eincremen meist sträflich vernachlässigt. Bei Frauen mit langen Haaren ist diese Region etwas besser abgeschirmt, doch bei jemandem mit kurzen Haaren haben die Sonnenstrahlen freie Bahn. Schauen Sie sich die Männer über 50 mal genauer an: Ich bin sicher, sie werden fündig und beim einen oder anderen *Erythrosis interfollicularis colli* (»Rötung zwischen den Poren am Hals«) entdecken.

Falten sind einerseits Folge mangelnder Elastizität und des Abbaus von Fett, aber auch der Mimik, die eine unheilige Allianz mit der verminderten Rücksprungkraft alternder Haut eingeht. Mimische Muskeln sind jene Muskeln, mit deren Hilfe wir unserem Gesicht einen emotionalen Ausdruck verleihen können – von grimmig über verschmitzt, traurig bis hoch erfreut. Je weniger Rücksprungkraft die Haut hat, desto intensiver sind die mimischen Falten zu sehen. Genau dagegen verwendet man Botox, falls man das möchte. Und übrigens – leider hilft nicht mal viel trinken gegen das Altern. Wer ausreichend trinkt, erhöht nur die Saftigkeit im Gewebe, die Qualität der Fasern und ihre Sprungkraft bleiben unverändert schlapp. Kaum kommt der Durst, schrumpelt es daher gleich auch wieder.

Alte Menschen neigen, auch weil ihr Immunsystem nicht mehr

auf Zack ist, häufiger zu Infektionskrankheiten wie Gürtelrose, Fuß- und Nagelpilz. Die Durchblutung gerade an den zentrumsfernen Händen und Füßen ist vermindert, Krampfadern, die über Jahre unbehandelt geblieben sind, können zu offenem Bein führen.

Hals, Achseln und Rumpf älterer Menschen werden von Gewächsen aller Art bevölkert, von baumelnden und festsitzenden Anhängseln, von »senilen Blutschwämmchen« und »Alterswarzen«. Ab und zu treten auch Hautkrebse auf oder deren Vorstufen, besonders gern auf den Sonnenterrassen des Körpers (Gesicht, Dekolleté).

Wären da nicht noch viele schöne Aspekte des Alterns, etwa dass man weise geworden ist, dass man sich Lebensfreude bewahrt hat, dass man viel erlebt hat und hoffentlich auch weiter erlebt, dass man Menschen hat, die man liebt und die einen zurücklieben – wenn das alles nicht wäre, tja, dann könnte man wirklich dazu verleitet sein, das Altern als einen schwierigen oder mitunter frustrierenden Prozess zu bezeichnen.

6 SOMMER, SONNE, SONNENBRAND: DIE HAUT UND DAS LICHT

Sonne und Flecken gehören zusammen wie Licht und Schatten.

Nicht umsonst heißen die hellbraunen fröhlichen Spritzer, die die Sonne ins Gesicht zaubert und die im Winter verblassen, Sommersprossen. Diese Melaninfarbtupfer hat die Natur in der Babyzellschicht unseres ersten Untergeschosses, der Oberhaut, verstreut. Meist stehen sie für eine erhöhte Sonnenempfindlichkeit, wobei die Pigmentzellen, die Melanozyten, in Größe, Form und Zahl unverändert bleiben. Sie sind bereits da, treten bei starker Sonneneinstrahlung lediglich stärker »ans Licht«.

Die Meinungen in puncto Schönheit gehen beim Thema Sommersprossen auseinander. Die einen sind verschossen in ihre Sommersprossen, die anderen mögen sie überhaupt nicht und lassen sie mit allerlei schmerzhaften Lasermethoden wegschießen. Gleiches gilt für andere Punkte und Flecken, die die Haut hervorbringen kann. Altersflecken beispielsweise installiert die sonnengeschädigte Haut als eine Art Stoppschild gegen weitere UV-Einstrahlung – sie prangen deutlich sichtbar sommers wie winters auf Hautarealen, die von der Sonne am stärksten malträtiert werden. Man sollte sie daher auch in »Sonnenflecken« umbenennen. In diesen Stoppschildflecken sind die Melanozyten vergrößert. Kein Wunder, müssen sie doch permanent und in hohen Dosen Melanin herausschießen. Und damit signalisieren sie uns sehr deutlich, dass sie weitere Sonneneinstrahlung einfach nicht mehr hinnehmen wollen. Die Frage ist nur, ob wir uns davon beeindrucken lassen und fortan zu Sonnencreme und Hut greifen.

6 DIE HAUT UND DAS LICHT

Die dritte Sorte brauner Flecken sind Leberflecken. Sie sind angeborene oder im Laufe des Lebens erworbene Nester von Melanozyten, die in der Oberhaut, der Lederhaut oder in der Grenzzone zwischen den beiden Schichten liegen. Bei ihnen handelt es sich um gutartige Pigmentzelltumoren. Manche Menschen haben sehr viele Punkte, wie Marienkäfer, bei anderen findet sich kaum einer. Leberflecken heißen übrigens so, weil ihre braune Farbe an die der Leber erinnert. Sonneneinstrahlung fördert die Entartung von Leberflecken. Daher verbringen Hautärzte auch den größten Teil ihres Tages damit, sorgenvoll die Leberflecken ihrer Patienten anzugucken.

Die meisten Menschen haben höchstens 30 bis 40 Leberflecken, 15 Prozent kommen aber auf mehr als 100. Bis zum Alter von 30 Jahren kommen sie aus der Tiefe der Haut hervor, ab 50 Jahren verziehen sie sich oftmals auch wieder zurück nach unten. Warum es überhaupt Leberflecken gibt, ist bisher völlig unbekannt. Zum Trost aller, die sehr lange benötigen, um ihre Leberflecken zu zählen, entdeckten britische Forscher, dass sowohl die Hautalterung als auch »Vergreisungserscheinungen« wie die Osteoporose bei den »Gepunkteten« viel später eintreten als bei den »Makellosen«, jenen Menschen mit sehr wenigen Flecken.

Der Grund liegt in den Endstücken der Chromosomen, den sogenannten Telomeren. Die Chromosomen tragen unser Erbgut in aufgewickelter Form, wobei die Telomere die Enden der Chromosomen wie Kappen schützen. Sie werden im Alterungsprozess Schritt für Schritt verbraucht, bis sich die Zellen nicht mehr teilen oder absterben. Große Telomer-Reserven und daher ein größeres Reservoir für mehr jugendliche Langlebigkeit hat man dagegen bei Menschen mit vielen Leberflecken entdeckt.

WARUM WIR LICHT BRAUCHEN UND WAS DIE HAUT DAMIT MACHT

Auch wenn zu viel Sonne für uns schädlich ist, braucht unser Organismus Licht aus vielerlei Gründen. Wenn wir von Licht sprechen, dann meinen wir Sonnenlicht, Feuer, elektrische Leuchtmittel oder fluoreszierende Substanzen. Das Lieblingslicht des Menschen ist eindeutig das Sonnenlicht. Es ist eine Ansammlung von vielen unterschiedlichen Strahlen, die wir kostenlos im Bündel bekommen. Strahlen, die wir teilweise nicht einmal sehen können, die aber dennoch Einfluss auf uns nehmen. Ihre Auswirkungen auf unseren Organismus sind teilweise positiv, teilweise negativ.

Sichtbares Licht und seine unsichtbaren Begleitstrahlen nennen die Physiker völlig unromantisch »elektromagnetische Wellen«. Während Alternativheiler und Esoteriker schon beim Wechsel der Lichtfarbe verzückt Energien und kosmische Schwingungen spüren, berechnen Physiker Schwingungen und analysieren in Wellen daherkommende Teilchen. Sie wollen wissen, welche Wellenlänge das Licht hat.

Elektromagnetische Wellen entstehen durch rasende kleine Energiepartikel, die Photonen. Das für das menschliche Auge sichtbare Licht umfasst die Regenbogenfarben vom kurzwelligen Lilablau bis hin zum langwelligen Rot. Kurzwellig bedeutet, dass die kleinen Energiepakete in kurzen Richtungswechseln durch die Luft knattern, sehr hart powern und sehr aggressiv sind. Langwellig heißt, dass die kleinen Photonen in längeren, schwungvollen Wellen fliegen, dafür jedoch nicht ganz so aggressiv und hart sind und somit etwas sanfter zu unserem Organismus.

Jenseits des sichtbaren Lichts schließen sich andere Wellenlän-

KURZE UND LANGE ELEKTROMAGNETISCHE WELLEN

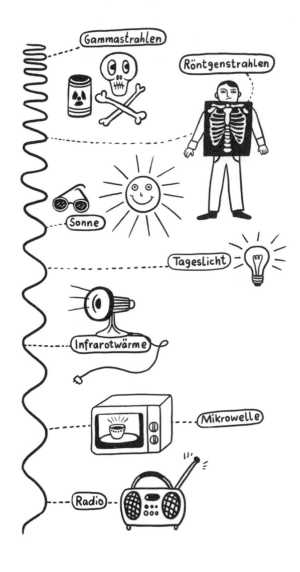

gen an. Am langwelligen Ende folgt die Wärme- oder Infrarotstrahlung. Sie ist das, was wir in der Sonne als wohlig wärmend empfinden. Diese Wärmestrahlung gilt eigentlich als harmlos. Aber nur eigentlich. Denn genau der an das rote Licht angrenzende Infrarot-A-Anteil soll im Gewebe eines Menschen die Hautalterung fördern. Die Industrie hat auf diese beunruhigenden Erkenntnisse auch schon reagiert und versucht, dem mittels Spezialzusätzen in Sonnencremes gerecht zu werden.

Auf der kurzwelligen Seite des sichtbaren Lichtes schließt sich die UV-Strahlung an, die die Hautärzte so sehr fürchten. Die Sonne schickt zunächst die etwas langwelligere UV-A-Strahlung, dann die kurzwelligere und damit auch radikal aggressivere UV-B-Strahlung und zuletzt die extrem gefährliche UV-C-Strahlung. Die erreicht aber als einzige die Erdoberfläche nicht, weil Ozonschicht und der Luftsauerstoff UV-C abfangen. Zumindest solange die Ozonschicht nicht massiv zerlöchert ist. Schon jetzt sorgen Ozonlöcher dafür, dass zu viel aggressive UV-Strahlung zur Erdoberfläche durchkommt, was in Australien zu einem dramatischen Anstieg von Hautkrebserkrankungen führt.

Je kurzwelliger die elektromagnetische Strahlung ist, desto gefährlicher wird es für unseren Körper. Radiowellen oder das sichtbare Licht sind noch völlig harmlos, aber kürzere Wellen verursachen Falten, Krebs, und noch kürzere Wellen, wie Gamma-Strahlen, sind für uns tödlich.

Das Tageslicht ist eine Mischung aus vielen Wellenlängen. Wir nehmen es mit unseren Augen, unserer Haut und unserem Nervensystem auf. In unserem Körper entfaltet es seine Wirkung. Lichtfarbe und Lichtpunkte schaffen Atmosphäre, sie beeinflussen je nach Helligkeit und Farbton unsere Stimmung – von romantisch bis energiegeladen. Lichtmangel hingegen macht müde, unkonzentriert oder depressiv. Sowohl die positiven als auch die eher

6 DIE HAUT UND DAS LICHT

düsteren Auswirkungen von Licht und Lichtmangel sind neurophysiologisch erklärbar.

Schönheitsschlaf, Frühlingsgefühle und Haut-Heroin

Licht steuert unseren Tag-Nacht-Rhythmus durch die Regulation des Hormons Melatonin. In der Dunkelheit steigt der Melatoninspiegel an, bei Tageslicht fällt er wieder ab.

Melatonin ist ein echter Allrounder – ein wirksames Schlafhormon, da es müde macht und das Einschlafen fördert. Außerdem ist es ein Antioxidans, also ein Antikrebs- und Antialterungsfaktor und ganz nebenbei ein effektives Haarwuchsmittel. Es entsteht abends, wenn es dunkel wird, aus der Vorstufe Serotonin und repariert, während wir schlafen, zusammen mit anderen fleißigen Kollegen vom Erbgut-Reparaturservice Sonnenschäden in der Haut. Leider ist der Reparaturservice kein Fünf-Sterne-Zauberservice, sonst gäbe es keinen Hautkrebs, und Falten würden auch länger auf sich warten lassen. Aber ohne diesen »Schönheitsschlaf« würden wir noch viel älter aussehen …

Melatonin stimuliert das Immunsystem und hilft, Hautkrebs einzudämmen. Wer Stress hat, zu wenig schläft oder dies gar bei Licht tut, hat zu wenig Melatonin im Blut, ist trauriger und altert daher schneller. Im Winter leiden viele Menschen an Müdigkeit und depressiven Störungen. Das wiederum liegt an zu viel Melatonin. In den lichtarmen Monaten wird das Schlafhormon tagsüber nicht ausreichend abgebaut. Man fühlt sich schlapp und antriebsarm, so als wäre es noch ein bisschen Nacht. Damit es uns gutgeht, brauchen wir aber nachts Melatonin und tagsüber Serotonin.

Bei Helligkeit, besonders im Sommer (und übrigens auch beim Sport), wird viel Serotonin gebildet. Es ist ein wirksames Antidepressivum und sozusagen der Baustofflieferant für Melatonin.

Sie merken schon, wie wichtig das Zusammenspiel von Dunkelheit, Schlaf und Tageslicht für die Balance der Hormone Melatonin und Serotonin und damit für ein ausgeglichenes und glückliches Ich ist. Frühlingsgefühle und Paarungswilligkeit sind zumindest im Tierreich eng an das Abfallen des Melatoninspiegels bei mehr Sonnenstunden am Tag geknüpft.

Neueste Studien zeigen, dass Sonnenlicht direkt in der Haut die Herstellung und den Stoffwechsel von Serotonin und Melatonin beeinflusst. Melatonin wird in Hautzellen – den Keratinozyten, den Pigmentzellen und den Bindegewebszellen – hergestellt und verstoffwechselt. Außerdem arbeitet es auch gleich vor Ort als Genwächter. Es schützt die Erbsubstanz und die Eiweißstrukturen, aus denen die Haut aufgebaut ist, und das gleich auf zwei Etagen unserer Tiefgarage: in der Oberhaut und in der Lederhaut. Den Job erledigt Melatonin effektiver als die Vitamine E und C, denen man ein wirklich gutes Schutzpotenzial zuspricht. Wie man sich diese Erkenntnisse in Form von Sonnenschutzcreme und zur Geweberegeneration in unserem Körper zunutze machen kann, wird aktuell erforscht. Gegen Haarausfall gibt es bereits eine wirksame Therapie, bei der Melatonin auf die Kopfhaut aufgetragen wird, um die Haarwurzeln zu stimulieren.

Sonnenlicht führt zu einem Anstieg von Serotonin. Es macht glücklich, was neben der Winterdepression bei Sonnenmangel auch die Sucht nach Sonnenbaden erklären könnte. Für extremes, zwanghaftes Bräunen gibt es sogar eine medizinische Diagnose: *Tanorexie* heißt die Sonnenbadesucht, zusammengesetzt aus dem englischen Begriff *tan* (für »Sonnenbräune«) und dem griechischen *orexie* (»Appetit«). Vergleichbar ist sie mit der Erkrankung Anorexie, bei der sich Betroffene immer als zu dick empfinden, auch wenn sie schon komplett abgemagert sind und hungern. Wer an Tanorexie leidet, findet sich dementsprechend immer zu blass, obwohl die Hautfarbe längst der eines Grillhähnchens ähnelt.

Viel zu oft treibt es die süchtigen Bräunungsjünger und -nixen in die Solarien oder in die Sonne. Man nimmt an, dass diese Sucht einerseits durch die Produktion des Wonnehormons Serotonin erklärbar ist, andererseits aber auch mit einer psychischen Wahrnehmungsstörung hinsichtlich des eigenen Körpers zu tun hat. Forscher haben zudem ein weiteres echtes »Suchthormon« gefunden, das bei Sonnenbaden in der Haut ausgeschüttet wird: Beta-Endorphin, das wie ein heroinartiges Opiat wirkt. Es macht abhängig und bekämpft Schmerzen.

Hautzellen bilden unter UV-Strahlung das Hormon *Proopiomelanocortin*. Aus ihm entsteht das Melanozyten-stimulierende Hormon, das die Bräunung der Haut veranlasst. Ein Nebenprodukt dieses Prozesses ist Beta-Endorphin. Seine genaue Funktion in der Haut ist unbekannt. Aber da das Beta-Endorphin Suchtverhalten auslöst, könnte sich die Natur gedacht haben, dass man mit Sonnensucht letztlich die Versorgung mit einem wichtigen Vitamin sicherstellen kann, das in der Haut unter UV-Einfluss gebildet wird: Vitamin D.

Vitamin D

Jeder weiß, dass man mit Hilfe der Sonne in der Haut Vitamin D selbst bildet. Für viele ist das ein Argument, auf Sonnencreme lieber zu verzichten aus Sorge, dass durch die abgeblockten UV-B-Strahlen die Vitamin-D-Bildung in ihrer Haut nicht mehr ausreichend stattfinden könnte.

Neben der Sonne existiert glücklicherweise eine zweite bedeutende Quelle für Vitamin D. Es ist einfach zu wichtig für den Menschen, also hat sich die Natur zwei Wege geschaffen, um an diesen notwendigen Stoff heranzukommen: Wir können Vitamin D auch über die Nahrung aufnehmen. Besonders hohe Konzentrationen finden sich in fettem Fisch wie Lachs, Hering, Thunfisch, Sardinen, Aal und im Lebertran. Deutlich weniger in Rinderleber, Eigelb und einigen Speisepilzen. Die Tatsache, dass wir Vitamin D aus Vorstufen selbst herstellen können, macht es eher zu einem Hormon als zu einem Vitamin.

Dass Vitamin D einen gewaltigen Einfluss auf unsere Gesamtgesundheit hat, erkennt man auch daran, dass Fachärzte aller Disziplinen ganze Kongresse zu diesem Thema abhalten. Alle postulieren, wie wichtig Vitamin D gerade für jenes Organ oder System ist, mit dem sie sich von Berufs wegen beschäftigen. Psychiater berichten, dass es als Antidepressivum wirkt, Frühjahrsmüdigkeit und Winterdepression zu beheben hilft und Schlafstörungen reduziert; Immunologen preisen die Verbesserung der körpereigenen Abwehr durch Vitamin D, und Gynäkologen weisen seit Jahren darauf hin, wie wichtig es gegen Osteoporose ist.

Mittlerweile fallen auch die Sportmediziner in diese Lobeshymne ein: Der ganze Bewegungsapparat – Knochen, Gelenke und Muskeln – profitiert, Fitness und Leistungsfähigkeit steigen, Gelenkbeschwerden nehmen ab. Internisten, Onkologen und Neurologen wollen da nicht zurückstehen und vermelden positive Signale bei Vorbeugung und Therapie von Herz-Kreislauf-Erkrankungen, Schlaganfall, Lymphomen und anderen Krebsarten, Autoimmunerkrankungen und Diabetes mellitus. Erfolgreich wird es bei multipler Sklerose, für einen gesunden Leberstoffwechsel, bei Lungenkrankheiten und in der Schmerztherapie verordnet. Wir Dermatologen schließlich beobachten im Zusammenhang mit Vitamin D Vorteile bei der Prävention von schwarzem und weißem Hautkrebs, Linderung bei Haarausfall, Besserung von Hautinfekten und Schuppenflechte.

6 DIE HAUT UND DAS LICHT

Beim Thema Vitamin D sind sich die »Eminenz«-basierte Medizin, die nur auf der Erfahrung der täglich im Einsatz wirkenden Ärzte beruht, und die »Evidenz«-basierte Medizin, die auf soliden Studien gründet, einig wie selten. Dennoch wird rund um das Sonnenvitamin immer noch gestritten. In erster Linie geht es da aber weniger um den mittlerweile eindeutig belegten Nutzen, sondern um die richtige Empfehlung, was die tägliche Zufuhr angeht. Das Bundesinstitut für Risikobewertung berichtet, dass mindestens 60 Prozent der Bevölkerung die wünschenswerte Blutkonzentration an 25-Hydroxyvitamin D nicht erreichen. Geht man davon aus, dass der Trend in Richtung einer noch höheren Sollkonzentration im Blut geht, dürften noch mehr Menschen von einem Vitamin-D-Mangel betroffen sein. Fakt ist, dass gerade im Winter bei fehlender Sonne die Vitamin-D-Speicher geleert werden. Fakt ist auch, dass Frauen, die sich aus religiösen Gründen vollverschleiern müssen, selbst in Ländern mit Wüsten- und Äquatorsonne zu massivem Vitamin-D-Mangel und schwerer Osteoporose neigen.

Zur Rolle des so wichtigen Sonnenlichts noch ein paar Infos: Nur die UV-B-Strahlung kann die Vitamin-D-Bildung in der Haut anstoßen. Die UV-A-Strahlung kann das nicht. Ein Besuch im Solarium, wo vor allem UV-A abgestrahlt wird, ist für die Vitamin-D-Bildung also sinnlos. Und was ist nun mit der Sonnencreme?

In einigen Untersuchungen wurde nachgewiesen, dass bei Probanden trotz Sonnencremeverwendung kein Abfall des Vitamin-D-Spiegels im Blut erfolgte, was eigentlich eine gute Nachricht ist. Das Ergebnis könnte aber auch dadurch zustande gekommen sein, dass die Sonnencreme einfach nicht immer ausreichend dick aufgetragen wurde, Hautareale ganz ausgelassen wurden oder ein Nachcremen versäumt worden war, so dass UV-B-Strahlen immer noch an genügend Stellen in ausreichend hohen Dosen durchkommen konnten und der vorhandene Vitamin-D-Spiegel dadurch stabil bleiben konnte.

Ob mit oder ohne Sonnencreme, die meisten von uns haben entsprechend der aktuellen Empfehlungen aber dennoch einen zu niedrigen Vitamin-D-Spiegel, selbst im Sommer und selbst Menschen, die regelmäßig draußen sind, wie Tennislehrer, Gärtner und Segler. Das ist dann eher eine schlechte Nachricht.

Es lohnt sich, den Vitamin-D-Spiegel im Blut beim Arzt messen zu lassen. Je nach Level können notfalls Nahrungsergänzungsmittel eingesetzt werden, was sogar von der Deutschen Gesellschaft für Ernährung empfohlen wird, und zwar für Kinder ab dem Säuglingsalter und Erwachsene gleichermaßen.

Die Alternative, um auf ausreichende Vitamin-D-Mengen zu kommen, wäre, den geschmacklich fragwürdigen Lebertran zu trinken oder jeden Morgen 400 Gramm fette Makrele zu verspeisen … Alternativ täten es auch 10 kg Briekäse oder Kalbsleber, rund 18 Eier, 20 Liter Vollmilch, 600 g Avocado oder 1 kg Speisepilze – täglich. Ärztlich verordnete Dosierungen von 400 Einheiten pro Tag bis zu 20 000 Einheiten alle paar Tage sind üblich. Zum Vergleich: Unter optimalen Bedingungen tankt man auch über ein Sonnenbad von 15

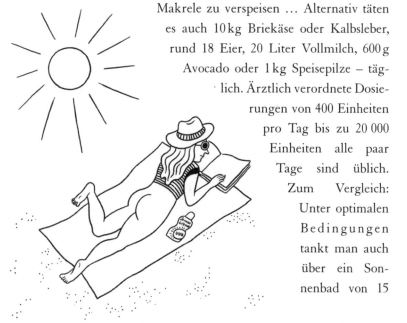

bis 30 Minuten rund 20 000 Einheiten Sonne. Die werden allerdings durch die Haut aufgenommen und nicht über den Magen-Darm-Trakt, was für den Stoffwechsel schon einen Unterschied macht.

Ein Kompromiss für Sonnencremekritiker: Schützen Sie wenigstens das empfindliche Gesicht, das zeitlebens beschienen wird, was zu einem gesteigerten Krebsrisiko führt, und halten Sie stattdessen Ihren nackten Bauch oder Po 15 Minuten in die Sonne. Bei etwas robusteren Hauttypen sind auch bis zu 30 Minuten drin, danach heißt es aufpassen, sonst drohen die ganz schlechten Nachrichten.

Aber bevor wir uns diesem unerfreulichen Thema zuwenden, noch kurz ein weiterer positiver Nutzen der Sonne für unsere Haut: Chronisch entzündliche Hauterkrankungen wie Schuppenflechte und Neurodermitis kann man mit Sonnenlicht lindern, da es die Immunabwehr der Haut ähnlich einer Kortisoncreme unterdrückt. Man nennt die Therapie mit Sonnenlicht »Heliotherapie«. In Israel, wo lupenreine UV-Strahlung vom wolkenlosen Himmel kommt, macht man sich das seit Jahrzehnten zunutze. In Verbindung mit Baden im stark salz- und mineralienhaltigen Wasser des Toten Meeres treten stark antientzündliche Hauteffekte auf.

DIE DUNKLE SEITE DER SONNE

Leider hat das Sonnenlicht auch Schattenseiten: Sonnenbrand, Falten, Flecken, Sonnenallergie. Die Unterdrückung des Immunsystems führt auch dazu, dass Infekte eher aufflammen. Die Sonne verschlimmert Mitesser, die Autoimmunerkrankung *Lupus erythematodes* (übersetzt: »roter Hautwolf«) und Rosazea (rote Äderchen und Pickelchen), löst Herpes, Bindehautentzündungen und grauen Star aus, sie sorgt für Netzhautschäden und Linsentrübung, und im schlimmsten Fall entsteht Hautkrebs.

Sonnenallergie und Mallorca-Akne

Gerade wer zu fettigen Pickeln neigt, sollte in der Apotheke beim Kauf einer Sonnencreme eine »nichtkomedogene« Sonnencreme verlangen. Das bedeutet »nicht Poren verstopfend« und damit nicht Pickel fördernd. Ein Mitesser kann durch zu fette Pflegeprodukte, die sich verschließend über die Poren legen, ausgelöst werden. UV-A-Strahlung wirkt ebenfalls Pickel fördernd. Dieses Krankheitsbild nennt man »Mallorca-Akne«, weil es eine Mischform aus Akne und Sonnenallergie ist. Ärzte nennen die Sonnenlichtunverträglichkeit »Licht-« oder »Photodermatose«.

Unter dem Begriff Sonnenallergie werden unerwünschte Reaktionen der Haut auf die Sonne zusammengefasst; meist reagiert sie mit juckenden roten Pickelchen und Bläschen oder flächiger Schwellung und brennender Entzündung. Die Ursachen dafür sind vielfältig: Ablagerungen von eingenommenen Medikamenten in der Haut, die im Zusammenspiel mit Sonnenlicht ungünstig reagieren und allergie- oder sonnenbrandartige Hautentzündungen hervorrufen. Auch an der Haut haftende Stoffe aus Körperpflegeprodukten und Sonnencremes mit Zusätzen wie Duft- oder Farbstoffen, Emulgatoren und Konservierungsmitteln können eine Sonnenallergie auslösen. Sogar chemische Lichtschutz-Filtersubstanzen können durch Sonnenstrahlen zerstört und zum Allergieauslöser werden. Es empfiehlt sich, geprüfte und eventuell sogar auf Allergiehaut abgestimmte Sonnencremes zu verwenden. Das A und O bei Sonnenallergie ist das Ausblenden der UV-A-Strahlung, die die juckenden Entzündungen hervorbringt. Die Körperpflege muss natürlich grundsätzlich allergenarm sein. Achtung also auch vor den feinen Duschgels und Bodylotions im Hotel. Das langsame, schrittweise Gewöhnen an die Sonne und eine erhöhte Zufuhr des orange färbenden Beta-Carotins ist zur Vorbeugung empfehlenswert.

Morbus Lederschuh

Unter heutigen Mitteleuropäern ist Bräune ein Statussymbol. Ein gebräunter Mensch gilt als sportlich, jung, gesund und fit. Wer wie ich seine Kindheit in den Siebzigern verbrachte, wird sich an Sonnenmilch mit Lichtschutzfaktor zwei oder vier erinnern. Später kamen dann verwegene acht dazu. Und wissen Sie noch? »Tiroler Nussöl«? Es versprach schnelle und tiefe Bräune. Ich erinnere mich auch noch gut an das dunkelbraun gegrillte »Piz Buin«-Modell, das irgendwann radikal mit Hilfe von Photoshop auf hellbeige entfärbt wurde, als man langsam zu ahnen begann, dass aggressives Bräunen fahrlässige Körperverletzung ist.

Bis zu diesem Umdenken war ein Sonnenbrand kein Beinbruch, denn wenn die Rötung erst einmal weg war, würde man danach ja schön braun, so das Credo. In Wirklichkeit ist schon der Ausdruck »gesunde Bräune« ein Widerspruch in sich. Die gibt es nämlich nicht. Jede Bräunung und Rötung der Haut ist eine verzweifelte Reaktion auf die schädigenden UV-Strahlen.

Heute kämpfen wir mit den Folgen des allzu sorglosen Sonnenkontakts. Mit einer Verzögerung von 20 bis 30 Jahren erhalten wir die Quittung und haben den höchsten Hautkrebsstand seit je – und die Zahlen nehmen weiter stetig und dramatisch zu.

Mindestens genauso kriminell für unsere Haut ist das Solarium. In der Regel schaut der Patient gelangweilt oder irritiert, wenn wir Dermatologen predigen, dass zu viel Sonne und Solarium

Hautkrebs verursachen. Der Blick schweift in die Ferne, die Gedanken sind vermutlich längst irgendwo in der Karibik. Die Aufmerksamkeit ist uns erst wieder sicher, wenn wir nachhaken: »Sie wissen schon, dass zu viel Sonne auch Falten macht und unschöne Altersflecken?« Ha! Schrecken, Entsetzen! Mit dieser kleinen Frage erreicht man die Patienten eher.

Haut, die lebenslang unter der Sonne oder den Röhren des Solariums geröstet wurde, verliert ihre Elastizität. Sie wird derb, ledrig, faltig und fleckig. Auch die Gefäße in der Haut können nicht mehr schmal und zusammengezogen ihrer Arbeit nachgehen, sondern liegen demotiviert und erweitert von außen als rote sichtbare Kabel in der Lederhaut herum. Sie sind wie Krampfadern an den Beinen und führen manchmal sogar zu Lymphstau mit einer Verdickung der Gesichtshaut. Dermatologen nennen das *aktinische Elastose,* was übersetzt »sonnenbedingte elastische Fasern-Ausleierung« bedeutet. Mit dem Begriff *Poikilodermie,* was mal wieder griechisch ist und »vielgestaltige, variable Haut« heißt, meinen wir »scheckige Haut«. Zusammengefasst könnte man UV-Strahlen-Schäden auch als »buntes Gesichts-Lederschuh-Syndrom« bezeichnen.

Ist die Haut einmal in diesem Stadium angelangt, kann man nur noch mit Laser, Skalpell, Ultraschall- und Lichttherapien (also mit viel Energie, Geduld, Geld und auch ein paar Schmerzen …) kleinere Renovierungsarbeiten leisten. Doch es ist nie zu spät, selbst die Reißleine zu ziehen. Wenn man es schafft, die schwer geschädigten Hautpartien vor weiterer Sonne zu schützen, gibt man dem eigenen Immunsystem die Chance, zumindest partiell sich entwickelnden Hautkrebsvorstufen entgegenzuwirken.

6 DIE HAUT UND DAS LICHT

HAUTKREBS

Aber was genau ist Hautkrebs eigentlich? Dass die Sonne unsere Haut verändert, ist nicht weiter ungewöhnlich. Leider sind nicht alle Flecken auf unserer Haut harmlos. Schuld daran sind die UV-A-, UV-B- und auch Infrarotstrahlen im Sonnenlicht.

Früher glaubte man, dass nur UV-B-Strahlung Hautkrebs auslösen könne, weil sie Verklebungen des Erbguts, der DNA, verursacht. UV-A-Strahlung sei hingegen dazu nicht in der Lage. Diese Annahme galt, bis man im Laborversuch haarlose Mäuse ins Solarium schickte. Dort wurden sie UV-A-Strahlung ausgesetzt – und sie bekamen Hautkrebs. Heute weiß man, dass auch UV-A massiv Hautkrebs verursacht, weil es die Tumorabwehr und das Immunsystem der Haut unterdrückt und damit die Möglichkeit zur körpereigenen Krebsbekämpfung hemmt. Erklärt wird das auch dadurch, dass hochreaktive Sauerstoffspezies freigesetzt werden: freie Radikale, die die Erbsubstanz schädigen.

UV-A dringt mit langen Wellen tief in die Haut ein. Unterwegs schlägt die Strahlung zwar weniger Erbgut kurz und klein als UV-B, aber sie sorgt für fiese schleichende Schäden. Entsetzliche Überdosen dieser gefährlichen Strahlung bekommt man übrigens im Solarium ab. Die Dosis ist um ein Vielfaches höher als im normalen Sonnenlicht.

Apropos Solarium: Noch ein Mythos muss weg, nämlich der, dass man sich mit dem Vorgrillen unter der Röhre irgendwie sinnvoll auf den Urlaub vorbereiten könne. Falsch! Der Besuch im Solarium hat keinerlei vorbeugende Wirkung gegen Sonnenbrand. Weil das hierbei gebildete Pigment minderwertig und flüchtig ist und keine schützende Epidermisverdickung eintritt. Darüber hinaus führt UV-A im Solarium auch nicht zu einem Vitamin-D-Anstieg.

Kurz: Rösten im Solarium ist vorsätzliche Körperverletzung. Aus dermatologischer Sicht gehören Solarien abgeschafft.

Infrarot-A-Strahlung gilt neuerdings ebenfalls als Gefahrenmarker und Risiko zugleich. Wem es in der Sonne heiß wird, sollte dies ernst nehmen und sich in den Schatten begeben. Die Natur hat sich viel dabei gedacht, Warnzeichen zu kreieren, die man nicht ignorieren sollte. Vor Infrarotstrahlung kann man sich mit Sonnencreme bisher nicht schützen; man kann lediglich Antioxidantien und Reparaturenzyme, erhältlich in manchen Apothekenprodukten, auf die Haut schmieren, die den Schaden zu

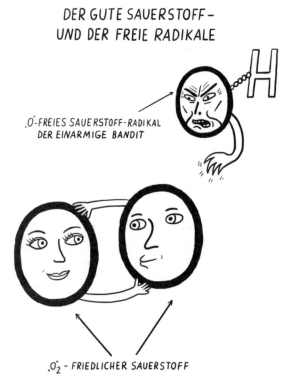

neutralisieren versuchen. Kleidung oder Schatten sind da deutlich wirksamer.

Die kurzwelligere UV-B-Strahlung dringt nur in die Epidermis und bleibt dann dort stecken, bevor sie ins zweite Untergeschoss vordringen könnte. Dort wütet sie aber massiv und verursacht Direktschäden im Bereich der Erbsubstanz. Wenn es dem körpereigenen Reparatursystem nicht gelingt, diese Schäden zu beseitigen, entsteht Hautkrebs.

»Freie Radikale« sind keine politische Vereinigung, sondern vielmehr überaktive aggressive Sauerstoffverbindungen. Sauerstoff als chemisches Element wird mit dem Symbol O bezeichnet. Sie kennen sicher die Summenformel O_2 für Sauerstoff. Sie steht für eine Verbindung zweier Sauerstoffatome, die zusammen das glückliche Doppelmolekül O_2 bilden. Um die Verbindung stabil zu halten, fassen sich die beiden Atome gegenseitig an den Ärmchen.

Bei Sonnenbrand, bei Rauchern, bei Alterungsvorgängen, beim Sport, bei Stress bilden sich allerdings immer wieder einzelne Sauerstoffradikale, die man als Sauerstoffeinzelgänger bezeichnen könnte. Mit ihrem freien Ärmchen sind sie immer aufdringlich auf der Suche nach Anschluss. Diesen finden sie leider oft am Gewebe oder am Erbgut, an das sie frech und übergriffig andocken. Diese unheilsame Liaison führt zur Schädigung des Gewebes mit vorzeitiger Hautalterung und fördert die Entstehung von Krebs.

Liebe rettet Leben!

Es ist nicht immer der Arzt, der einen Hautkrebs als Erster bemerkt. Ganz häufig ist es der liebende Partner oder die Partnerin, sofern man noch Augen für den Körper des anderen hat und bei der Liebe auch mal das Licht anlässt. Letztens kam ein Ehepaar zu mir in die Praxis, das wirklich vorbildlich vorbereitet war: Der

Mann hatte alle ihm verdächtig erscheinenden Punkte am Körper seiner Frau mit einem blauen Stift markiert. Der eine oder andere Fleck war eher ein erhabener Knubbel oder eine Hautbommel, die ihm beim Streicheln aufgefallen war, da er mit der Hand daran hängenblieb. Diese sind in der Regel absolut gutartig, man kann sie mit einem ärztlichen Scherenschnips leicht entfernen. Chirurgen machen sich manchmal auch den Spaß, diese Anhängsel mit einem chirurgischen Nähfaden abzubinden, so dass sie absterben und abfallen.

Die Hautkrebsvorsorge beim Dermatologen dient dazu, harmlose von weniger harmlosen Flecken zu unterscheiden. Vor allem werden Leberflecken herausgefiltert, die keine klar abgegrenzte Kontur und/oder ein scheckiges Muster haben und damit ein Risiko zur Entartung in sich bergen. Diese tickenden Zeitbomben nennt man *dysplastische* oder *atypische* Leberflecken. Entdeckt man sie, sollte ihre Entwicklung regelmäßig beobachtet werden, oder aber man schneidet sie gleich vorsorglich heraus.

Bei einer Vorsorgeuntersuchung muss sich der Patient komplett entkleiden, auch wenn viele dabei gerne ihre Socken anlassen. Aber: keine Diagnose durch die Hose – und keine durch die Socken! Also ganz ausziehen bitte! Als Hautarzt muss man einfach sämtliche Stellen des Körpers untersuchen: auch den behaarten Kopf, die Stellen hinter den Ohren, den Mund, die Augen, die Nägel, die Pofalte und den Genitalbereich. Selbst unter der Vorhaut kann ein entarteter Fleck lauern.

Weder als Arzt noch als Patient sollte man sich bei der Hautkrebsvorsorge von Scham bremsen lassen: Ich erinnere mich noch an eine Patientin während meiner Ausbildung, die mit schwarzem Hautkrebs ins Krankenhaus gekommen war. Der Krebs war dramatisch weit fortgeschritten, er hatte bereits metastasiert. Doch wo war der Ausgangstumor? Die Frau wurde mit allerlei aufwendigen Verfahren, darunter auch Computertomographie, untersucht. Den sogenannten Primärherd, also das Ur-Melanom, das die vielen lebensgefährlichen Tochterabsiedlungen gestreut hatte, fand niemand. Alle waren ratlos. Hatte sich der Primärherd aufgelöst? Oder war er im Körperinneren, etwa in den Lymphknoten, oder in der Aderhaut der Augen versteckt? Selten zwar, aber das gibt es.

Eines Tages beschloss der Stationsarzt, sich der Patientin noch einmal ausführlich zu widmen. Erneut betrachtete er den ganzen Körper – und dachte dabei endlich auch daran, unter der Unterhose nachzusehen. Siehe da, genau dort lag der Primärtumor. Wie hatte man das übersehen können? Offenbar hatte ein unerfahrener oder besonders »gschamiger« Arzt bei der Erstaufnahme der Patientin nicht darauf bestanden, dass sich die Frau komplett entkleidete. Man hätte den Tumor längst herausoperieren und sich einiges an Diagnostik sparen können, wenn man einfach auch mal unter dem Schlüpfer nachgeschaut hätte. Eine Computertomographie kann gefährliche Melanome an der Haut nicht finden, da diese mit ihrer Dicke von oft nur ein bis zwei Millimetern zu dünn für diese Technik sind. Da bedarf es schon des persönlichen ärztlichen Blicks.

Schwarz und weiß

Hautkrebs gibt es in zwei Varianten. Die meisten schwarzen Hautkrebse entwickeln sich aus Leberflecken. Vor der Pubertät sind Melanome sehr selten. In zehn bis 20 Prozent der Fälle entarten Melanozyten jedoch auf bisher komplett unveränderter Haut. Der schwarze Hautkrebs kann überall auf der Haut auftreten, auch an den Schleimhäuten und sogar in versteckten Regionen wie in Lymphknoten oder irgendwo anders im Körperinneren. Männer bekommen schwarzen Hautkrebs häufiger am oberen Rumpf,

Frauen dagegen eher im Gesicht und an den Unterschenkeln. Besonders gefährlich sind Melanome an den Fußsohlen, da sie oft unter Hornhaut versteckt sind, als »Schmutz« verkannt werden und ein hohes Metastasierungsrisiko haben.

Der weiße Hautkrebs umfasst das sogenannte *Basaliom* und das *Plattenepithelkarzinom*. Das Basaliom entsteht durch Entartung der Babyzellen in der Epidermis und der Haarwurzelscheiden, das Plattenepithelkarzinom durch Entartung der Stachelzellen, die ja die etwas reifere Zellschicht in der Epidermis bilden. Das Basaliom metastasiert so gut wie nie, gräbt sich aber tief in die Haut ein und dehnt sich teilweise farblos und unterirdisch aus, so dass es lange unbemerkt bleiben kann. Bis dahin hat es aber längst wichtige Gewebestrukturen, gerade im Gesicht, zerstört.

Das Basaliom zählt zum hellen Hautkrebs, weil die Tumoren in der Regel hautfarben oder leicht rötlich sind. Immer wieder werden krebsige Rötungen mit Schuppenkrusten lange als Ekzem fehldiagnostiziert und vergeblich mit Kortisoncremes behandelt. Bei einem »Lehrbuch-Basaliom« schmückt den Tumor ein »perlschnurartiger« Randwall, der von roten, fast kunstvoll angeordneten erweiterten Äderchen durchzogen ist; im Zentrum prangt ein offenes Geschwür.

Intensive Sonneneinstrahlung, Solarium und ein heller Hauttyp gelten als Hauptrisikofaktoren. Dazu kommen aber noch genetische Faktoren, ein geschwächtes Immunsystem oder Kontakt mit krebserregenden Substanzen, wie zum Beispiel Arsen. Die meisten Basaliome treten auf unseren »Sonnenterrassen« auf, besonders gefährdet sind Stirnglatze, Nase, Augenwinkel, Jochbein, Ohren und manchmal auch der Rumpf.

Das Plattenepithelkarzinom, das ebenfalls gern unsere Sonnenterrassen befällt, aber auch die Lippen von Rauchern, kann durchaus metastasieren, besonders wenn man es lange wachsen lässt und die Zellen darin sehr schwer entartet sind. Die Risikofaktoren sind ähnlich wie beim Basaliom, wobei hier vermutlich auch ein Befall mit humanen Papillomviren zum Tragen kommen kann, gerade an den nicht besonnten Stellen. Von diesen Viren kennt man über hundert Subtypen, einige davon haben eine starke Tendenz, Zellen entarten zu lassen. Bekannt sind diese humanen Papillomviren in ihrer harmlosen Form als vulgäre Warzen an den Fingern oder Füßen. Auch Genitalwarzen sind meist harmlos, dennoch gibt es einige Subtypen, die bei der Entstehung von Krebs an der Haut, am Muttermund, am Penis und an der Brust beteiligt sind. An der Schleimhaut tritt das Plattenepithelkarzinom ebenfalls auf und hat hier ein erhöhtes Entartungsrisiko. Rauchen ist ein entscheidender Risikofaktor.

Bemerkenswert sind immer wieder Geschichten, die Menschen über ihren lange Zeit missinterpretierten Hautkrebs erzählen. Da hört man, sie hätten angenommen, das sei nichts weiter als ein Pickel, die seltsame Stelle am Kopf sei nach einem Stoß aufgetreten, die nicht heilen wollende Verletzung an der Oberlippe stamme von einer missglückten Nassrasur.

Am malignen Melanom, dem schwarzen Hautkrebs, erkranken bundesweit mehr als 20 000 Menschen pro Jahr. Statistiker gehen von einer jährlichen Zunahme der Neuerkrankungen um zehn Prozent aus. Mindestens 200 000 Menschen erkranken jährlich zudem an weißem Hautkrebs: 80 Prozent entwickeln Basaliome, 20 Prozent Plattenepithelkarzinome. Das Risiko für hellhäutige Menschen, im Laufe ihres Lebens an Hautkrebs zu erkranken, liegt ohne geeignete Schutzmaßnahmen und bei reichlicher UV-Exposition bei fast 100 Prozent. Der Großteil der Schäden (etwa 80 Prozent) wird dabei bereits in den ersten 20 Lebensjahren verursacht. Sichtbar werden sie aber erst zeitversetzt, meist zwei bis drei Jahrzehnte später.

Früher galten Menschen jenseits der 60 als die »Zielgruppe« schlechthin für weißen Hautkrebs. Mein jüngster Basaliompatient ist gerade einmal 28 Jahre alt, sehr viele andere sind um die 40. Bei jungen Frauen zwischen 20 und 30 ist der schwarze Hautkrebs die häufigste Krebsart, wofür vor allem Solariumbesuche verantwortlich gemacht werden. Bei den 30- bis 50-jährigen Frauen ist er nach Brustkrebs die zweithäufigste Krebsart.

Afroamerikaner haben übrigens ein um den Faktor 20 niedrigeres Risiko, am malignen Melanom zu erkranken, als hellhäutige Menschen. Von denen wiederum sind die Australier weltweit am häufigsten betroffen. Dennoch gibt es auch bei Afrikanern, Asiaten und Menschen hispanischen Ursprungs besonders gefährliche Schleimhautmelanome, die also außerhalb der besonnten Areale auftreten. Damit ist klar, dass es auch andere auslösende Faktoren geben muss, etwa genetische. Umso wichtiger ist eine regelmäßige Hautkrebsvorsorge.

Hautkrebs-Schnellcheck

Führen Sie mal bei sich und Ihren Liebsten einen Leberflecken-Schnellcheck durch. Die meisten Flecken kann man damit schon mal selbst sehr gut in ihrer Bös- oder Gutartigkeit einschätzen. Einen verdächtigen Leberfleck operiert der Hautarzt in wenigen Minuten heraus. Dann kann er auch nie wieder entarten. Ganz wichtig: Ein Leberfleck darf niemals ohne vorherige Gewebeprobe weggelasert werden, da man das Gewebe dann nicht dem Pathologen schicken kann, um die Zellen unter dem Mikroskop zu betrachten. Nur so aber kann man sicher nachweisen, ob es sich um einen normalen Leberfleck, einen Risikoleberfleck oder gar um einen Hautkrebs gehandelt hat.

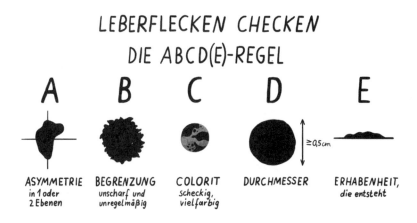

Für die dermatologischen Doktorspiele verwenden Sie die ABCDE-Regel, und die geht so:

A steht für Asymmetrie in einer oder zwei Ebenen. Je asymmetrischer, desto risikobehafteter.

B steht für Begrenzung. Ist sie unscharf und unregelmäßig, ist das ein schlechtes Zeichen.

C steht für Coloration. Hat der Leberfleck viele Farben, inklusive Braun, Schwarz, Grau, Rot, Weißlich oder Lila, ist dies eher ungünstig. Einfarbig hell bis mittelbraun ist dagegen in der Regel total in Ordnung.

D steht für Durchmesser. Ein Leberfleck, der weniger als einen halben Zentimeter misst, ist meist gutartig. Von einem halben Zentimeter an und wenn ein Wachstum zu verzeichnen war, ist das eher kein gutes Zeichen.

E steht für Erhabenheit. Ein Leberfleck, der schon immer erhaben, knubbelig, pendelnd hin und her wabbelnd war, bleibt in der Regel für ewig gutartig. Wenn ein Leberfleck, der aber mal flach war, nun plötzlich dicker oder knubbelig wird, ist das ein dringendes Alarmzeichen. Dieser Fleck gehört eilig entfernt.

Juckende, blutende und sich verbreiternde Flecken sind ebenfalls Alarmzeichen.

Ob man Haare gefahrlos aus einem behaarten Leberfleck auszupfen darf, ist nicht sicher. Wer aber aus Versehen einen Leberfleck etwa mit dem Hosenbund aufscheuert, muss nicht gleich fürchten, damit das Krebsrisiko erhöht zu haben.

Immer wieder wird man bei einem solchen Schnellcheck auf Hautveränderungen stoßen, die man dann doch nicht ganz einfach einordnen kann. Oft sind es rauhe, recht große braune Knubbel. Meist Alterswarzen. Für einen Laien kann es sehr schwierig sein, eine Alterswarze von einem verdächtigen Pigmenttumor abzugrenzen. Dabei sind Alterswarzen nur gutartige Hornvermehrungen, die sich mit dem körpereigenen Farbstoff Melanin haben anfärben lassen. Im Mikroskop erkennt man aber, dass hier gar keine Pigmentzellen enthalten sind, sondern nur braun gefärbte Hornmassen. Alterswarzen krümeln oft ab, wenn man sich duscht und dann mit dem Handtuch abrubbelt, und sie entarten nie. Bei Unsicherheiten lohnt jedoch der Gang zum Hautarzt, der diese Gewächse einfach abschaben oder mit dem Laser behandeln kann. Auch hier ist es sinnvoll, zumindest einen Teil des Knubbels dem Pathologen zuzuschicken, damit er die Gutartigkeit bestätigt. Weglasern ganz ohne Hautprobe ist immer ein Risiko, das man vermeiden sollte.

Weil die Verwendung des Begriffs »Alterswarze« irgendwie geschäftsschädigend ist, zumindest aber Unmut beim Patienten auslösen dürfte, verwenden Dermatologen dafür lieber den Begriff *seborrhoische Keratose,* was »fettige Verhornung« heißt. Mit fettig im klassischen Sinne hat das nichts zu tun; aber manchmal glänzen die seborrhoischen Keratosen speckig, weshalb sie diesen Namen erhalten haben. Viel öfter aber sind sie, wie bereits erwähnt, rauh und hornig. Laien verwechseln sie daher leicht mal mit Viruswarzen, die ebenfalls eine rauhe, hornige Oberfläche haben. Die gute

Nachricht: Alterswarzen sind im Gegensatz zu Viruswarzen nicht ansteckend.

Flecken checken erfordert eine kontinuierliche Selbstbeobachtung und regelmäßige Besuche beim Arzt. Die Smartphone-Apps, die Leberflecken analysieren, sind leider noch nicht zuverlässig genug. Dass auch Dermatologen hin und wieder eine Lehrstunde erleben können, diese Erfahrung habe ich selbst gemacht: Eine Patientin, selbst Ärztin, zeigte mir einen hellbraunen Fleck am Fußrand, der neu aufgetreten war. Er sah gutartig aus, fast wie ein Sonnenfleck. Sie bat darum, diesen Fleck einfach schnell wegzulasern, da er sie kosmetisch störte. Ich entfernte ihn jedoch lieber chirurgisch und schickte das Material wie gewohnt zum Pathologen. Das Resultat war erschreckend: eine Stufe vor schwarzem Hautkrebs in einer besonders gefährlichen Variante.

Gerade an den Füßen sind Hautkrebse, wie oben beschrieben, sehr leicht zu verkennen. Sie heißen dort *akrolentiginöses Melanom*. Übersetzt: »an einer Körperspitze befindlicher linsenfleckartiger schwarzer Hautkrebs«. *Lentiginös* heißt »linsenartig«. Glücklicherweise war die Basalmembran der Patientin, also die wellige eierschachtelartige Trennschicht zwischen Epidermis und Lederhaut, noch nicht von den bösartigen Zellen durchstoßen. Die Patientin konnte rechtzeitig operiert und vollkommen geheilt werden. Hätte ich – wie gewünscht – nur das Pigment oder Teile der bösartigen Zellen weggelasert, es wäre mit hoher Wahrscheinlichkeit böse ausgegangen.

Der Hauttypen-Check

Es gibt eine Reihe von Risikofaktoren, die schwarzen Hautkrebs begünstigen. Neben Sonne, Solarium, Sonnenbränden in der Kindheit, aber auch im Erwachsenenalter sind es diese: eine große Zahl von Leberflecken (über 50 Stück), Hautkrebs in der Familie, das Vorhandensein von atypischen, also unregelmäßigen Leberflecken sowie viele scheckige Leberflecken bei Menschen, die unter dem *dysplastischen Nävuszellnävus-Syndrom* (»Syndrom der scheckigen Leberflecken«) leiden.

Wenn einer oder mehrere dieser Faktoren auf Sie zutreffen, sollten Sie am besten einmal im Jahr zum Hautarzt gehen. Und dies ruhig auch schon mit 20 Jahren und nicht erst ab 35, wie es manche Krankenkassen für nötig befinden.

Wie wichtig die Vorsorge ist, zeigte sich im Rahmen eines Modellprojekts, durch das das Bundesland Schleswig-Holstein weltweit berühmt geworden ist. In den Jahren 2003 und 2004 wurde hier das weltweit größte Hautkrebsscreening-Projekt mit 370 000 Bürgern durchgeführt. Man stellte fest, dass sich die Melanom-Sterblichkeitsrate durch die systematische Hautkrebsvorsorge halbierte! Man entdeckte nun zwar plötzlich viel mehr Melanome als sonst, aber diese in einem so frühen Stadium, dass sie rechtzeitig entfernt und geheilt werden konnten, bevor sie metastasierten. Nicht zuletzt wegen dieses Erfolgs der systematischen Vorsorge gehört Hautkrebsscreening seit 2008 in Deutschland zu den Regelleistungen der gesetzlichen Krankenkassen. Schon ab 1,5 Millimeter Tumordicke überleben 33 Prozent der Erkrankten keine zehn Jahre. Ab einer Tumordicke von vier Millimetern versterben 57 Prozent innerhalb von zehn Jahren.

Vorsorge ist das eine, die richtigen Schutzmaßnahmen sind das andere. Einer der größten Risikofaktoren für Hautkrebs ist die Strahlung der Sonne. Damit Sie sich effektiv davor schützen können, sollten Sie erst einmal herausfinden, welcher Hauttyp Sie sind und wie viel Sonne Sie überhaupt vertragen können. Was die Hautfarbe und die Empfindlichkeit gegenüber UV-Licht angeht, unterscheidet man grob sechs Hauttypen.

6 DIE HAUT UND DAS LICHT

HAUT-TYP	BESCHREIBUNG	SONNEN-BRAND	BRÄUNUNG	EIGEN-SCHUTZ BEI SONNEN-EXPOSITION
1	Haut: sehr hell, rosa Sommersprossen: oft Haare: hellblond und rötlich Augen: grün, blau, selten braun	Immer, stark	Keine	10 Min.
2	Haut: hell Sommersprossen: manchmal Haare: blond bis braun Augen: grün, blau, selten braun	Meistens, stark	Allenfalls nach einem Sonnenbrand leichte Tönung	15 Min.
3	Haut: hellbraun Sommersprossen: keine Haare: dunkelblond bis mittelbraun	Seltener, mäßig stark	Gut	20 Min.
4	Haut: hellbraun Sommersprossen: keine Haare: dunkelbraun, schwarz Augen: dunkel (Ursprung: Mittelmeerraum, Asien)	Sehr selten	Schnell und tief	30 Min.
5	Haut: mittelbraun Sommersprossen: keine Haare: dunkelbraun bis schwarz Augen: dunkel (Ursprung: Lateinamerika, Nordafrika, Indien, Asien)	Für den äußerst seltenen Fall eines Sonnenbrandes werden hohe UV-Dosen benötigt (z. B. auf einem Gletscher)	Ausgeprägt	über 50 Min.
6	Haut: dunkelbraun Sommersprossen: keine Augen: dunkel (Ursprung Afrika, australische Aborigines)	So gut wie nie	Ausgeprägt	über 60 Min.

Die verschiedenen genetischen Hauttypen sind den Breitengraden und der dort vorherrschenden Sonneneinstrahlung angepasst. So ist der nordeuropäische Hauttyp blass, damit er an den wenigen Sonnentagen die wenigen Sonnenstrahlen aufgabeln kann, um den Vitamin-D-Spiegel hochzuhalten. Der äquatornahe Hauttyp ist dagegen dunkel und kann sich daher ausreichend vor den schädigenden Strahlenanteilen schützen.

MEIDEN, KLEIDEN, CREMEN

Zum Glück hat sich unser Körper ein paar eigene Schutzmechanismen gegen UV-Strahlung ausgedacht. Einer davon ist die Braunfärbung der Haut bei Sonnenkontakt. UV-A-Strahlung führt dabei zu einer Schnellbräunung, die sofort und während der Belichtung auftritt. Hier werden bereits vorgefertigte Melaninpartikel etwas weiter an die Oberfläche geschoben und noch nicht braune Melaninvorstufen chemisch sichtbar gemacht. Diese Bräune ist oft eher gräulich braun. Sie ist nicht nachhaltig und schützt das Erbgut nur geringfügig.

Effektiver dagegen ist UV-B-Strahlung, die die Bildung neuer Pigmente ankurbelt, was bis zu drei Tage dauern kann, aber das Erbgut besser schützt. Das Ergebnis ist ein kupfer- bis kaffeebrauner Teint. Melanin, unser körpereigener Farbstoff, schützt vor der gefährlichen UV-Strahlung, weil er sich präventiv vor die Zellkerne schmeißt und wie eine innere Sonnencreme wirkt. Gleichzeitig wird die Produktion von Melanin durch ebendiese Strahlung angeregt.

Noch bedeutsamer für den Zellschutz ist die Verdickung der Epidermis, was zu einer Reduktion der gefährlichen Einstrahlung führt. Die Bildung dieser sogenannten Lichtschwiele dauert bis zu

6 DIE HAUT UND DAS LICHT

drei Wochen. Wer also käseweiß in den Urlaub fliegt, hat frühestens am Ende eines ausgedehnten dreiwöchigen Urlaubs eine wirklich hilfreiche Lichtschwiele aufgebaut – pünktlich zum Wiedereintritt in die Arbeitswelt. Wird sie nicht mehr gebraucht, schuppt sie wieder ab. Daher bemerkt man nach einem Urlaub in der Sonne häufig, dass die Haut trocken wirkt und von vielen kleinen Schuppen überzogen ist. Die Haut pellt sich, sagen dann viele. Eincremen hilft hier natürlich nicht, denn die Haut muss tun, was sie tun muss: abschuppen, loswerden, ausmisten. Ade, Lichtschwiele!

Die körpereigenen Schutzmechanismen sind in der Lage, den Eigenschutz vor UV-Strahlung um den Faktor zwei bis vier zu verlängern. Bei Babys funktioniert dieser Eigenschutz noch nicht. Und auch wir Erwachsenen sollten uns zusätzlich schützen oder aber auf Aufenthalte in Regionen, die unserem Hauttyp nicht entsprechen, verzichten. Sonst drohen Spätschäden.

Hemd, Hose, Hut … Wenn wir Nordeuropäer uns also in südliche Gefilde verirren oder uns im Sommer gern viel unter freiem Himmel aufhalten, sollten wir unsere körpereigenen Sonnenschutzmaßnahmen nach Kräften unterstützen. Die Grundregel von uns Dermatologen lautet: Meiden, Kleiden, Cremen!

Die Hauttypen 1 und 2 werden auch »keltische« und »nordeuropäische« Hauttypen genannt und lassen sich besonders schön durch das Klischee eines englischen Touristen am Mittelmeer darstellen. Nach zehn bis maximal 20 Minuten droht ein schwerer Sonnenbrand. Der entspricht einem phototoxischen, also einem lichtgiftigen Ekzem. Die Haut ist rot, schmerzt, wirft Blasen und ist aufgrund schwerster Erbgutschäden stellenweise nicht mehr reparabel, so dass sie abgestoßen wird. Der englische Patient tut also gut daran, einen schicken Hut zu tragen, der ihm Schatten im Gesicht, Nacken und auf den Ohren spendet. Eine Sonnenbrille schützt seine Augen und die zarte Unterlidhaut. Dichtgewebte, aber luftige und lange Kleidung ist optimal.

In der heißen Mittagssonne zwischen elf und 15 Uhr sollte unser Kelte Siesta halten – die Einheimischen machen's vor. Der UV-Index, der die Intensität der UV-B-Strahlung beschreibt, ist in dieser Zeit massiv. Bereits ab einem UV-Index von drei, der oft auch noch im Herbst in Mitteleuropa gemessen wird, ist Sonnenschutz angeraten. Am Äquator kann er über elf betragen. Man kann den täglichen UV-Index im Internet nachlesen, für Deutschland etwa auf der Homepage des Deutschen Wetterdienstes oder des Bundesamts für Strahlenschutz.

Wer nun denkt, na gut, dann eben vor und nach der Siesta ordentlich brutzeln, sei gewarnt! Wie Sie ja bereits wissen, ist UV-A-Strahlung ebenfalls problematisch. Sie ist besonders stark zwischen zehn und 16 Uhr, und auch während der übrigen Sonnenstunden in hohen Dosen in der Luft. Selbst im Schatten oder unter dem Sonnenschirm ist sie noch zu 50 Prozent weiter vorhanden. Auch durch die Scheiben eines Autos oder Flugzeugs knallt die UV-A-Strahlung hindurch. Piloten haben sehr häufig Hautkrebsvorstufen und Hautkrebs, das Risiko für die Entwicklung des schwarzen Hautkrebses ist bei ihnen mehr als doppelt so hoch wie bei Menschen, die auf dem Boden bleiben.

Und auch im Wasser ist man keineswegs sicher, wie jeder weiß, der schon mal beim Schnorcheln die Zeit vergessen hat: In 50 cm Wassertiefe sind immer noch 60 Prozent UV-Strahlung vorhanden. Die Reflexion von Schnee und Wasser erhöht die UV-Strahlung um 50 bis 90 Prozent. Und Achtung! Wolken reduzieren die Strahlung nur um zehn Prozent, weshalb man sich auch bei einem bedeckten Himmel einen Sonnenbrand holen kann.

Selbst wenn es der keltischen Haut gelingt, einigermaßen Pigment herzustellen, bedeutet das keineswegs einen besseren Schutz.

Denn das Melanin dieses Hauttyps ist nicht potent genug; eine Sonnencreme ist also Pflicht, und zwar eine mit hohem Lichtschutzfaktor und in rauhen Mengen aufgetragen.

Auf Sonnencremetuben steht immer eine Zahl. SPF (»sunprotection factor«) 50 zum Beispiel bedeutet, dass der Eigenschutz von sagen wir zehn Minuten bei Hauttyp 1 um das 50-Fache verlängert wird. Unser Brite könnte also 500 Minuten oder 8,3 Stunden in der Sonne bleiben. In der Theorie. In der Praxis ist das in jedem Fall viel zu lang! Sonnencreme ist schließlich keine schwarze Plastikfolie und lässt immer noch genug UV-Strahlung durch. Außerdem wird sie meist ohnehin zu dünn aufgetragen.

Wussten Sie, dass ein Erwachsener ein bis zwei Schnapsgläser Sonnencreme auf einmal auftragen müsste, damit die Sonnencreme hält, was sie verspricht? Untersuchungen haben allerdings gezeigt, dass wir statt der geforderten 2 mg/cm² Hautoberfläche in der Regel nur 0,5 bis 1 mg Creme pro Quadratzentimeter auftra-

SONNENCREME – ABER RICHTIG

gen. Wer als Familie mit einer Sonnencremetube in den Urlaub fährt und diese nicht mal leer bekommt, der hat definitiv zu wenig gecremt. Zudem verflüchtigt sich ein Teil ja immer auch durch Schwitzen, durch Abrieb in der Kleidung oder bei einem Bad im Meer. Nach dem Schwimmen ist auf jeden Fall Nachcremen angesagt. Dabei verlängert sich der Faktor nicht etwa, wie manche meinen, sondern wird gerade so aufrechterhalten. Hinzu kommt, dass wir gerne mal ganze Hautpartien beim Eincremen vergessen.

Vergangenen Sommer beobachtete ich meinen Nachbarn mit nacktem Oberkörper bei der Gartenarbeit. Er hatte bereits ein Zelt für die Kinder aufgebaut und im Gemüsebeet herumgewerkelt, als seine Frau ihn aufforderte, sich doch bitte schön einzucremen. Sichtlich genervt, dass er von seinen Tätigkeiten ablassen musste, quetschte er sich rasch eine große Menge Sonnenlotion auf die Handflächen, fuhr sich mit den eingecremten Händen kurz über die Arme und patschte sich einmal auf den Rücken. Damit war sein Engagement in Sachen Eincremen auch schon beendet.

Beim Blumengießen in der Abenddämmerung riskierte ich einen erneuten Blick auf des Nachbarn nackten Rücken. Diesmal leuchtete ein echtes Sonnenbrand-Tattoo über den Zaun: Alles flammend rot, bis auf die Handabdrücke, die waren schön bleich geblieben ...

Männer und Eincremen? Ich weiß, das ist ein Riesenproblem! Creme wird gerade von Kerlen, die ohnehin eher fettige Haut haben, gemieden, weil als zu klebrig empfunden. Erfreulicherweise findet man genau für diese Spezies mittlerweile in Apotheken Sonnencremes auf Gel- oder Fluidbasis. Sie enthalten wesentlich weniger Fett, verstopfen die Poren nicht, ziehen rasch ein, und man schwitzt nicht drunter. Denn was nutzt die beste Sonnencreme, wenn sie nicht verwendet wird?

Beim Kauf einer Sonnencreme sollten Sie darauf achten, dass sie neben einem hohen Lichtschutzfaktor (50 plus) einen ausreichend hohen UV-A-Schutz hat. Als Verbraucher erkennen Sie das daran, dass auf der Tube entsprechend den EU-Richtlinien ein Kreis mit dem UV-A-Zeichen abgebildet ist. Eine Creme ohne diesen besonderen Schutz hilft zwar gegen UV-B-Strahlung und verhindert einen Sonnenbrand, die schädlichen UV-A-Strahlen können aber ungehindert in die Haut eindringen, ohne dass einen das schnelle Warnzeichen drohender Sonnenbrand rechtzeitig zurück ins Haus schicken würde.

Achten Sie also auf hohe Lichtschutzfaktoren und das Kürzel UV-A im Kringel, damit Sie vor beiden Strahlungsvarianten einigermaßen geschützt sind. Wenn Sie auf der Cremetube lesen, der Inhalt sei »wasserfest«, lassen Sie sich bitte nicht täuschen. Wasserfest meint in diesem Zusammenhang: Nach einem Bad sind allenfalls noch 50 Prozent der Lichtschutzfiltersubstanzen auf der Haut vorhanden. Also unbedingt nachcremen!

Kinder bis zum Alter von zwei Jahren sollten grundsätzlich nie der direkten Sonne ausgesetzt werden. Wir wissen aber alle, das lässt sich nicht immer einrichten. Luftige Kleidung, die Arme und Beine bedeckt, ist angeraten. Auch das Auftragen einer Baby-Sonnencreme mit hohem Lichtschutzfilter ist wichtig und birgt keine ernsten gesundheitlichen Risiken. Im Gegenteil: Ein schwerer Sonnenbrand ist ein Risiko, da er ein Leben lang nachwirken kann. Dennoch sorgen sich viele Eltern, ob eine Creme nicht Allergien auslösen oder hormonell wirken könnte, und fragen sich, ob sie eher eine Creme mit chemischen oder physikalischen Lichtschutzfiltern verwenden sollten. Ihnen sei gesagt: Beides geht, denn die heutigen Anforderungen an eine gute Sonnencreme – zumal aus der Apotheke und für Kleinkinder – sind hoch.

Damit ein von der Industrie entwickelter Lichtschutzfilter für eine Sonnencreme attraktiv ist, muss er wie ein Bewerber für einen Job nicht nur ein paar »hard skills« mitbringen, sondern auch noch ein paar »soft skills«. Er sollte sich durch die Sonne nicht zerlegen lassen, sondern photostabil sein. Denn ein Filter, der kaputtgeht, kann auch zum Allergen werden. Er sollte nicht gesundheitsschädlich sein, keine Hormonwirkung aufweisen und möglichst nicht zu tief in die Haut eindringen und dabei gar die Grenzschicht, die Basalmembran, überwinden. Ganz wichtig ist darüber hinaus seine Fähigkeit für Teamwork. Moderne Sonnenschutzmittel sind nämlich meist Mischungen aus chemischen und physikalischen Lichtschutzfiltern.

Chemische Lichtschutzfilter nehmen UV-Licht auf. Haben die Moleküle ein Lichtenergiepaket aufgenommen (Sie erinnern sich: die Photonen), geraten sie für einen kurzen Moment in einen energetisch angeregten Zustand. Die aufgenommene UV-Strahlungsenergie wird sodann in langwellige sichtbare Strahlung oder Wärmestrahlung (Infrarotstrahlung) umgewandelt und wieder abgegeben. Ein sinnvoll zusammengesetztes Team chemischer Lichtschutzfilter kann unterschiedliche Wellenlängen aufnehmen und damit sowohl UV-A- als auch UV-B-Strahlung abfangen. Dabei schützt sich die Belegschaft auch immer gegenseitig, so dass die Sonne die chemischen Filter kaum mehr zerstören kann. Das Zusammenspiel der Filter spart Manpower, es sind also geringere Mengen chemischer Filter insgesamt nötig, was sich positiv beim Endkunden »Haut« bemerkbar macht: keine Zerfallsprodukte von chemischen Lichtschutzfiltern, weniger Sonnenallergie.

Immer wieder sind chemische Lichtschutzfilter in der Diskussion. Es gab Tierversuche, die bei einigen Filtern eine hormonartige Wirkung bei Mäusen gezeigt haben, denen man allerdings exorbitant große Dosen verabreicht hatte. Gute Sonnencremes verzichten auf die als riskant eingestuften chemischen Lichtschutzfilter, und ein Sonnenbrand gilt zudem immer noch als das eindeutig höhere Risiko. Wer dennoch Sorge vor Hormonen in der Sonnen-

6 DIE HAUT UND DAS LICHT

creme hat, dem sei bewusst: Über die Nahrung nehmen wir täglich deutlich höhere Dosen an Phytoöstrogenen zu uns, als es jemals über eine Sonnencreme möglich wäre. Außerdem genießen wir über das Leitungswasser mitunter echte Östrogene (Hormone, die nach der Einnahme der Antibabypille über den Urin wieder im Wasser landen). Und leider begegnen wir auch in unzähligen anderen Kosmetika hormonell aktiven Konservierungsmitteln, den Parabenen.

Mittlerweile gibt es sogar für Kleinkinder chemische Lichtschutzfilter, die als sicher gelten. Diese werden sehr gern mit physikalischen Lichtschutzfiltern vermischt. Physikalisch meint hier mineralisch. Solche Sonnencremes enthalten fein gemahlene Puderpartikel aus den Mineralien Titandioxid und Zinkoxid. Sie nehmen die UV-Strahlung kaum oder gar nicht auf, sondern reflektieren und streuen sie wie kleine Spiegel. Man kann sich die fein gemahlenen Puderpartikel tatsächlich als Mini-Sonnenschirme mit spiegelnder Oberfläche vorstellen. Vorteil ist, dass sie das komplette Wellenspektrum abhalten. Sie können durch UV-Strahlung nicht zertrümmert werden, dringen nicht besonders tief in die Haut ein, eine hormonartige Wirkung ist undenkbar, und Allergien sind ebenfalls nicht bekannt.

Ohne die Kombination mit chemischen Lichtschutzfiltern wäre es für physikalische Filter technisch viel schwieriger, hohe Lichtschutzfaktoren von über 20 zu erreichen, ohne auf der Haut einen kosmetisch unschönen Weißeffekt hervorzurufen. Bei Kleinkindern ist dieser Weißeffekt sicher nicht störend, bei Erwachsenen dagegen schon. Wollen wir doch eher alle braun aussehen und nicht wie ein elendiger weißer Geist.

Diesem Weißeffekt wirkt man seit kurzem dadurch entgegen, dass die physikalischen Filter als Nanopartikel beigemengt werden. Die sind so klein (weniger als 1000 Nanometer oder ein Mikrometer), dass sie etwas tiefer in die Hornschicht vordringen. Auf diese Weise bleibt der Lichtschutz länger erhalten, da er weniger von Abrieb, Schwitzen und einem ausgiebigen Bad im Wasser bedroht ist. Sichtbares Licht kann durch die Nanopartikel nicht reflektiert werden, so dass es keinen Weißeffekt auf der eingecremten Haut mehr gibt. Kosmetisch also ein absoluter Gewinn.

Die Verträglichkeit von mineralischen Lichtschutzmitteln ist sehr gut, obwohl sie manchmal in eine zu fettige Basis eingearbeitet sind, was Pickel verursachen kann und ein unangenehmes Hautgefühl. Gerade bei Problemhaut lohnt sich der Gang in die Apotheke, um die richtige Creme oder ein gut verträgliches, leichtes und nicht fettendes Produkt zu finden.

Bevor es gleich um Tricks geht, wie Sie den Sonnenschutz noch etwas steigern können, noch ein kleiner Exkurs für die weibliche Leserschaft: Viele Frauen verwenden Tagescremes oder Make-ups mit UV-Filtern und wähnen sich dadurch in Sicherheit. Eine trügerische Sicherheit, denn diese Cremes enthalten zwar häufig einen Schutz gegen UV-B-, nicht aber gegen UV-A-Strahlung. Vorsicht also, wenn SPF 15 draufsteht, aber nichts von UV-A-Schutz – sonst gehen Sie quasi unbemerkt ein höheres Risiko für Falten und Hautkrebs ein.

Und noch etwas: Wer morgens eine Tagescreme aufträgt und später eine Sonnencreme drüberspachtelt, überfrachtet seine Haut schnell. Besser wäre es, sich ein Kombipräparat zu gönnen, das Sonnenschutz und Pflege oder Make-up in einem bietet (auf UV-B- und UV-A-Schutz achten). Solche Kombipräparate gibt es in Cremeform oder als Kompakt-Make-up beim Apotheker.

6 DIE HAUT UND DAS LICHT

Ultimative Tricks – Sonnenschutz extra plus

Einem UV-GAU können Sie mit dem Dreiklang Meiden, Kleiden, Cremen schon ganz gut vorbeugen, Sie können aber noch mehr tun. Und zwar mit Hilfe von Antioxidantien wie den Vitaminen A, C und E. Die sind in der äußerlichen Anwendung effektiv und daher zu Recht in einigen Pflege- und Sonnenschutzprodukten enthalten. Doch besser: Nehmen Sie diese Antioxidantien zu sich. Essen Sie buntes Obst und Gemüse. Betacarotin und vor allem Lycopin aus Tomatenmark (wirkt noch besser als frische Tomaten, weil konzentriert), Möhren, aber auch Spinat, Grünkohl, Rote Bete, grüner Tee und ein wenig Rotwein tun der Haut von innen Gutes. Da Hautkrebs und Falten den gleichen Entstehungsmechanismus haben, können Sie von der Einnahme antioxidativer Pflanzenstoffe und Vitamine gleich doppelt profitieren.

Was Sie darüber hinaus noch tun können? Da hole ich doch gleich mein Lieblingsvitamin wieder raus: Vitamin D. »Home made« aus der Haut, als Nahrungsergänzungsmittel aus der Apotheke oder in Form von frischem fettem Fisch. Vitamin D beugt allen Hautkrebsarten vor. Es dockt an Rezeptoren in der Haut an, die die Tumorentstehung unterdrücken. Vitamin D wirkt dabei wie ein Schlüssel, der Rezeptor ist das Schloss.

Tragen Sie eine gute und große Sonnenbrille: Die Unterlidhaut ist dünn und zart und steht, wie eine Sonnenterrasse über das Jochbein gespannt, zur permanenten Dauerbesonnung und Verbrennung zur Verfügung. Eine Brille kann hier schützen. Kleiner Trost für alle Brillenträger: Sie haben generell weniger Falten unter den Augen als Brillenlose. Denn auch ungetönte Kunststoffgläser schützen vor UV-Strahlung, da hier Stoffe eingearbeitet sind, die dafür sorgen, dass der Kunststoff durch die Sonne nicht vergilbt.

Und noch eine gute Nachricht für die Damenwelt: Lippenstift

schützt vor Lippenkrebs. Auch wenn die Stiftung Warentest immer wieder feststellt, dass in mineralölhaltigen Lippenpflegeprodukten krebserregende Substanzen wie aromatische Kohlenwasserstoffe enthalten sein können. Zur Sicherheit können Sie einfach auf mineralölfreien Lippenstift umsatteln. Für die Lippen an sich ist der farbige Schutz eine tolle Abwehrmaßnahme gegen Sonnenstrahlung.

Süßer Selbstbräuner

Jetzt wissen Sie, was Sie gegen zu viel Sonne tun können – nun werde ich Ihnen erzählen, wie Sie trotzdem braun werden können: Bräunen mit Kohlenhydraten ist tatsächlich mal eine gesunde Alternative zur bösen Strahlung.

Mit Kohlenhydraten? Gemeint ist der Wirkstoff *Dihydroxyaceton*. Ein sogar süß schmeckender, zuckerartiger Stoff, der sich in einer chemischen Reaktion an die Eiweißpartikel der Hornschicht der Oberhaut heftet, was einen Bräunungseffekt hervorruft. Sie kennen dieses Phänomen vielleicht aus der Küche: Die »Maillard-Reaktion« verleiht dem Braten, dem Brot, dem Kaffee, den Pommes die braune Farbe und das spezielle Aroma.

Dihydroxyaceton ist der beliebteste Wirkstoff in allen modernen Selbstbräunern. In etwas abgewandelter Form kommt er sogar in unserem Stoffwechsel vor und ist ungiftig. In entsprechenden Cremes findet man ihn manchmal kombiniert mit einem ähnlichen Stoff, *Erythrulose,* der einen etwas rötlicheren Hautton erzeugt. Nur in der Sonne sollte der Selbstbräuner nicht gelagert werden, da sonst geringe Mengen an giftigem und allergieauslösendem Formaldehyd freigesetzt werden können.

Leider hat die Sache mit dem Selbstbräuner einen entscheidenden Nachteil. Die Farbe hält nicht lange und macht Muster auf der

6 DIE HAUT UND DAS LICHT

Haut, und zwar nicht nur, wenn man sich etwas schludrig eingecremt hat. Wie Sie ja bereits wissen, schuppen die Hornschüppchen langsam ab, und das tun sie auch, wenn sie gefärbt sind: Da, wo es reibt, landen die nunmehr braunen Schuppen in der Kleidung. Und die Stellen, wo die Hornschicht rauher oder dicker ist, werden stärker angefärbt – Leoparden mit Flecken oder Tiger mit Streifen.

Bräunen ohne Sonne, das verspricht auch ein Stoff, der über das Internet angepriesen wird: ein Eiweiß namens Melanotan, eine synthetische Variante unseres Melanozyten stimulierenden Hormons Melanin. Bekannt als Barbie-Droge, wird es illegal als flüssige Substanz zum Selberspritzen verkauft und verspricht neben nahtloser Bräune auch gleich noch eine Steigerung der sexuellen Lust und einen schönen, schlanken Körper. Das hört sich nach Happy End an. Ist es aber nicht. Man handelt sich damit Erbrechen, Blutdruckanstieg, unvermittelte Erektionen, plötzlich auftretendes Gähn- und Streckbedürfnis und eine Stimulation von Leberflecken bis hin zur möglichen Entartung zu schwarzem Hautkrebs ein. Also davon bitte Finger weg!

Beautifully bleich?

Die gefährlichen Folgen exzessiven Bräunens sind uns längst bekannt. In Europa nicht ganz so bekannt ist das genaue Gegenteil, die exzessiven Bleichmaßnahmen, mit denen zahlreiche Afrikaner, Afroamerikaner, Inder und Asiaten versuchen, ihre Haut aufzuhellen – mit gefährlichen Nebenwirkungen. In diesen Gesellschaften wird helle Haut als attraktiver angesehen, sie suggeriert Gesundheit und hohen sozialen Status. Ein aufgehellter Teint soll beruflichen und zwischenmenschlichen Erfolg sichern. In Asien, besonders in China, tragen Frauen daher am Meer gerne »Facekinis«, Masken mit Sehschlitzen aus Bikinistoff, damit ihr Gesicht beim Baden bloß nicht bräunt; Make-ups sind dort puppenhaft-porzellanfarben.

Laut WHO verwenden in Nigeria bis zu 77 Prozent und in asiatischen Ländern bis zu 40 Prozent der Frauen Bleichmittel, um sich dem hellhäutigen Hautbild anzunähern.

Aus dermatologischer Sicht ist das Bleichen nur bei einzelnen medizinischen Hautproblemen legitim, die mit großflächigen braunen Flecken, also übermäßiger Pigmentierung, einhergehen. Dazu gehören hormonell bedingte Flecken durch weibliche Hormone, Schwangerschaft oder Antibabypille in Verbindung mit Sonnenlicht. Ähnliche Hyperpigmentierungen entstehen oft auch nach Entzündungen, da durch die Heftigkeit der Entzündung Melaninfarbstoff aus dem ersten ins zweite Untergeschoss abtropft und da monatelang liegen bleibt.

Bei unschönen sonnenbedingten Flecken kann eine Hautaufhellung sinnvoll sein. Zur Anwendung kommen bleichende Arzneimittel, die die Melaninproduktion reduzieren. Sie werden kurzfristig und nicht zu großflächig aufgetragen. Außerdem sind auch Laserverfahren sehr effektiv.

Sehr gefährlich und extrem gesundheitsschädlich ist der hochdosierte und großflächige Einsatz von Hydrochinon, Quecksilber und sehr starken Kortisoncremes. Verpackt in Bodylotions mit verführerischen Namen wie »Ultra Complexion«, »Fair & White« oder »Clear fast«, findet man sie in manchen Ländern frei verkäuflich im Supermarktregal. Die Folgen sind teilweise fatal. Verlust der Hautelastizität, Dehnungsstreifen, Entzündungen mit dunklen, entstellenden, graubraunen und schwarzen Flecken, Pickeln und eitrigen Knoten im Gesicht, Pilzinfektionen, Wundheilungsstörungen, verstärkte Körperbehaarung, erweiterte Äderchen oder Hormonstörungen (durch starke Kortisonanwendungen). Im

Tierversuch ist Hydrochinon krebsauslösend, Quecksilber verursacht bei Mensch und Tier schwere Nierenschädigungen, Gehirn- und Nervenveränderungen, es vergiftet zudem Wasser und Böden und gelangt so in die Nahrungskette.

WARUM MÜCKEN UND WESPEN AUF UNS FLIEGEN

Kaum zieht der Sommer ein, häufen sich juckende rote Stellen auf unserer Haut. Mücken wollen uns! Aber warum werden die einen dauernd gestochen, und die anderen bleiben weitgehend verschont? Gut 20 Prozent der Menschen sind wahre Mückenmagneten.

Dabei wollen nur die weiblichen Mücken unser Blut. Sie benötigen die darin enthaltenen Proteine und auch das Eisen für ihre Eiablage. Die Mückenfrauen selbst könnten eigentlich von Nektar und süßen Pflanzensäften bestens leben, nur für die Nachkommen muss es die nichtvegane Gourmetkost, die menschliche oder tierische Blutsuppe, sein. Dazu punktiert Mutti Mücke zielsicher Kapillargefäße in der Lederhaut von Mensch und Tier. Pro Stich erleichtert sie ihr Opfer um 0,001 bis 0,01 Milliliter Blut.

Der Mückenspeichel ist ein ausgeklügelter Cocktail aus Betäubungsmittel (um unbemerkt zustechen zu können), Blutverdünner (damit das Blut nicht im Rüssel gerinnt und ihn verstopft), gefäßerweiternden Substanzen (die noch mehr Blutzufuhr aus dem Wirt garantieren) sowie Enzymen und Eiweißen. Die helfen dabei, den Cocktail im Gewebe zu verteilen, und wirken zudem auch antibakteriell. Der Juckreizbotenstoff Histamin wird als Reaktion auf die körperfremden Stoffe aus dem Mückenspeichel aus den Speichern der Lederhaut, den Mastzellen, freigesetzt. Trotz antibakterieller Stoffe im Speichel kann sich ein aufgekratzter Mückenstich natürlich auch bakteriell infizieren, da man beim Kratzen die Hautbarriere verletzt und Hautkeime einarbeitet.

Mücken haben übrigens ausgeprägte Vorlieben, wessen Blut sie haben wollen. Es sollte schon ein Beutemensch mit ausgeprägtem Opfergeruch sein. Der menschliche Schweiß wird von Bakterien auf der Haut zersetzt, und es entstehen ganz individuelle Geruchsbilder. Milchsäure, Ammoniak, Harnsäure und Fettsäuren in bestimmten Mischungsverhältnissen machen Mücken richtig gierig. Und für Moskitos gibt es nichts Anziehenderes als Fußgeruch. Sie fliegen auf Käsefüße. Angelockt vom reichhaltigen und vielfältigen Bakterienzoo auf der Haut. In Tansania versucht man deshalb, Malariamücken mit stinkenden Socken vor Haustüren und Fenstern in die Irre zu führen. Wissenschaftliche Kenner der Käsefußszene arbeiten tatsächlich an Fallen für Moskitos mit dem Aroma »Eau de pieds« (Fußparfüm), um die Ausbreitung von Malaria einzudämmen.

Der menschliche Duft besteht aus einer Vielzahl von Komponenten. Ganz genau weiß man noch nicht, was die Topseller-Aromen für Mücken sind, aber sicher ist, dass neben dem Schweißgeruch auch die Gene eine Rolle spielen. Auch das Abatmen von CO_2, besonders beim Sport, finden Mücken äußerst stechwürdig und fliegen aus bis zu 50 m Entfernung eilig herbei. Parfüm, Weichspüler, duftende Bodylotions und Duschgele ziehen Mücken ebenfalls an. Eine besondere Delikatesse für Mücken sind Menschen mit der Blutgruppe 0. Sie werden häufig angeflogen und gestochen. Im Volksmund haben sie das berühmte »süße Blut«. Menschen der Blutgruppe A sind dagegen deutlich unattraktiver. Warum das so ist, kann niemand genau sagen. Tatsache ist, dass die meisten Menschen auf ihrer Hautoberfläche ein chemisches Signal ausbilden, das die Blutgruppe an die fliegenden Sauger verrät.

Die Leibspeise für Mücken wäre also ein nach Aftershave duf-

6 DIE HAUT UND DAS LICHT

tender, stark schwitzender und wild atmender Sportler mit Blutgruppe 0 und Käsefüßen. Im Mückenschlemmerparadies würde das nur noch getoppt werden von einer sportlichen Schwangeren, da sie eine höhere Körpertemperatur hat und noch mehr Kohlendioxid mit der Atemluft ausatmet.

Was aber tun, damit Mücken Sie nicht mit einem »All you can eat«-Büfett verwechseln? Diethyltoluamid (DEET) und Icaridin sind sehr gut wirksame Chemiekeulen, die Mücken (und auch Zecken) bis zu sechs Stunden abwehren. DEET ist allerdings ein Reizstoff für Schleimhäute und Nervensystem und daher für Kleinkinder und Schwangere nicht empfehlenswert. Icaridin ist da schon weniger aggressiv, jedoch immer noch alles andere als bio. Biostoffe sind leider auch keine richtig gute Alternative, weil sie viel schwächer wirken als die synthetischen Stoffe. Sie verdunsten recht schnell und müssen nach zwei Stunden neu aufgetragen werden. Biostoffe wie Kokosöl und ätherische Öle aus Pflanzen, wie Citronellol, Teebaumöl, Extrakte aus Lavendel, Eukalyptus, Nelken, Geranien, Zedern, Basilikum, Knoblauch und Pfefferminze riechen übel, auch für menschliche Nasen, sind aber eben nicht toxisch. Doch wer annimmt, bio sei unschädlich, irrt. Diese natürlichen Duftstoffe sind teilweise sehr potente Auslöser für Kontaktallergien. Für den Körper unbedenklich ist mechanischer Schutz mit langer Kleidung und Moskitonetzen.

Autsch! Wenn Stiche gefährlich werden

Bienen und Wespen stechen hingegen nicht vorsätzlich, sondern nur aus Notwehr. Ihre Stiche sind für Allergiker sehr gefährlich.
Aber auch für Nichtallergiker sind die Stiche schmerzhaft und unangenehm.
Nach einem Stich gibt es eine Reihe effektiver Hausmittel. Mein

persönlicher Favorit ist die Zwiebel: frisch aufschneiden und den austretenden Saft direkt auf die Stichstelle reiben.

Auf keinen Fall sollte man einen verbliebenen Stachel mit den Zähnen aus der Haut ziehen. Bei Bienenstichen passiert das gern einmal. Beim Herausziehen mit den Zähnen besteht die Gefahr, dass das Gift an die Mundschleimhaut gelangt und dort massive Schwellungen bis hin zu Atemnot hervorruft. Den Stachel also lieber vorsichtig wegkratzen, dabei aber nicht zusammendrücken, um nicht noch mehr Gift in die Haut hineinzupressen. Anschließend, falls zur Hand, mit Eis kühlen. Da Kälte die Gefäße zusammenzieht, kann sich das Gift nicht so schnell in der Haut verteilen.

Um das ins Gewebe eingedrungene Gift zu bekämpfen, kann man kurz darauf mit Hitze gegensteuern. Dazu gibt es professionelle »Stichheiler« aus der Apotheke, die man auflegt und die eine gerade noch erträgliche Hitze abgeben. Das gelingt auch mit einem Suppenlöffel, den man eine Weile in heißes Wasser taucht und dann ein paar Sekunden auf die Haut drückt. Aber Achtung, nicht zu lange, sonst besteht Verbrennungsgefahr.

Wenn es gelingt, das Gift im Gewebe auf 40 bis 50 Grad Celsius zu erhitzen, werden die Eiweißbestandteile im Gift zerstört und der Juckreiz nimmt ab. Außerdem irritiert man die Nervenenden, die so eine Weile keinen Juckreiz mehr ans Hirn vermelden. Also erst Zwiebel, dann Kälte, dann Hitze. Auch eine starke Kortisoncreme kann die Entzündung effektiv lindern.

Dafür, dass Stiche jucken, rot werden und anschwellen, sorgt vor allem Histamin, das gleichzeitig der Allergiebotenstoff ist. Im Falle einer Allergie gegen Insektengift können Quaddeln am gesamten Körper auftreten, was man in Anlehnung an den Kontakt mit Brennnesseln »Nesselsucht« nennt. Dramatischer wird es, wenn das Histamin die Blutgefäße weit stellt, so dass das Blut der Erdanziehung folgend in den Beinen versackt und nicht mehr für

6 DIE HAUT UND DAS LICHT

Gehirn und Herz zur Verfügung steht und es zu einer Verengung der Atemwege kommt. Dann wird eine Insektengiftallergie lebensbedrohlich, da ein allergischer Schock mit Todesfolge droht.

Hier hilft keinesfalls eine örtliche Therapie mit einem Antihistaminikum-Gel, das von außen ja ohnehin nicht tief genug in die Haut eindringen kann. Das Antihistaminikum muss innerlich verabreicht werden in Form von Tropfen, Saft, Tabletten oder einer Spritze.

Wer allergisch gegen Bienen- und Wespengift ist, sollte also immer ein entsprechendes Notfallset mit sich führen. Das Notfallset sollte drei Bestandteile enthalten: ein flüssiges Antihistaminikum, flüssiges Kortison – beides »auf ex« einzunehmen – und einen Adrenalin-Injektor, den man sich notfalls durch die Jeans in den Oberschenkelmuskel hauen kann. So rettet man Leben.

Auch eine Hyposensibilisierung über drei bis fünf Jahre ist zu empfehlen. Dabei wird das allergieauslösende Gift in kleinen Dosierungen immer wieder in die Haut gespritzt. Das Immunsystem hat so Zeit, Antikörper gegen das Gift zu bilden und dieses bei einem neuerlichen Stich zu neutralisieren. Man kann den Therapieerfolg sogar kontrollieren. In spezialisierten Praxen oder Kliniken können sich die Betroffenen nach Abschluss der Hyposensibilisierung unter ärztlicher Aufsicht von echten Bienen oder Wespen stechen lassen. Sollte es trotzdem zu einer allergischen Reaktion kommen, ist sofort Hilfe da.

7 KÖRPERPFLEGE ODER: WER ZU VIEL SEIFT, STINKT!

Kennen Sie das? Eine gute Freundin war shoppen und kommt auf einen Sprung bei Ihnen vorbei. Sie stellt eine elegante Papiertüte auf den Tisch, darin lauter schöne Schachteln mit Tuben, Ampullen und Döschen: Augencreme, Tonikum, milde Reinigung, Tagescreme, Nachtcreme … Ach, ja! Natürlich befinden sich auch Peelings darunter. Eines fürs Gesicht und eines für den Körper. Das Ganze war nicht billig, aber was tut man nicht alles für einen makellosen Teint und die ewige Jugend. Zum Glück ist Schönheit ja heutzutage käuflich. Sagt zumindest die Werbung. Und sorgt damit dafür, dass uns hier und da leise Schuldgefühle beschleichen, ob wir uns »so was« nicht auch mal »gönnen« sollten. Ob wir eigentlich genug in unsere Körperpflege investieren und damit in unser Aussehen und unsere Gesundheit. Vielleicht doch mal was ausprobieren mit seltenen Algen oder Mineralien vulkanischen Ursprungs? Oder was mit Glitzerpartikeln für einen verführerischen Schimmer auf der Haut?

Für unsere Hautbarriere und unseren Säureschutzmantel bedeutet das alles Katastrophenalarm! Was wir uns täglich antun – und das vielleicht gleich mehrmals –, das hat Mutter Natur für unsere Haut so nicht vorgesehen. Als wir vor einigen hunderttausend Jahren noch im Wald lebten, jagten und sammelten, da kannten wir keine Seife, keine Augencreme und auch keine Ampullen mit Hyaluronsäure. Wir verwendeten kein Deo und rasierten uns nicht die Beine. Für unsere Haut haben sich seit dieser Zeit keine nennenswerten evolutionären Veränderungen mehr

7 KÖRPERPFLEGE ODER: WER ZU VIEL SEIFT, STINKT!

ergeben, außer Variationen der Hautfarbe. Mit anderen Worten: Bis heute geht unsere Haut davon aus, dass die Steinzeit der angestrebte und begehrenswerteste Zustand für so ein Leben als Haut ist.

Was würde Ihre Haut wohl sagen, wenn Sie sie mal ganz offen fragen würden, wie oft sie eigentlich geduscht oder gebadet werden möchte? Vermutlich würde sie antworten: »Einmal in der Woche, höchstens!«

Und wie sieht die Realität aus?

Die meisten von uns duschen mindestens einmal täglich, manchmal – nach dem Sport am Abend zum Beispiel – noch ein zweites Mal. Dabei wird der ganze Körper akribisch abgeseift, der Kopf shampooniert, Beine und Achseln werden rasiert und manchmal auch Genitalbereich und Rumpf. Wir verwenden Flüssigseifen, die nach Zitronengras oder unwiderstehlichem Mann duften und reich an Konservierungsmitteln sind. Dazu kommen Farbstoffe, die an Meer, Almwiesengrün oder Obstsalat erinnern, und weitere chemische Keulen, die für ein belebendes Prickeln oder jede Menge Schaum sorgen. Bei Kindern sind Erdbeerduft, glitzernder Feenschimmer und Kaugummiaroma ein Muss.

Und was macht die Industrie? Sie verkauft uns nicht nur diese ganzen Katastrophenprodukte, sondern hält gleich neue parat, um den Schaden, den sie zuvor mit ihren Seifen und Schäumchen angerichtet hat, wieder zu beheben. Ironischerweise sind ganze Pflegeserien darauf abgestimmt: Erst mit Seife ordentlich entfetten, dann ein Gesichtswasser drauf, um die Haut zu tonisieren – was so viel wie »stärken« oder »beleben« heißt und ebenfalls eine Erfindung der Kosmetikindustrie ist. Zu guter Letzt folgt eine Creme zum Rückfetten und Befeuchten.

Auf eine solche Attacke reagiert selbst die gesündeste und robusteste Haut mit Irritationserscheinungen wie Trockenheit, Juckreiz und manchmal auch Kontaktallergien. Was wir unserer Haut täglich zumuten, grenzt an fahrlässige Körperverletzung!

Sie erinnern sich? Vier Wochen benötigt die Epidermis für den Aufbau der hauchdünnen Hornzellschicht, die unsere gesamte Schutzbarriere trägt – und was machen wir? Wir zerstören diese mühselig gebildete Barriere, indem wir ständig mit schäumenden, duftenden und bunten Seifen die Fette, also den Mörtel zwischen den Mauersteinen, herauslaugen. Und der Haut ganz nebenbei gleich weitere Reizstoffe liefern: Duft- und Farbstoffe, Emulgatoren, Konservierungsmittel, Allergene über Allergene ... Das ist Terror für die Haut.

WASCHEN, BIS DER ARZT KOMMT

Jaja, ich verstehe Ihr Argument, dass unsere heutigen Vorstellungen von Hygiene natürlich anders sind als bei den Feuersteins. Aber keine Angst, wenn wir gesund sind und nicht gerade einen Dauerlauf in einem angegammelten Synthetik-T-Shirt hinter uns haben, riecht unser Körper nicht so schlimm. Nur alter, angetrockneter Schweiß ätzt einem schier die Nasenschleimhaut weg.

Leider gilt der Körpereigengeruch vielen als schmutzig. Wir ängstigen uns vor sichtbarem Schmutz und vor unsichtbaren Keimen, kaufen uns Desinfektionsfläschchen für die Handtasche und ekeln uns vor Körperkontakt mit anderen. Der ein oder andere von Ihnen gehört vielleicht zu den Menschen, die Türklinken in öffentlichen Einrichtungen nur mit dem Ellbogen und Klospülungen mit dem Fuß betätigen. Und schon als Kinder lernen wir: Auf Klobrillen sitzt man nicht, sondern schwebt über ihnen. Infektionsangst und Waschen, bis der Arzt kommt – oft ist beides eng miteinander verquickt.

7 KÖRPERPFLEGE ODER: WER ZU VIEL SEIFT, STINKT!

Heute wollen wir unseren eigenen Körperduft lieber mit synthetischen Duftstoffen überdecken, sprich mit Parfüm. Ich war selbst erst in einem entsprechenden Geruchstempel, um einen schönen sommerlichen Duft zu erstehen. Kaum hatte ich das Geschäft betreten, steuerte eine engagierte Verkäuferin auf mich zu und fragte mich mit einem charmanten russischen Akzent: »Kann ich Ihnen machen eine Wolke?«

Ich konnte mir nicht genau vorstellen, was sie damit meinte, dachte aber bei mir: »Wolke machen«, das klingt gut. Also nickte ich interessiert. Ehe ich mich versah, griff sie zu einem Flakon und begann, mich mit ausladenden Armbewegungen von Kopf bis Fuß mit einem »superaktuellen« Ganzkörperparfüm einzusprühen. Kurz vor dem Ersticken gelang es mir, ihr mit einem röchelnden Grunzen Einhalt zu gebieten und ins Freie hinaus zu flüchten.

Ich schätze, dass es für viele von uns ganz normal ist, sich frisch geduscht ordentlich einzunebeln. Das geht eigentlich auf keine Kuhhaut und erst recht nicht auf die unsere. Wer dennoch nicht darauf verzichten mag: Parfüm sprüht man sich am besten auf die Kleidung oder die Haare, wenn man keine Duftstoffallergie riskieren will.

Einigen wir uns also auf einen Kompromiss: Tägliches Duschen ist erlaubt, wenn Sie dabei hauptsächlich Wasser verwenden. Wasser hat einen neutralen pH-Wert und trocknet die Haut weniger aus als Seife. Wenn wir eine Waschsubstanz, sprich ein Duschgel, verwenden möchten, sollte es auf keinen Fall duften, möglichst kaum schäumen und nicht farbig sein. Eine synthetische Waschsubstanz ist einer klassischen Seife vorzuziehen. Während Seifen aus Ölen und Fetten in Verbindung mit Lauge hergestellt werden, enthalten synthetische Waschsubstanzen künstlich erzeugte Inhaltsstoffe. Sie haben zwar starke Reinigungskraft, lassen sich aber durch Zugabe von hautpflegenden, feuchtigkeitsbindenden

Substanzen und rückfettenden Ölen besser auf die Bedürfnisse der Haut einstellen, auch der pH-Wert kann auf »sauer« reguliert werden. Die Gemeinde der Hobby-Seifensieder, die biologische Pflanzenöle in ihre Seifen mischen, kreieren zwar im Vergleich zu Supermarkt-Industrieseifen weniger reizende und dafür gut rückfettende Seifen, dennoch ist auch ihr pH-Wert alkalisch, und das verträgt nicht jede Haut.

Klassische Seifen sind alkalisch und verändern unseren sauren pH-Wert in Richtung ungesunde 7 bis 8. Rund zwei bis sechs Stunden dauert es, bis unsere Haut den Wert mühselig wieder absenken kann. Eine gefährlich schutzlose Zeit für unsere gesunde Bakterienflora auf der Haut! Während dieser langen Regenerationszeit können unerwünschte Keime – also ungesunde Bakterien und Pilze – fröhlich wachsen, und auch Viren gelangen schneller in die Haut. Und das nur, weil wir den Säureschutzmantel gerade außer Gefecht geseift haben und unsere körpereigenen Türsteherbakterien angeschossen auf dem Boden liegen, statt den Einlass zu kontrollieren.

Und da haben wir es auch schon: Wer zu viel seift, stinkt! Denn plötzlich vermehren sich Keime, die wir gar nicht wollen, weil sie durch den veränderten pH-Wert nicht mehr ausreichend in Schach gehalten werden. Diese Keime ändern unseren eigentlich guten Körpergeruch in Richtung bäh!

Besonders wichtig ist ein saurer pH-Wert, wenn Ihre Haut vielleicht ohnehin schon zu Infekten neigt, zum Beispiel in der Pofalte, unter den Brüsten oder in den Leisten. Dann kann ich Ihnen erst recht zu sauren Waschsubstanzen raten. Am besten verwenden Sie sie nicht in flüssiger Form, denn dann geht man viel zu großzügig damit um, sondern als festes Waschstück, möglichst noch mit ein paar rückfettenden Stoffen.

Es ist übrigens gar nicht nötig, bei jeder Körperreinigung den kompletten Körper abzuseifen. Es genügt schon, wenn wir die Krisenherde etwas intensiver bearbeiten, also die Füße, die Achseln, die Leistenregion und die Pofalte. Überall sonst kann man sehr gut ausschließlich mit Wasser duschen. Schweiß, Staub und abgeschilferte Zellen sind nämlich exzellent wasserlöslich. Unser körpereigenes Hautfett dagegen, das unsere Epidermis mit großem Zeit- und Energieaufwand über vier Wochen hinweg herstellt, wollen wir eigentlich behalten und keinesfalls mit Seifen auslaugen.

Im Kampf gegen trockene Haut und unschöne Körpergerüche gilt außerdem: Duschen ist gesünder für die Haut als Baden, beides sollten wir am besten relativ schnell und mit relativ kühlem Wasser hinter uns bringen. Stundenlange heiße Schaumbäder laugen die Haut aus. Sichtbar wird das an den weißlich verquollenen, welligen Fingerkuppen. Hier ist die Hautbarriere ausgewaschen und die Epidermis durch das Badewasser verschrumpelt. Eine rückfettende Pflege ist angebracht, um die zerstörte Epidermisbarriere rasch wieder hochzuziehen.

Und da wären wir beim Thema Cremen: Gerade Arme und Beine sind für Austrocknung besonders anfällig, weil hier insgesamt nur sehr wenige und sehr kleine Talgdrüsen vorhanden sind. Das epidermale Fett wird durch den Talg der Drüsen ergänzt, beides vermischt sich zu einem zarten Schmelz, so dass die Haut samtig schimmert. Besonders reichlich ist Talg am Kopf, im Gesicht, in den Ohren und am Oberkörper vorhanden, denn dort gibt es viele große, sehr aktive Talgdrüsen.

Eincremen wäre viel weniger nötig, wenn wir unsere Haut nicht immer so aggressiv entfetten würden. Spannt sie, juckt sie oder rieselt es nun doch mal, kann es genügen, nur die Regionen einzucremen, die davon betroffen sind. Im Gesicht ist das in der Regel nur die Jochbeinregion, manchmal die Lippen. Die T-Zone, also der Bereich Stirn, Augenbrauen, Nase und Kinn, ist hingegen in der Regel so fettig, dass hier kein weiteres Cremen notwendig ist. Und wie sieht's auf unseren Köpfen aus? Auch da heißt die Zauberformel: Talg. Wussten Sie, dass der Glanz der Haare dadurch zustande kommt, dass der Haarschaft glatt ist? Die mikroskopisch kleinen Haarschuppen stehen nicht ab wie bei einem trockenen Tannenzapfen, sondern liegen ganz glatt am Haarschaft an, weil unser Kopfhauttalg ihn wie ein Conditioner, also ein Weichspüler, glättet und pflegt und obendrein für den glamourösen Schimmer sorgt. Ohne Kopfhauttalg hingegen wird das Haar stumpf und brüchig. Nur bei langem Haar gelangt nicht mehr ausreichend Talg an die weit von den Drüsen entfernt liegenden Spitzen. Dann kann Spliss entstehen. Gleiches gilt, wenn wir zu häufig die Haare waschen, sie bleichen, färben, mit Kamm oder Föhn malträtieren und wenn die Haare so lang sind, dass die Spitzen ständig an die Schultern stoßen ...

Wenn wir es nicht zu aggressiv tun, ist Haarewaschen unschädlich. Wer fettiges Haar hat und es täglich waschen muss, sollte ein mildes Shampoo mit saurem pH-Wert benutzen. Tipp für die Ökofraktion: Essigwasserspülungen sind wegen des sauren pH-Werts super für eine keimresistente Kopfhaut und schönen Haarglanz. Und ramponierte Haarspitzen kann man mit etwas angewärmter, purer Sheabutter aus dem Afrikaladen geschmeidig pflegen – oder sie einfach abschneiden ...

Untenrum und obenrum

Aber nun zu einem brisanten Thema: Wie wasche ich mich im Schritt? Da riecht es doch schnell mal, und Stuhl, Urin und andere Körperflüssigkeiten sind nicht fern. Aber Achtung! In der Vulva und unter der Vorhaut befindet sich Schleimhaut, genauso wie im

7 KÖRPERPFLEGE ODER: WER ZU VIEL SEIFT, STINKT!

Mund. Hierhin gehört keinerlei Seife oder Waschsubstanz, sondern nur warmes Wasser. Alle Verschmutzungen wie Sekrete, Urin oder abgeschilferte Zellen sind wasserlöslich. Deshalb ist auch nur Wasser nötig. Oder würden Sie sich den Mund mit Seife ausschäumen? Das würde die Schleimhaut angreifen und die schützende Bakterienflora zerstören – Juckreiz und Entzündungen sind die Folge. Genau das passiert dann aber vielen Betroffenen, die den körpereigenen Duftdrüsengeruch wegseifen wollen, weil sie denken, sie wären schmutzig. Die Duftdrüsen bilden ihre ätherischen Öle aber ständig nach und treiben Betroffene in einen Teufelskreis aus Waschen und Jucken und am Ende verzweifelt zum Arzt.

Ein besonders empfindlicher Ort ist, wie schon gelernt, der Analsphinkter. An unserem Schließmuskel prallen Haut und Schleimhaut aufeinander und gehen ineinander über. Unser Poloch, die Rosette, reagiert sehr verstört auf Seifenreste, die sich in ihren Ritzen ablagern. Hier liegt ja Haut auf Haut, es kommt keine Luft heran, und so werden alle Reizstoffe der Seife intensiv in die Haut hineingearbeitet. Die Folgen sind Juckreiz bis hin zum Analekzem und Infektionen mit Pilzen oder Bakterien, wie wir es auch bei den Körperfalten schon besprochen haben. Wer sich also die Analfalte seift, sollte sie hinterher mit sehr viel Wasser gründlich ausspülen.

Auch Intimwaschlotionen helfen da nicht weiter. Sie haben zwar einen sauren pH-Wert, den in etwa auch die Vagina hat, sind trotzdem aber nur für das äußere Genitale sinnvoll, wenn überhaupt. »Innen rein« gehört nichts als Wasser.

Und obenrum? Gerade im Gesicht, das ja jeder sieht, wollen wir alles richtig machen. Inzwischen ziehen sogar die Männer langsam nach, fragen nach optimaler Pflege und Möglichkeiten, das Altern mit allerlei Produkten aufzuhalten. Immerhin gibt es noch einige Exemplare, die sich darum nicht scheren. Und das ist auch gut so.

Diese Kerle sind keineswegs ungepflegt, sie lassen ihre Haut einfach in Ruhe. Und deshalb befindet die sich in einem völlig natürlichen Gleichgewicht.

Das Geheimnis dieser Naturburschen? Sie waschen ihr Gesicht einfach nur mit Wasser! Danach rubbeln sie es mit einem Handtuch trocken, und auf geht's in den Tag. Oder die Nacht. Das ginge genauso bei Frauen. Das Handtuch ist auch völlig ausreichend, um eventuelle Make-up-Reste zu entfernen, insbesondere wenn sie keine dicken, mineralölhaltigen Make-ups in Spachteltechnik verwenden. Sollten danach noch ein paar Make-up-Rückstände auf der Haut verbleiben, macht der das weniger aus als eine »Nachbehandlung« mit einer alkoholischen Reinigungslösung, einem entfettenden Gesichtswasser oder einer Gesichtsseife.

Außerdem: Wenn Sie sich unter der Dusche die Haare waschen, läuft auch immer eine Menge Schaum über das Gesicht. Es kommt also ganz ungewollt oft genug zu einer quasi »porentiefen Reinigung«. Dieser Ausdruck ist übrigens fatal – unsere Poren sind, so wie sie sind, nicht dreckig, sondern: gefüllt mit etwas Talg, Zellen und ein paar fettfreundlichen Mitbewohnern – *Malassezia furfur, Propionibacterium acnes* (so heißt die Aknebazille) und der einen oder anderen Demodex-Milbe ... Die dürfen und sollen da auch bleiben und müssen keineswegs weggeschrubbt werden.

Was mich zum nächsten Produkt bringt, das fast keiner braucht: Peelings. Oder denken Sie, unsere Neandertaler- und Steinzeitvorfahren hatten Peelings? Eben. Wie wir beim Thema Schuppen gesehen haben, benötigt eine gesunde Haut keine Abrubbelbehandlung, weil die Hornzellen von selbst herunterfallen. Peelings sind nur dann sinnvoll, wenn die Haut zu übermäßiger Verhornung neigt, was in der Regel vor allem bei Akne auftritt. Ansonsten dienen sie nur den Herstellern und können sogar gefährlich sein, da sie unsere schützende Hautbarriere zerlöchern.

7 KÖRPERPFLEGE ODER: WER ZU VIEL SEIFT, STINKT!

Ja, ich weiß, Sie werden jetzt entgeistert schauen – Ihre Kosmetikerin empfiehlt Ihnen doch so viele gute Produkte, die allesamt sehr gut verträglich sind! Und super Inhaltsstoffe haben! Die meisten kosmetischen Behandlungen haben aber leider nur reinen Wellnesscharakter. Für zwei oder drei Tage entfernen sie Hautschüppchen, sofern vorhanden, und plustern die Hornschicht mit Feuchtigkeit auf. Länger hält der Effekt nicht an. Nach einer oft unnötigen Porenreinigung, weil meist gar kein medizinischer Grund besteht, steigt sogar das Risiko für Entzündungen, und die sehen dann mal richtig schlecht aus, so mitten im Gesicht.

Selbst die teuren Wirkstoffe edler Pflegeserien, die in erster Linie der Hautverjüngung dienen sollen, gelangen dank unserer Hautbarriere und unserer robusten Epidermis gar nicht da hin, wo sie eigentlich hin müssten, um schlaffe, gealterte Fasern wieder zu straffen.

Wenn Sie trotzdem auf eine Creme nicht verzichten wollen, sollten Sie ein Produkt wählen, das Ihrer Haut angepasst ist. Und nicht eines, das Ihnen für viel Geld das Blaue vom Himmel herunter verspricht. Teuer ist – wie so oft – nicht automatisch besser. Besonders gut verträglich sind Cremes, die die Poren nicht verstopfen, keine Mineralöle enthalten, dafür aber hautverwandte Lipide. Sehr gut sind auch Cremes mit sogenanntem »Derma-Membranstruktur«-Prinzip, einer Imitation der Epidermisfette, die unserer Hautschutzbarriere relativ nah kommt. Gerade bei empfindlicher Haut sind sie besser geeignet, weil sie im Gegensatz zu klassischen Hautcremes keine Emulsionen sind. Emulsionen bestehen aus Wasser, Öl und Emulgatoren, die unsere Hautfette auswaschen und Allergien auslösen können. Außerdem verstopfen die hautähnlichen Lipide die Poren nicht, was besonders bei Gesichtscremes wichtig ist, um die sogenannte Kosmetikakne zu vermeiden.

Pipi für die Haut

Anders als das Gesicht, wo viele Talgdrüsen sitzen, kann unser Körper eher zur Trockenheit neigen. Gerade Arme und Beine sind betroffen, aber auch die Füße, die beim Duschen immer in der Seifenlauge stehen. Sie alle sollten in Zeiten der übermäßigen Körperpflege rückgefettet werden. Cremes mit Epidermis-ähnlichen Barrierelipiden sind besonders gut verträglich und hinterlassen ein angenehmes Hautgefühl, da sie die Poren nicht verstopfen und man darunter nicht schwitzt. Aber auch herkömmliche Lipo-Lotionen, etwa aus der Apotheke, können angewendet werden. Sie haben deutlich weniger allergieauslösende Zusätze.

Besonders empfehlenswert bei trockener Haut ist eine Bodylotion mit dem Zusatz »Urea«. Das klingt sehr wissenschaftlich, dahinter verbirgt sich aber nichts anderes als Harnstoff. Er entsteht im Eiweißstoffwechsel in unserem Körper. Wer kaputte Nieren hat, dessen Harnstoffwerte im Blut sind erhöht.

Aber Urea bindet eben auch super Wasser und fungiert daher als ungiftiger, natürlicher Feuchthaltefaktor in unserer Haut und wird gerne in Kosmetika hineingemischt.

In sehr hohen Konzentrationen kann Harnstoff Hornzellen aufweichen, weshalb man damit gut Hornhaut an den Füßen abweichen und in megahohen Konzentrationen sogar verpilzte, verdickte Nägel wegmatschen kann.

In alten Zeiten haben die Menschen sich direkt Urin auf die Haut aufgetragen, um von seinem Bestandteil Urea zu profitieren. Das roch aber streng. Harnstoff allein ist dagegen geruchsfrei und auch nicht keimhaltig. Lotionen mit Urea werden heute synthetisch hergestellt und von Apothekern und Dermatologen für alle Arten trockener Hautzustände empfohlen. Bei stark ramponierter Haut kann Urea allerdings brennen, so dass erst wieder eine eini-

7 KÖRPERPFLEGE ODER: WER ZU VIEL SEIFT, STINKT!

germaßen stabile Hautschutzbarriere aufgebaut werden sollte, bevor man ein Urea-haltiges Produkt aufträgt.

Öl: fahrlässige Körperverletzung

Immer wieder erzählen mir Leute, dass sie das tollste Körperpflegemittel überhaupt gefunden hätten: pures Olivenöl, Arganöl, Kümmelöl, Mandelöl oder irgendein anderes vermeintliches Geheimtipp-Öl. Auch hier muss ich leider die Stimmung verderben. Öl ist zwar fett, aber flüssig und damit für die Körperpflege überflüssig. Diese Eigenschaft macht es nämlich zu einer aggressiven Reinigungssubstanz. Bedenken Sie, dass man das sogenannte Kindspech, also die erste stark klebrige schwarze »Kacka« des Neugeborenen, kaum von der Haut des Babys abbekommt, es sei denn, man verwendet Öl. Auch harte Zinkpaste, die mit der Haut verklebt ist, oder wasserfeste Schminke kann man nur mit Öl entfernen. Als Pflegemittel ist Öl hingegen vollkommen ungeeignet. Es verbindet sich mit unseren wertvollen Epidermislipiden und wäscht sie einfach aus.

Schwangere ölen gern Körper und Bauch ein, aber Achtung! Daraus resultieren Austrocknungsekzeme, die Haut wird durch regelmäßiges Nachölen immer trockener. Rötungen, Juckreiz, Risse, also ein *Ekzema craquelé,* sind programmiert. Auch Babys werden mit Vorliebe eingeölt – das ist fahrlässige Körperverletzung, denn das Baby kann massiv Feuchtigkeit verlieren. Leider gibt es immer noch Hebammen, die Öl auf Babys Haut hartnäckig weiterempfehlen. Masseure und Physiotherapeuten wissen es längst besser: Kaum einer von ihnen arbeitet heute noch ausschließlich mit Öl, sondern mit Lipo-Lotionen. Anderenfalls drohen juckende Handekzeme und auf lange Sicht sogar Berufsunfähigkeit.

Spezielle Ölbäder für trockene Haut sind ebenfalls mit Vorsicht zu genießen. Nicht nur, weil die Wanne glitschig wird und man sich beim Ausrutschen ein Schädel-Hirn-Trauma zuziehen kann. Nur richtig angewandt können solche Bäder nutzen. Sinn ist, dass nach dem Heraussteigen aus der Wanne ein Ölfilm auf der feuchten Haut zurückbleibt und diese wie eine Antiverdunstungsschicht vor Wasserverlust schützt. Dieser Ölfilm darf nur leicht trocken getupft werden. Wenn man sich kräftig abrubbelt, löst das Öl die Lipide aus der Haut, und man hat gar nichts gewonnen. Im Gegenteil.

Sicherer für die Rückfettung trockener Haut ist die Verwendung einer fetthaltigen Creme, Salbe oder Lipo-Lotion, gerne angereichert mit etwas Urea. Den nun vielleicht grummelnden Ölfans unter Ihnen sei gesagt: Sie können sich Ihr Lieblingsöl ja vom Apotheker in eine Fettcreme oder Salbe einarbeiten lassen; dann nutzen Sie die wertvollen Fettsäuren, aber ohne den schädlichen Auswascheffekt des Öls. Oder aber Sie verspeisen das Öl und pflegen so die Haut von innen.

Kontaktallergien

Ein typisches Schreckensszenario: Eine junge Mutter schiebt versonnen den Kinderwagen durch die örtliche Drogerie. Sie sucht etwas ganz Feines, Mildes für ihr Baby. Etwas zum Waschen, Eincremen, Baden und auch sanfte Tücher für den Popo. Sie erreicht das Regal mit den Baby-Pflegeprodukten. Tiegel, Tuben und Töpfchen in pastelligen Farben warten darauf, gekauft zu werden. Sie öffnet ein Fläschchen mit einer Lotion und nimmt eine tiefe Prise. Nein, die wird es wohl nicht werden. Die duftet ja gar nicht! Die nächste Flasche wird geöffnet, wieder ein tiefer Atemzug – ja! Das riecht herrlich. Und schwupps, landet die Flasche im Einkaufswagen. Ein fataler Fehler!

7 KÖRPERPFLEGE ODER: WER ZU VIEL SEIFT, STINKT!

Wem dient wohl der genussvoll erschnupperte Duftstoff? Ist er gut für Babys Haut? Oder für Mamas/Papas Nase? Eigentlich weder für das eine noch das andere. Duftstoffe in Kosmetikartikeln sollen vor allem unsere Kaufentscheidung günstig beeinflussen. Tatsächlich legen sie aber – wie viele andere Stoffe – den Grundstein für Kontaktallergien!

Wie entsteht eine solche Kontaktallergie?

Die Epidermis hat zwar keine Blutgefäße zu bieten, dennoch hat das Immunsystem in ihr einen wichtigen Außenposten: die wachsamen Langerhans-Zellen. Sie sind in der Lage, Allergene, wie die völlig unnötigen Duftstoffe, beim Eintritt in die Oberhaut abzufangen, zu zerhacken und als wohl portionierte Beweisstücke zu den Lymphknoten zu transportieren. Die Lymphknoten aktivieren daraufhin eine Armada an Kampfzellen, bestehend aus Helfer- und Killerzell-Regimentern. Diese riesige Armee an Immunzellen ist ganz schön mobil. Sie schwärmt nicht nur in das eigentliche Kontaktareal aus, sondern auch in weit entfernte Hautpartien – wie der folgende Fall zeigt:

Ein siebenjähriges Mädchen bekam seine erste Armbanduhr geschenkt. Ein wirklich hübsches Teil in Pink. Die Kleine war so stolz, dass sie die Uhr Tag und Nacht trug. Bis sie einen starken Juckreiz entwickelte und den Eltern eine rote Hautverdickung auffiel, genau unter der metallenen Auflagefläche des Uhrgehäuses. Ein eindeutiges Zeichen für eine Kontaktallergie gegen Nickel. Begünstigt durch Schwitzen und Reibung, haben sich die Nickelionen aus dem Metall gelöst und sind in die Epidermis eingewandert. Sie hatten leichtes Spiel, denn das Uhrgehäuse wirkte wie ein Folienverband, unter dem es schön feucht ist, da der Schweiß nicht so schnell verdunsten kann. Die Feuchtigkeit weichte die Schutzbarriere der Haut auf und ermöglichte den Allergie-Ionen den Eintritt.

Obwohl das Mädchen schweren Herzens die schöne pinke Uhr ablegte, ging das ominöse Treiben auf der Haut weiter. Bald traten neue juckende rote und pickelige Stellen auf, zunächst etwas außerhalb des Uhrenkontaktareals und dann sogar am anderen Handgelenk!

Was war passiert? Die eifrigen Soldatenzellen des Immunsystems hatten beschlossen, das Kontaktgrundstück zu verlassen und an andere Körperstellen zu schwimmen, quasi in vorauseilendem Gehorsam: Denn man weiß ja nie, ob der ignorante Mensch nicht auch andere Körperstellen mit dem allergenhaltigen Teil traktieren will. Allergiezellen (T-Lymphozyten) sind sehr mobil und schwimmen überall durch die Haut zu anderen potenziellen Fronten, weshalb sich auch Stellen entzünden können, an denen gar kein unmittelbarer Kontakt stattgefunden hat. Bleibt das örtlich begrenzt auftretende Ekzem unbehandelt, kann irgendwann die gesamte Haut betroffen sein. Das nennt man dann »Streureaktion«.

Dem Hautarzt ist es in einem so akuten Zustand daher verboten, einen Allergietest auf dem Rücken durchzuführen. Sollte nämlich eine der Testsubstanzen das auslösende Allergen sein, würde es zu einem Flächenbrand kommen: Kleine, mit Wasser gefüllte, stark juckende Bläschen, Pickelchen und Rötungen überzögen den Rücken. Wir Dermatologen nennen das übrigens respektvoll »angry back«, wütender Rücken.

Gerade wenn die Hautbarriere löchrig ist, weil mal wieder zu viel geseift wurde, die Haut trocken ist oder zu viel Desinfektionsmittel die hauteigene Lipidschicht zerstört hat, entstehen in der Epidermis gehäuft Kontaktallergien. Klassiker sind wie in unserem Beispiel Reaktionen auf Nickel sowie Allergien gegen Kosmetika oder Parfüm. Als Verbraucher muss man höllisch aufpassen, wenn man unter einer dieser Top-3-Kontaktallergien leidet. Die

7 KÖRPERPFLEGE ODER: WER ZU VIEL SEIFT, STINKT!

Allergene sind oft heimtückisch versteckt. Nickel zum Beispiel ist in Jeansknöpfen, unechtem Schmuck, Uhrengehäusen und Brillengestellen, Hanteln, Münzen und Schlüsseln enthalten, um nur einige Beispiele zu nennen. Oft gibt es hier auch Kreuzallergien mit anderen Stoffen aus dem Metallclan, wie Kobalt und Chromate, die als Gerbmittel in Leder enthalten sind und beim Tragen von Schuhen ohne Socken schlimm juckende Ekzeme hervorrufen.

Genauso ist es für den Verbraucher fast unmöglich, allergieauslösende Duftstoffe zu vermeiden, selbst wenn man sich noch so viel Mühe gibt: Man liest vorbildlich die Liste mit Inhaltsstoffen und erkennt dennoch den Feind für die eigene Haut nicht. Er kommt getarnt als »Fragrance«, »Aroma« oder natürliches ätherisches Öl daher: Eichenmoos, Baummoos, Isoeugenol, Cinnamal, Hydroxycitronellal, Cinnamyl Alcohol, Lyral, Farnesol, Linalool, Benzylbenzoat, Eugenol, Perubalsam Limonene, Geraniol usw. Hätten Sie die als Duftstoff erkannt? Wohl nicht ... Im Grunde muss immer »Duftstoff-frei« auf der Verpackung stehen, nur dann sind Sie in Sicherheit.

Empörend ist die Tatsache, dass es zwar laut EU-Kosmetikverordnung eine Kennzeichnungspflicht für insgesamt 26 Duftstoffe mit starkem Allergiepotenzial gibt, diese Kennzeichnungspflicht aber erst ab einer bestimmten Konzentration des Stoffes greift. Bei Allergien reichen leider schon kleinste Mengen, um ebendiese auszulösen. Zudem werden ständig neue Duftstoffe konzipiert, die so noch nicht in irgendwelchen Verordnungen gelistet sind. Diese Stoffe gelangen dann massenhaft und zunächst völlig ungeprüft auf den Markt – und damit auch auf unsere Haut.

Richtig vertrackt für die Betroffenen ist eine weitere Tatsache. Bei der Kontaktallergie treten Symptome grundsätzlich erst 48 Stunden nach dem Kontakt mit dem Allergen auf. Da haben die meisten schon längst wieder vergessen, was sie aufgetragen haben könnten. Oder wissen Sie am Montagmorgen noch, dass Sie Freitagabend den Concealer Ihrer Freundin benutzt haben?

Und ich habe gleich noch eine weitere schlechte Nachricht: So eine Kontaktallergie ist sehr treu und anhänglich. Wer einmal auf etwas allergisch reagiert hat, wird das immer wieder tun. Dafür sorgen die fleißigen und gut organisierten Gedächtniszellen, die langlebig durchs Gewebe patrouillieren und bei erneutem Kontakt Großalarm schlagen. Es ist also wichtig, den Übeltäter rasch dingfest zu machen, damit man ihn in Zukunft möglichst meiden kann.

Um Kontaktallergien vorzubeugen, ist eine intakte Hautbarriere unerlässlich. Versuchen Sie, direkten Hautkontakt mit Duftstoffen, Konservierungsstoffen, Farbstoffen und Metallen außer Platin und sehr hochkarätigem Gold zu vermeiden.

Manch einer mag nun vermuten, mit Biokosmetik sei man auf der sicheren Seite. Das stimmt leider nur bedingt. Manche Pflanzeninhaltsstoffe sind sogar besonders gefährlich, weil sie zahlreiche Allergene enthalten, die teilweise noch nicht einmal bekannt sind. Ein sehr hohes Allergiepotenzial haben etwa die Korbblütler: Arnika, Beifuß, Kamille und Schafgarbe – genau jene Pflanzen und ihre Extrakte, die man als naturheilkundlich Interessierter auf Wunden, Entzündungen und Verletzungen aufträgt. Also ausgerechnet auf Stellen, deren Hautbarriere ohnehin schon angeschlagen ist und die deshalb für Allergien besonders empfänglich sind. Sie merken schon: Der Begriff »Heilpflanze« ist in diesem Zusammenhang etwas irreführend …

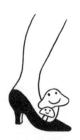
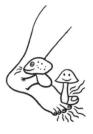
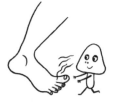

BEINE

Woran erkennt man Dermatologen, Mikrobiologen, Mykologen oder Virologen? Sie gehen nur mit Saunaschuhen in die Sauna und berühren mit ihren bloßen Füßen nie den Boden oder die Bank! Auch ich mache das so. Oben auf der Holzbank angekommen, verstecke ich verschämt die Latschen unter meinem Handtuch. Die Latschen vor der Sauna abzulegen und barfuß ein paar Meter über den warmen und feuchten Boden zu staksen, auf dem bis zu 1500 infektiöse Partikel liegen, ist für uns Kenner der Fußpilzszene ein absolutes No-Go.

Regelmäßig werde ich dafür zwar von Sauna-Besserwissern, Schwimmbadpersonal und Naturburschen rüde beschimpft. Hartgesottene Saunisten führen an, Sauna verbessere die Fußabwehr durch die gesteigerte Durchblutung. Das mag sein. Dennoch bringe ich sie immer wieder aufs Neue erfolgreich zum Schweigen, wenn ich dann unschuldig dreinblicke, bekümmert nicke und erkläre: Ja, stimmt, Sie haben recht, aber wissen Sie, ich lasse die Schuhe lieber an, denn ich habe entsetzlichen Fußpilz und schlimme Warzen! Sofort verstummen die Kritiker zutiefst angewidert und gleichzeitig froh, dass ich die Saunisten vor mir schütze. Dass in diesem kleinen, heißen Raum zahlreiche echte infizierte Nackte sitzen, wird dabei aktiv verdrängt.

Dornwarzen und Fußpilz

Statistisch leidet jeder Zweite bis Dritte an Viruswarzen oder Fußpilz. Fußpilz ist ein großzügiges Geschenk Ihrer Mitmenschen an Sie. Keiner ist davor gefeit. Die Deutschen liegen fußpilztechnisch statistisch gesehen im europäischen Mittelfeld, die Durchseuchung variiert je nach Klima und Region zwischen fünf und 80 Prozent. Beliebte Infektionsorte sind Hotelteppichböden, öffentliche Duschen, Schwimmbäder (dort besonders Sprungbretter und Umkleidekabinen) und eben Saunen.

Pilzsporen gehören zu den hartnäckigsten Zeitgenossen, die man sich nur vorstellen kann. Sie können monatelang geduldig auf ihren Einsatz warten. Kälte und Wärme kann ihnen dabei nichts anhaben. Fußpilz wird durch verschiedene Hautpilzarten ausgelöst, die allesamt Horn lieben. Auf kühlen feuchten Füßen mit einer Temperatur von 35 Grad auf Haut und Nägeln siedeln sie besonders gerne, da hier reichlich Horn als Futter vorhanden ist. Ideal für die Anzucht sind Skistiefel, schwere Arbeits- und käsige Turnschuhe.

Die Chancen, sich beim Barfußlaufen einen Pilz vom »Vorgänger« einzufangen, sind recht hoch, wenn man bedenkt, dass ein pilziger Fuß bei jedem Schritt rund 50 infektiöse Hornschüppchen verliert. Hat man selbst einen schweiß- oder schwimmbadfeuchten Fuß, einen durch zu viel Seife und Desinfektionsmittel zu trockenen Fuß oder einen, dessen Abwehrkräfte durch Durchblutungsstörungen oder Mikronährstoffmangel im Blut geschwächt sind, dann ist die Hautbarriere für das »Pilz-Gesocks« leicht zu entern.

Als Hautarzt ist man täglich mit Massen von Fußpilzpatienten konfrontiert. Kein Wunder, dass man auch in seiner Freizeit vor dem inneren Auge Pilzfüße an jeder Ecke wittert. Das macht es manchmal schwer, sich mit 30 anderen Schwitzenden in die Sauna zu quetschen, ohne im Geiste durchzuzählen, dass hier mindestens zehn Leute Fußpilz haben …

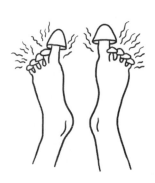

Bei einigen zeigt sich die Infektion in einer juckenden Rötung mit erhabenem Randwall, Eiterpusteln, aufgeweichten Hornschuppen und Blasen. Manchmal sind es aber auch nur ganz dezente Befunde, der Pilz zeigt sich dann nur durch eine mehlstaubartige Schuppung. 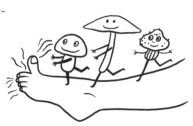 In diesen Fällen vermuten Betroffene, dass ihre Fußhaut einfach etwas trocken sei, weil man sie nicht immer genügend eingecremt habe. Natürlich darf und muss man zu trockene Füße eincremen, damit die Barriere wiederhergestellt wird und Pilze nicht so leicht eindringen können. Dazu eignen sich fettige Cremes und Salben mit Harnstoff. Dennoch – bitte einmal checken lassen, ob da nicht längst ein Pilz siedelt und den trockenen Fuß nur vorgaukelt.

Wer Fußpilz hat, entwickelt oft auch Nagelpilz. Hautpilze lieben Keratin, also Horn, und finden das Klima am Fuß ganz hervorragend, um sich auch an den Nägeln festzusetzen. Dabei springt der Pilz einfach von der Fußhaut auf die Nägel über und frisst sich dann langsam von der Nagelspitze körperwärts nach hinten. Dem Nagel bekommt das nicht besonders gut: Er wird weißgelb, manchmal auch braunschwarz, er wird dicker, krümelig und verformt sich.

Frei Haus gibt es Nagelpilz auch bei Pediküre und Maniküre, wenn das Instrumentarium nicht sterilisiert ist. Und ich meine sterilisiert, nicht nur desinfiziert! Eine Reinigung im Ultraschallbad und mit Desinfektionsflüssigkeit genügt nicht. Dadurch erreicht man nämlich nur eine Keimreduktion. Zudem haben Werkzeuge zur Fußpflege gerne Kanten, Ecken, Winkel und rauhe Oberflächen. Gerade da können sich Pilzreste wunderbar verstecken. Nur eine ausreichend lange und heiße Sterilisation kann Pilze und deren Sporen komplett abtöten.

Wer Fußpilz hat und mit nackten Füßen in den Schlüpfer steigt, transportiert die infektiösen Schuppen per Unterhosenaufzug hinauf in den Schritt, wo sie in Leisten und Körperfalten ein ideales Siedlungsgebiet vorfinden. Dort herrscht ohnehin ein eher alkalischer pH-Wert vor, der Haut-auf-Haut-Kontakt sorgt für eine feuchte Kammer – Pilz, was willst du mehr?

Von unseren 30 Saunabesuchern leiden etliche auch an Fußwarzen. Haben Sie geahnt, dass Warzenbefall eine Infektionskrankheit ist, die durch humane Papillomviren ausgelöst wird? Manche Subtypen lieben Füße und Hände, manche bevorzugen eher Genitalien.

Wenn sie irgendwo siedeln wollen, bauen Warzenviren kleine Warzenhäuser aus Horn. Mitunter entstehen richtige Horntumoren, ansteckende Virenhochburgen. An den Fingern stehen Warzen erhaben hervor. An den Fußsohlen jedoch werden sie durch den Druck beim Laufen nach innen gedrückt. Man erkennt sie dann nur an einem Kreis inmitten der Linien der Fußhaut. Viele bemerken diese Kreise nie, weil sie sich ihre Füße nicht aus der Nähe ansehen, schon gar nicht deren Unterseiten. Füße sind so weit ab vom Schuss, da gilt oft: aus den Augen, aus dem Sinn.

Wer einen solchen Kreis doch einmal bemerkt, hält ihn gerne für einen Fremdkörper, den man sich versehentlich eingelaufen hat, oder aber für ein Hühnerauge, also eine Druckstelle. Warzen und Hühneraugen haben etwas gemeinsam: An den Füßen beanspruchen sie dieselben Stellen zur Ansiedlung, nämlich immer jene, wo von innen der Fußknochen gegen das Gewebe drückt oder von außen der Fußboden presst. Auch ein aufdringlich drückender knöchriger Nachbarzeh und zu enges

Schuhwerk können zu Druckstellen führen. Denn hier kommt es zu einer punktuellen Verminderung der Hautdurchblutung. Das Horn wehrt sich dagegen, indem es sich vermehrt. Die Folge sind schwielige Hühneraugen oder sogar Viruswarzen. Die fiesen Viecher können sich festsetzen, weil die Gefäße am Druckpunkt abgequetscht sind und das Immunsystem seine kleinen Helfer nicht in Position bringen kann.

Die Dornwarze ähnelt einem Dorn oder einem Nagel, der sich hart und störrisch in das weiche Fußgewebe bohrt, dort gerne auch hin und her wackelt und für Mikroeinrisse um den Hornkegel herum sorgt. Diese Horndornen verursachen Schmerzen und bieten eine ideale Eintrittspforte für Bakterien, die sich zwischen Dorn und weicher Umgebungshaut in die Tiefe schummeln und dort einen Fußinfekt mit mörderischem Schmerz, Fieber, Vernichtungsgefühl und Blutvergiftung auslösen können. Wenn die Dornwarze schon tief eingedrungen ist, werden die kleinen Kapillaren der Lederhaut abgequetscht. Sie verschließen sich und zeigen sich fortan als kleine schwarze Punkte innerhalb der Warze. Wer also schwarze Punkte in seiner persönlichen Warze erkennen kann, der weiß von nun an, dass das kein Dreck ist, sondern dass es sich um eine sehr tiefe Warze mit bereits ausgebildeten Minithrombosen durch Kapillarabquetschung handelt.

Wer Warzen hat, steckt seine Umgebung und sich selbst an. Also nicht mit den Fingernägeln daran herumkratzen, sonst verteilt man die Viecher weiter. Und bitte auch nicht erst mal selbst daran herumdoktern, sondern die Warzen professionell behandeln lassen. Wer das nicht tut, läuft im wahrsten Sinne Gefahr, durch mikroskopische Einrisse wiederum böse Bakterien in die Fußweichteile zu bekommen. Gegen hartnäckige Warzen geht man zunächst mit Druckentlastung vor, damit an der chronisch minderdurchbluteten abgequetschten Stelle endlich auch mal Blut mit

Immunhelfern vorbeischwimmen kann. Anschließend geht es den Viren an den Kragen, indem man ihnen mit Säure, Virus-Killermedikamenten in Form von Lack oder Pflastern, mit Hornabtragen, aber auch mit starker Laserhitze oder Kälte aus flüssigem Stickstoff von minus 196 Grad Celsius den Kampf ansagt. Frei verkäufliche Kältesprays reichen hingegen meist nicht tief genug, sind mit minus 55 Grad Celsius nicht kalt genug und bringen daher wenig. Das Immunsystem »tunen« ist ebenfalls hilfreich, um den Körper bei der Warzenabwehr zu unterstützen. Dabei helfen Mikronährstoffe wie Zink, Vitamin C und Vitamin D, die das Immunsystem stärken. Gefäßtraining, Barfußlaufen (nicht gerade in Schwimmbad und Sauna), Vermeiden austrocknender Seifen und Pflege trockener Füße mit Fettcremes helfen ebenfalls.

Unsere Füße lieben eine Massage mit einer fetten Salbe, die zwischen fünf und zehn Prozent Harnstoff enthält. Aggressive Enthornungsmaßnahmen sollte man aber grundsätzlich unterlassen, denn Horn schützt ja auch das weiche Gewebe vor Druckstellen. Mit einer Feile aus der Drogerie kann man Überschüsse vorsichtig abrubbeln, mit einem Hobel oder Schneidegerät trägt man dagegen schnell zu viel Horn ab und kann sich auch verletzen.

Das Horn kann austrocknen und spröde werden, die entstehenden Einrisse sind Eintrittspforten für gefährliche Bakterien. Eine fette Salbe hilft, die Feuchtigkeit in der Hornschicht zu binden. Sind bereits heftigere Risse aufgetreten, etwa an der Ferse, müssen diese zunächst im Fett »ertränkt« werden. Am besten also vor dem Zubettgehen einsalben und eine atmungsaktive Folie über den Fuß legen. Solche Folien aus Polyurethan gibt es in der Apotheke. Sie schwitzen die Salbe richtig schön tief in die dicke Hornschicht hinein.

Trocknen Sie die Füße immer gut ab, auch zwischen den Zehen, dann können Erreger nicht so gut eindringen. Waschen Sie Socken heiß bei 60 oder besser 90 Grad! Das Waschen pilziger Socken nur bei 40 Grad kurbelt das Pilzwachstum im Spülwasser sogar noch an. Die Socken kommen infektiöser aus der Maschine, als sie hineingegeben wurden.

Nutzen Sie keine Fußdesinfektionsduschen, da sie die schützende Hautbarriere auslaugen; zudem finden sich in der Umgebung dieser Duschen erst recht viele Pilzsporen, weil niemand die erforderliche Einwirkzeit von etwa fünf Minuten einhält, sondern seine Zehen gerade mal fünf Sekunden darunterhält. So können die Mittel aber nicht wirken, gleichzeitig können Resistenzen gefördert werden.

Und noch eine Warnung: Wer bereits eine Warze am Fuß hat und sich zur Fußpflege begibt, läuft Gefahr, dass die infektiösen Partikel beim Hornhautschleifen auf dem Fuß verteilt werden und in der Folge lauter neue Warzen wachsen. Erst die Warze heilen, dann zur Fußpflege, bloß nicht umgekehrt.

Krampfadern

Einige Hautkrankheiten haben auch mit unseren Venen zu tun. Die Venen sind die Rücktransportwege des Blutgefäßsystems. Über sie gelangt das sauerstoffarme Blut aus allen Organen und den entferntesten Ecken unseres Körpers wieder zurück zu Herz und Lunge in die Wiederaufbereitung.

An den Beinen haben wir zwei große Venensysteme: die oberflächlichen und die tiefen Beinvenen. Die oberflächlichen können wir mit bloßem Auge sehen, es sind jene blauen Schläuche unter der Haut, die oft an Gelenken und auf harten Muskeln deutlich hervorspringen. Sie haben zwei Haupt- und viele Nebenschläuche, die sich zu immer kleineren Venen verzweigen, bis zu den sogenannten Haargefäßen oder Kapillaren. An vielen Stellen gibt es

Kurzschlussverbindungen zu den tiefen Beinvenen. Die sind aber nur mit radiologischen Methoden wie Ultraschall einsehbar.

Die Beinvenen müssen ihr Leben lang gegen die Erdanziehung arbeiten, um das Blut von unten nach oben zu transportieren; auch Wasser fließt schließlich nicht von allein einen Berg hoch. Drei Mechanismen helfen den Venen dabei: Pumpen, Schleusen und Sog.

Zunächst pumpt das Herz mit der linken Kammer das Blut nach oben in das Gehirn und die Arme und nach unten in den Körper und die Beine. Das Blut fließt nach der Reise durch den Körper

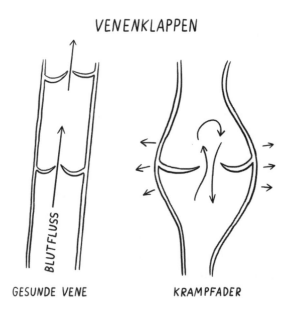

zur rechten Kammer zurück, weil erstens in den Venen Ventilklappen das Blut nach oben hindurchtreten lassen, den Strom aber gleichzeitig daran hindern, wieder nach unten abzulaufen. Zweitens drücken die Wadenmuskeln und Schlagadern das Blut pumpenartig nach oben. Es ist also sehr wichtig, eine stramme Wadenmuskulatur zu haben, sie dient als Kompressions- oder Stützstrumpf von innen. Und zudem saugen das Zwerchfell bei der Atmung und die Herzvorhöfe das Blut über Unterdruck nach oben zu sich hinauf.

Wenn nun Beinvenen genetisch bedingt (ein kleines Geschenk von Eltern oder Großeltern) langsam ausleiern und die Venenwände auseinanderdriften, können die Venenklappen sich nicht mehr vollständig schließen. Das Blut fällt quasi ständig nach unten zurück. Der Körper versucht, das Blut sofort wieder nach oben zu befördern, schließlich kommt mit jedem Herzschlag neues Blut an, doch es mag nicht so recht gelingen. Ein Rücktransport erfolgt erst, wenn man sich in die Horizontale begibt und/oder die Beine hochlegt. Tagsüber, wenn man eher sitzt oder steht, kommt es somit zu einer Überfüllung der Vene mit altem Blut. Dadurch wird sie noch weiter auseinandergedehnt und im Laufe der Jahre langsam auch für die Außenwelt sichtbar: als Krampfader, die sich blau und dick unter der Haut entlangschlängelt. Vor allem an den Waden (der Klassiker), aber auch an den Oberschenkeln. Der Ursprung dieses Übels liegt da schon Jahre zurück.

Krampfadern machen entgegen der weitverbreiteten Annahme keine Krämpfe, wohl aber schwere Beine. Denn durch den permanenten Blutrückfluss wird immer auch ein wenig Gewebsflüssigkeit aus den ausgeleierten Venenschläuchen in die Umgebung gepresst. Der Betroffene bekommt ein Ödem durch sich teigig anfühlende Wassereinlagerungen im Gewebe.

Wenn Sie überprüfen möchten, ob Sie vielleicht an Krampfadern leiden, beantworten Sie folgende Fragen: Schneiden bei Ihnen die Socken ein, wenn Sie lange stehen oder sitzen und nicht laufend Ihre Venenpumpe betätigen? Hinterlässt das Sockenbündchen an heißen Tagen, wenn Hitze die Gefäße noch durchlässiger macht, einen besonders deutlichen Abdruck? Können Sie mit dem Finger eine

Delle ins Gewebe drücken, die mehrere Sekunden nicht wieder zurückgeht? Ja? Sorry, Sie haben wahrscheinlich Krampfadern.

Gefährlicherweise verursachen Krampfadern lange keine Beschwerden, außer dass Sie sich vielleicht optisch daran stören. Doch sie sind heimtückisch. Das angestaute Gewebewasser führt zu einem längeren Reiseweg für Sauerstoff, die Vernarbungszellen im Gewebe werden stimuliert, das Gewebe altert. Unterhalb der ausgeleierten Venen geben die noch intakten Gefäßabschnitte wegen des dauernden Rückstaus ebenfalls nach. Gut zu erkennen am Fuß unter dem Innenknöchel. Besonders bei Männern im besten Alter zeichnet sich kranzartig die *Corona phlebectatica* ab, die »Krone erweiterter Venen« – schauen Sie das doch auch noch mal schnell nach ...

Wenn sich Fuß und Unterschenkel langsam verfärben und Blutaustritte für gelbbraune Flecken und Punkte sorgen; dann spricht der Dermatologe französisch-elegant von *Purpura jaune d'ocre,* also von punktförmigen Einblutungen in Gelb und Ocker. Manchmal wird das Gewebe aber auch dünn und weiß, wie eine Narbe, was hier aber ganz ohne sichtbare Verletzung schleichend von innen heraus entsteht (Stichwort Stimulation der Vernarbungszellen). Die Diagnose lautet dann *Atrophie blanche.* Irgendwann kann sich in so einem geschädigten Gewebe auch ein Stauungsekzem, eine Venenentzündung oder irgendwann ein Geschwür, also ein offenes Bein, entwickeln. Ohne Verödung oder Entfernung der Krampfadern können diese Hautzustände nicht abheilen.

Besenreiser

Möglicherweise haben Sie bei sich bisher aber »nur« Besenreiser bemerkt? Auch wenn ich Sie nun vielleicht einer Illusion beraube: Auch das sind Krampfadern, allerdings solche der kleinsten Beinvenen-Verzweigungen. Sie gelten als kosmetisch störend, aber nicht als krankhaft. Dennoch sind sie oft eine wichtige Spur: Sie können darauf hinweisen, dass größere, vor dem bloßen Auge noch verborgene Krampfadern darunter liegen.

Viele möchten sich ihre Besenreiser wegmachen lassen, weil sie kosmetisch stören. Wie der Name schon sagt, erinnern die feinen Gebilde an Reisigbesen aus dünnen Zweigen. Entfernt werden sie durch Einspritzen von Verödungsmittel oder mit Hilfe eines speziellen Lasers. Bevor Sie das machen lassen, sollten Sie unbedingt die großen Beinvenen, die Seitenäste und die Kurzschlussverbindungen zwischen oberflächlichem und tiefem Beinvenensystem gründlich untersuchen lassen. Sonst klappt die Besenreisertherapie möglicherweise nicht, weil große Krampfadern die kleinen Besenreiser wieder aufdrücken und der ganze Aufwand umsonst war.

Man muss sich das so vorstellen: Die großen Venen sind ein mächtiger Strom, ein Fluss wie der Rhein. Der Fluss hat viele Nebenarme, und diese haben wiederum kleinere Seitenkanäle. Besenreiser entsprechen diesen kleinen Kanälen. Man kann sie nur erfolgreich verschließen, wenn man den Fluss des großen Stroms einschränkt. Denn wenn der ständig zu viel Wasser führt, wird er auch die kleinen Kanäle immer wieder überfluten. Das ausgetretene Gewebewasser, das Ödem, entspricht in unserem Bild einer Sumpflandschaft. Wenn man in einen Tümpel immer mehr Wasser hineinpumpt und nicht für Ablauf sorgt, tritt das Wasser irgendwann über das Ufer und verwandelt die Umgebung in einen Morast. Etwas Ähnliches passiert in unserem Unterschenkel, wenn sich das venöse Blut staut und Gewebewasser austritt.

Neben genetischen Faktoren begünstigt auch eine Schwangerschaft Krampfadern und Besenreiser, da sie den Druck im Bauch erhöht und den venösen Rückstrom behindert. Das Baby liegt sozusagen im Weg, zudem machen die ausgeschütteten Hormone die Gefäße weich. Schwangeren sei daher das Tragen von Kompressionsstrümpfen ans Herz gelegt. Sie wirken der Entstehung von Krampfadern entgegen und auch dem damit verbundenen Thrombose- oder Venenentzündungsrisiko. Die heutigen Kompressionsstrümpfe haben nichts mehr mit den ollen beigefarbenen Gummistrümpfen von früher zu tun. Sie sind aus atmungsaktivem Hightechmaterial und in vielen schicken Farben erhältlich. Für die Dame gibt es sie auch mit Spitzenstrumpfband.

Hier noch ein paar wichtige Tipps und Informationen:

Genau wie Krampfadern sind Hämorrhoiden und Plattfüße Ausdruck einer angeborenen Bindegewebsschwäche und kommen oft zu dritt.

Besenreiser und Krampfadern bei sich oder in der Familie sollten Sie zu einem gründlichen Venencheck mit Ultraschall motivieren.

Krampfadern – auch unentdeckte – schwächen die Abwehr- und Handlungsfähigkeit in Füßen und Beinen. Bei allen Fuß- und Beinkrankheiten lohnt es sich immer, nach Krampfadern zu fahnden!

Das Tragen einschneidender Socken und Kniestrümpfe und das Übereinanderschlagen der Beine sind Gift für Ihre Venen. Sitzen oder stehen Sie nie zu lange am Stück und bewegen und trainieren Sie, wann immer es geht, Ihre Wadenmuskeln. Auch Kneippkuren tun Ihren Gefäßen gut. Ebenso Rosskastanienextrakt zum Einnehmen oder Auftragen, der die Venen etwas gegen den Flüssigkeitsaustritt abdichtet.

Wer beruflich viel und lange stehen muss, Langstrecken per Flugzeug reist oder schwanger ist, sollte sich Kompressionsstrümpfe zulegen. Sie sind eine Stufe stärker als die viel weniger wirksamen Stützstrümpfe. Selbst Marathonläufer verwenden Kompressionsstrümpfe zur Steigerung ihrer Leistungsfähigkeit und schnelleren Erholung nach dem Laufen.

8 MANIPULATIONEN AN DER FASSADE

Während wir unsere Füße gerne mal vergessen, wenden wir für Gesicht und andere sichtbare Körperpartien jede Menge Sorgfalt auf. Wir dekorieren die Haut an diesen Stellen, wir schminken und bemalen, piercen, branden und tätowieren oder manipulieren sie auf andere Art. Schminken ist dabei – zumindest unter Frauen – die wohl am weitesten verbreitete Deko-Maßnahme.

Die Lust an Hautinszenierung, Bemalungen und Körperkunst ist definitiv nichts Modernes, sondern gründet auf uralten Stammesritualen. Schminken dekoriert und betont sexuelle Schlüsselreize. Wir versuchen, uns mit roten Lippen oder umrandeten Augen zu verjüngen und dem gerade aktuellen Schönheitsideal nahe zu kommen. Den Anschein von Jugend in fortgerücktem Alter erwecken, die Haut als Fetisch inszenieren – all das kann mit Schminke gelingen, wenn sie geschickt eingesetzt wird.

Manchmal allerdings wird sie so dick aufgetragen, dass der Mensch dahinter verschwindet, das Gesicht wie eine Maske wirkt. Ein solches Gesicht stößt eher ab, der Betrachter ist alarmiert. Hat dieser zugekleisterte Mensch etwas zu verbergen? Ist hier jemand so unglücklich mit sich, dass er sein Ich verstecken und ein anderes vorgaukeln muss?

Dass Schönheit immer im Auge des Betrachters liegt, das sahen schon die alten Griechen. Eine Erkenntnis, die manchmal auch in eine psychische Störung münden kann. Unter *Dysmorphophobie* versteht man die Angst vor einem fehlgestalteten Sein oder eine »eingebildete Hässlichkeit«. Betroffene empfinden ihr Gesicht,

EINGEBILDETE HÄSSLICHKEIT, DIE DYSMORPHOPHOBIE

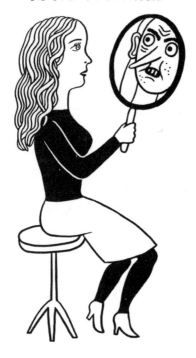

ihre Nase, ihren Körperbau als hässlich. Ihre Umwelt reagiert meist verständnislos, denn sehr häufig befällt die Entstellungsangst gerade besonders attraktive Menschen. Beim Betrachten ihres Spiegelbilds sind sie nur auf ihre vermeintlichen oder echten Makel fixiert und nehmen den wohlgestalteten Rest nicht wahr. Sie beschäftigen sich übermäßig viel mit sich und ihrem Körper, schauen prüfend in jedes Schaufenster, an dem sie vorbeigehen, und suchen ständig nach Rückbestätigung durch ihre Umwelt. Ihr Selbstwertgefühl ist schwer gestört, die Ursachen dafür liegen meist in der Kindheit, die Symptome treten von der Pubertät an auf. Schönheitsideale, mit denen Werbung und Medien uns permanent traktieren, setzen ihnen besonders stark zu. Plastische Chirurgen und Hautärzte sind beliebte Anlaufstellen für diese traurigen Schönen, die sich selbst so verzerrt wahrnehmen und darüber in einen grenzenlosen Optimierungswahn verfallen. Natürlich ohne sich jemals mit dem eigenen Spiegelbild zu versöhnen. Eine Psychotherapie ist der einzige Weg zur Heilung.

BOTOX ODER: DIE DOSIS MACHT DAS GIFT

Dieser Optimierungswahn geht oft einher mit der Angst zu altern. Manchmal mit grotesken Folgen.

Eine Managerin um die 40. Schlank, gut gekleidet, erfolgreich. Gegen Mittag kommt sie in meine Sprechstunde. Ich beginne die Anamnese und erkundige mich nach Medikamenten, befrage sie zu Vorerkrankungen, ihrem Menstruationszyklus ... kurz: zu allem, was man als Ärztin so wissen sollte über seine Patientin.

Doch bald wundere ich mich. Was stimmt mit dieser Frau nicht? Warum schaut sie die ganze Zeit so eigenartig beleidigt? Bin ich ihr vielleicht zu nahe getreten? Habe ich sie mit meinen Fragen verletzt?

Ich versuche, mich auf die weitere Anamnese zu konzentrieren. Nein, keine Kinder. Keine Allergien. Dann, fast am Schluss, meine Frage: »Hatten Sie schon mal Botox?«

»Ja!! Natürlich!«, ruft sie beinahe empört.

»Und wo genau?«

Ihre Antwort: »Na überall!«, als ob das nicht selbstverständlich wäre ...

Botox – überall! Ich war erleichtert. Die ablehnende, blasierte Mimik meiner Patientin hatte nichts mit mir zu tun. Sie konnte einfach nicht anders. Sie war schlicht nicht in der Lage, ihre Gesichtsmuskeln so zu bewegen, dass ihr Gesicht auch das ausdrückte, was sie gerade fühlte oder sagte. Alles war gelähmt. Nur ihre Lippen öffneten und schlossen sich wie bei einem Fisch an Land, und ihre Augen kreisten engagiert in ihren Höhlen. Morbus Maske. Die Frau war ganz offensichtlich das Opfer eines überengagierten Kollegen geworden.

Der eigentliche Grund ihres Besuchs in meiner Praxis waren Sonnenschäden, große Poren und eine unruhige Hauttextur. Um hier helfen zu können, schlug ich eine Lasertherapie vor. Keine kleine Sache, aber am Ende der Behandlung Erleichterung auf beiden Seiten. Ich war zufrieden mit dem Resultat und machte zum Schluss noch einen Scherz. Ihre Reaktion: schallendes Gelächter. Es war wirklich faszinierend, zu beobachten, wie so ein gigantischer Lachanfall bei einer Full-Face-Lähmung aussieht. Der Mund klappt weit auf, erst glucksende, dann laut knatternde Lachgeräusche folgen, auch der Körper bebt begeistert mit. Das Einzige, was überhaupt nicht dazu passt, ist das glattgebügelte, unbewegliche Antlitz. Keine Lachfältchen, keine sich kräuselnde Nase, keine rund werdenden Bäckchen, keine tanzenden Augenbrauen. Ich mag es, wenn Menschen herzhaft, fast selbstvergessen lachen. Ich hätte all diese mimischen Reaktionen so gern bei meiner Patientin gesehen. Dann wären wir beide in diesem Moment auf besondere Weise verbunden gewesen. Aber so blieb es bei einer etwas skurrilen, fast gruseligen Distanz.

Was Botox mit Gammelfleisch zu tun hat

Der Begriff »Botox« ist eigentlich ein Produktname, so wie »Tempo« bei Papiertaschentüchern. Korrekt müsste es *Botulinum-TOXIN* heißen. Da sich dieser Wirkstoffname aber irgendwie böse und giftig anhört, kamen findige Kollegen auf die Abkürzung »Botulinum«. Das klingt biologischer, fast niedlich und daher besser verkäuflich. Ängstlicher Kundschaft soll so die Hemmung vor giftigen – toxischen – Spritzen genommen werden. Tatsächlich macht immer die Dosis das Gift, auch bei Botulinum.

Botulinumtoxin ist eines der stärksten Gifte, die wir kennen. Ein Nervengift. Es wird von *Clostridium botulinum*-Bakterien gebildet. Deren Name ist vom lateinischen Wort *botulus* (Wurst) abgeleitet, weil es in früheren Zeiten immer wieder zu tödlichen

8 MANIPULATIONEN AN DER FASSADE

Vergiftungen durch schlecht gewordene Wurst oder kontaminierte Fleischkonserven kam. Die Botulinumtoxine in der Gammelwurst führen zu einer Lähmung der Atemmuskulatur und der Lungenfunktion.

Doch wie kann es sein, dass ein so gefährliches Gift therapeutisch genutzt wird? Nur ein Gramm des Gifts reicht aus, um über eine Millionen Menschen zu töten. Für einen einzelnen Menschen genügen bei Aufnahme über den Mund 70 Mikrogramm, bei Gabe in den Muskel oder die Vene sogar schon rund 0,1 Mikrogramm. Das ist unglaublich wenig, aber immer noch wahnsinnig viel mehr als in jeder Botulinum-Ampulle enthalten ist. Tödlich würde es vermutlich erst, wenn man rund 50 bis 70 Fläschchen in den Körper spritzen würde. Zum Vergleich: In einer ästhetischen Sitzung gegen Falten oder übrigens auch gegen übermäßiges Schwitzen – hier spritzt man den Stoff in die Achselhaut – werden ein, zwei Fläschchen verbraucht.

Bereits seit 1978 wird Botulinumtoxin als Medikament genutzt. Man behandelt damit Schielen, Augenkrämpfe, Schiefhals und spastische Lähmungen bei Kindern, entstanden durch Sauerstoffmangel bei der Geburt. Mit anderen Worten: bei Erkrankungen, bei denen die Muskulatur stark verkrampft und verhärtet ist. Durch Injektionen mit Botulinumtoxin wird der Muskel weicher, zieht sich nicht mehr so stark zusammen, so dass am Ende auch Krankengymnastik besser möglich ist.

Der Einsatz als Faltenkiller dagegen ist einer Zufallsentdeckung geschuldet. Als Mediziner in den achtziger Jahren in Amerika bei Patienten Verkrampfungen des Augenmuskels mit Botox entspannen wollten, stellten sie eine erstaunliche Nebenwirkung fest. Nicht nur die Muskelspannung ließ nach, auch die Falten um die Augen verschwanden mit der Zeit wie von Geisterhand. Warum? Da die Muskeln sich nicht mehr so stark zusammenzogen, konnten sie auch die darüberliegende Haut nicht länger knautschen. Das war die Geburtsstunde von »Botox gegen Falten«. Seit 1989 wird es weltweit millionenfach eingesetzt.

Botulinumtoxin hemmt die Übertragung des Botenstoffs *Acetylcholin* vom Nervenende auf den Muskel. Der Effekt setzt nach wenigen Tagen ein und hält rund fünf Monate an. Danach ist alles wieder fast beim »Alten«. Dennoch gibt es einen interessanten Nebeneffekt. In der Zeit, in der die behandelten Gesichtsmuskeln stillgelegt sind, kann man sich das böse, grimmige oder konzentrierte Schauen gewissermaßen abtrainieren. Das ist wie beim Bizeps eines Kraftsportlers. Wenn der nicht ordentlich beansprucht wird, verliert er schnell an Umfang. Genauso wird auch der mimische Muskel schwächer, und die darüberliegende Haut kann zunehmend weniger zu Falten zusammengeschoben werden. Die Folge: Der Antifalteneffekt hält auch dann noch an, wenn die Wirkung des Botulinumtoxins nachgelassen hat und die Muskulatur schon wieder voll angesteuert werden kann.

Mr. Spock und die kleine Wunderwaffe

Wird die Zornesfalte behandelt, spritzt der Arzt an fünf kleinen Punkten etwas Botulinumtoxin v-förmig zwischen die Augenbrauen. Innerhalb von wenigen Tagen beginnt die Entspannung der Muskeln zwischen den Augenbrauen, etwa je einen Zentimeter um die Einstichstellen herum. Selbst wer jetzt zornig gucken möchte, wird das kaum noch hinbekommen. Ehemänner notorisch »grimmiger« Frauen empfinden eine Botoxbehandlung deshalb oft als Segen. Selbst wenn die Gattin grantig ist, bleibt das Gesicht offen und freundlich.

Es kommt zu einer Arbeitsverlagerung innerhalb der Stirnmuskulatur. Die Bereiche, die kein Botulinumtoxin abbekommen haben, entdecken plötzlich neue Kräfte und arbeiten härter als je zuvor. Das führt dazu, dass die Augenbrauenseiten stärker nach oben gezogen werden, was im besten Fall den Blick etwas öffnet und bei Frauen sehr begehrt ist. Manchmal übertreiben es die neuen Muskelprotze aber. Dann werden die Brauen so heftig angehoben, dass man einen erstaunten Gesichtsausdruck annimmt. Diese hochgezogenen Brauen nennt man »Spock-Zeichen«, benannt nach Mr. Spock aus »Raumschiff Enterprise«. Aber der Vulkanier-Effekt ist kein wirkliches Drama. Zwei weitere winzige Pikser in die Haut oberhalb der Brauen lässt sie rasch wieder auf Normalnull absinken.

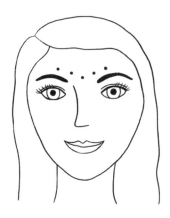

HIER SPRITZT MAN BOTOX GEGEN ZORNESFALTEN

Der Antizorneffekt wird übrigens auch in der Psychiatrie genutzt. Dort wird Botulinumtoxin als Antidepressivum gespritzt. Dabei geht es vor allem um die Rückmeldung des grimmig schauenden Muskels ans Gehirn. Wenn man der Zornesfalte die Fähigkeit nimmt, zornig zu sein, dann denkt das Gehirn: »Ach super, gibt nix mehr zum Ärgern, dann kann ich ja jetzt wieder glücklich sein!« Diesen Effekt können wir auch an uns selbst beobachten. Wer intensiv lächelt, selbst wenn ihm gar nicht danach ist, wird sich am Ende besser fühlen. Gefühle machen Mimik, und Mimik macht Gefühle.

Überall dort, wo Muskeln krampfen können oder durch zu hohe Aktivität Probleme verursachen, leistet Botulinumtoxin inzwischen gute Dienste. Neurologen zum Beispiel setzen den Wirkstoff bei Kopfschmerz- und Migränepatienten ein, wenn ein stark angespannter Muskel auf Nerven drückt und dadurch Kopfweh verursacht. Entspannt man den Muskel, lässt auch der Schmerz nach. Zahnärzte verwenden Botulinumtoxin, um die großen Kieferkaumuskeln zum Schrumpfen zu bringen, was gegen Zähneknirschen und einen optisch kantigen, breiten Kiefer hilft.

In der Urologie kommt das Gift gegen eine überaktive Urinblase zum Einsatz, in der Orthopädie gegen Tennisellbogen, in der Schlaganfallmedizin gegen übermäßig verkrampfte Muskeln, in der Gynäkologie gegen Scheidenkrämpfe und in der Proktologie gegen Analfissuren, also schmerzhafte Hauteinrisse am Poloch.

Doch nicht nur im muskulären Bereich gibt es beeindruckende Effekte durch die Verwendung dieser kleinen Wunderwaffe. Leiden Menschen unter krankhaftem Schwitzen, besonders in begrenzten Bereichen wie Achseln, Händen oder Füßen, können ein paar Pikser zügig helfen. Die Schweißdrüsen befinden sich in der Lederhaut. Ähnlich wie Muskeln können auch sie durch den Botenstoff *Acetylcholin* aktiviert und durch Botulinumtoxin geblockt werden. Der Schweiß versiegt innerhalb von zwei Tagen, und das für einige Monate. Das Medikament ist schnell und einfach zu spritzen und wird in der Regel sehr gut vertragen. Nicht immer gut vertragen wird allerdings der Preis.

Pro und kontra Faltenkiller

Beim Geschäft mit der Schönheit werden weltweit längst Milliarden verdient. Und die Branche wird nicht müde, neue Begehrlichkeiten zu wecken. So werden aus gewöhnlichen und ganz normalen Falten mit großem Werbeaufwand unerwünschte Diagnosen gemacht. Man muss sich nur extrem uncharmante Faltennamen ausdenken, die dann ausschließlich mit Botulinumtoxin »geheilt« werden können: »Zornesfalten« zwischen den Brauen und »Krähenfüße« um die Augen, »bunny lines« (»Hasenlinien«) an der Nase, »Querfalten« auf der Stirn, »Marionettenfalten« (Lefzenbildung) am Mund, »Pflastersteinkinn« (ganz viele kleine Dellen im Kinn), »gummy smile« (Zahnfleischlachen), »Plisseefalten« an der Oberlippe und schließlich der »Truthahnhals«. Bei den meisten dieser »furchtbaren Entstellungen« ist der Einsatz von Botulinumtoxin gar nicht offiziell zugelassen, dennoch wird im »off label use« fleißig gespritzt.

Sehr problematisch ist der Einsatz rund um den Mund. Am Lippenrand wird Botulinumtoxin manchmal für vollere Lippen und als Antikräuseltherapie gegen Knitterfältchen der Oberlippe eingesetzt. Leider mit dem Resultat, dass das Schürzen der Lippen gestört ist und es zu Sprech-, Lach-, Küss-, Trink- und Essstörungen kommen kann. Egal, Hauptsache, glatt … Bis dann alles wieder normal funktioniert und der Mund keine grotesken Bewegungen mehr macht, vergehen oft Monate.

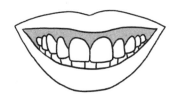

ZAHNFLEISCHLACHEN

Ein verantwortungsvoller Arzt sollte Botulinumtoxin im Gesicht nur sehr begrenzt und punktuell einsetzen. Niemals sollte alles starr gebotoxt werden! Erst unsere Mimik lässt uns vital, jung, lebendig und vor allem liebenswert erscheinen. Sie muss lesbar sein. Wir Menschen reagieren auf andere Menschen fast immer unbewusst, reflexartig. Es nutzt also nichts, etwas freundlich zu sagen, wenn man dabei nur unbeteiligt oder gar böse gucken kann.

Wenn man das Nervengift sehr maßvoll und gezielt einsetzt, lassen sich kosmetisch oft eindrucksvolle Ergebnisse erzielen. Die Patienten sind glücklich, und das Risiko ist minimal. Da ist man als Arzt sehr froh, helfen zu können und dabei abends ruhig zu

FALTEN MIT GEMEINEN NAMEN

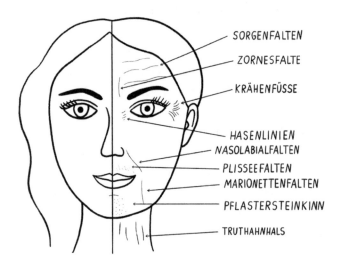

schlafen, ohne Ängste vor allzu großen Nebenwirkungen. Die Grenze zwischen »aufhübschendem« und fröhlich machendem Feintuning und irrem Jugend- und Schönheitswahn ist allerdings sehr schmal. Wer einmal auf einem Ärzte-Beauty-Kongress war, wird erstaunt gesehen haben, was auch Ärzte sich antun können. Da gibt es Kolleginnen und Kollegen, die sich selbst vor dem heimischen Badezimmerspiegel spritzen und wenig später monstergleich mit verzerrten, verbeulten und gelähmten Gesichtern über Schönheit diskutieren.

Ich finde die Haltung, dass Falten automatisch alt oder hässlich machen würden, sehr problematisch. Man kann mit 60 nun einmal nicht mehr aussehen wie mit 20. Muss man auch nicht. Und was hilft ein glattgebügeltes Botox-Gesicht auf einem alten Hals, über einem alten Dekolleté und auf alten Schultern, von denen faltige Arme herabbaumeln? Auffliegen kann man immer irgendwie, zumal ein altes, aber gebügeltes Gesicht ohnehin nicht wirklich jung aussieht.

Aber auch ich spritze meinen Patienten Botulinumtoxin und mache es gern. Bei dezenter Anwendung faszinieren die Resultate immer wieder, und die Ergebnisse sind schön. Optimal ist es, wenn die Umwelt nicht merkt, dass hier gebotoxt wurde, sondern annimmt, man komme gerade aus dem Urlaub, weil man so erholt und frisch aussieht.

Wenn Sie also mit dem Gedanken spielen, sich einer Botoxbehandlung zu unterziehen, lassen Sie sich nicht unbedingt gleich die volle Packung verpassen. Viel hilft viel, das gilt bei Botox definitiv nicht! Um die Pikser mit der Spritze werden Sie dabei keinesfalls herumkommen. Denn der Wirkstoff kann nicht über eine Creme aufgenommen werden, da seine Moleküle für eine Reise durch unsere Hautbarriere zu groß sind. Deshalb trauen Sie bitte keinen Werbeversprechungen für Botox-Cremes. Aber auch sonst hält kaum ein Tiegel mit Wundersalben das, was ihm angeblich nachgesagt wird …

AUFSPRITZEN ODER: EINE LIPPE KOMMT SELTEN ALLEIN

Die Tür geht auf, eine Lippe erscheint im Türrahmen. Kurz darauf folgt die dazugehörige Frau. Ich kann gar nicht mehr wegschauen. Diese große rosarote Wurst, eine Lippe, die weit über das Gesichtsprofil herausragt, aufgesetzt auf ein ebenfalls starr nach vorne stehendes Oberlippenweiß.

Schöne, rosarote, volle Lippen haben tatsächlich einen sexuellen Reiz. Doch das, was da soeben vor mir aufgetaucht ist, erinnert – um mit Freud zu sprechen – eher an die Karikatur eines gut durch-

KOMMT EINE LIPPE DURCH DIE TÜR...

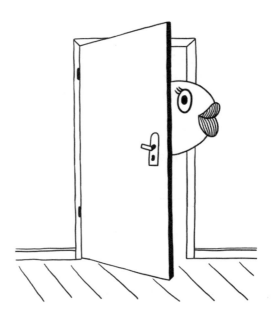

bluteten lustvollen weiblichen Geschlechts. Nur: Was macht eine Megavulva im Gesicht dieser Frau? Zudem führt sie noch ein Eigenleben. Sie bewegt sich ganz merkwürdig.

Ich frage mich manchmal, wie man so das Maß verlieren kann für das, was noch normal ist und auch schön. War das so gewollt? Oder ist hier etwas gründlich schiefgegangen?

Neben dem Injizieren von Botulinumtoxin gibt es ein weiteres Verfahren, bei dem man mit mehr oder weniger schmerzhaften Piksern den Kampf um äußerliche Schönheit ficht: das Faltenunterspritzen und Volumenaufbauen mit Hyaluronsäure-Gel.

Zahllose abschreckende Beispiele aus dem kosmetischen Bereich haben dem Ruf der Behandlung mit Hyaluronsäure geschadet. Dabei ist die Säure, ganz ähnlich wie Botulinumtoxin, ein Mittel, das

8 MANIPULATIONEN AN DER FASSADE

man in der Medizin längst mit großem Nutzen und Dankbarkeit verwendet. Ob schmerzende Gelenke, Wunden, verkümmerte Zahnfleischpapillen, trockene Augen, eingesunkene Narben, Volumendefekte am Körper nach Unfällen oder bei Fehlbildungen – überall ist Hyaluronsäure ein bewährtes, hilfreiches und in der Regel gut verträgliches Mittel zur Linderung oder Korrektur. Bei eingesunkenen Narben sind diese »Filler« ein schnelles und effektives Mittel, die Narben optisch auf Hautniveau zu spritzen.

In der Schönheitsmedizin kann Hyaluronsäure durchaus lieblich zeichnen, tiefe Schatten aufhellen, Volumendefekte beheben und dem Gewebe Saft, Spannkraft und weichere Konturen geben. Lippen lassen sich damit sinnlich formen durch mehr Volumen, einen lieblichen Lippenschwung, ein ausgewogenes Verhältnis zwischen Ober- und Unterlippe, sanft ansteigende Mundwinkel, einen modellierten Amorbogen an der Oberlippe. All das kann entstehen wie ein Kunstwerk, wie eine Skulptur, die man gestaltet. Gleichwohl setzen Anatomie und Typ des Gesichts natürliche Grenzen bei der Lippenmodulation. Sollte man jedenfalls meinen. Es gibt aber auch jede Menge »Künstler«, die mit der Modelliermasse sehr eigenwillig umgehen – und fertig ist das Schlauchboot im Gesicht.

Hyaluronsäure ist ein körpereigener Stoff, der Teil unserer natürlichen Gewebefüllung ist. Unser Gewebe enthält eine faserigglibberige Grundsubstanz, die »extrazelluläre Matrix« genannt wird. Wenn man diese Matrix anfassen könnte, würde sich das so anfühlen, als drücke man auf seinen Augapfel: prall und elastisch. Diese Matrix haben wir überall in unserem Körper, besonders in der Haut, der Gelenkflüssigkeit, im Auge, in den Bandscheiben und im Knorpel.

In dieser Matrix ist Hyaluronsäure ein Wasserspeicher. Ein Gramm bindet sechs Liter Wasser und macht unsere Haut schön saftig und elastisch. Leider sinkt der Hyaluronsäure-Pegel des

Körpers im Laufe des Lebens deutlich ab. Die Depots leeren sich zwar langsam, doch wenn wir 70 Jahre alt sind, sind maximal noch 20 Prozent der Ausgangsmenge übrig. Manchmal auch gar nichts mehr. Wir sind daher im Alter im wahrsten Sinne des Wortes saftloser und damit schrumpeliger.

Hyaluronsäure besteht aus besonders großen Molekülen, die – auf die Haut aufgetragen – höchstens in die obersten Hornschichten eindringen. Tiefer geht es nicht. Auf der Haut können sie immerhin Feuchtigkeit binden und die Haut aufplustern. Das hält allerdings nur ein paar Stunden an.

Will man den Stoff aber dorthin bringen, wo er im Alter zunehmend fehlt, nämlich hinab in das zweite Untergeschoss der Tiefgarage, in die Lederhaut, dann schafft man das nur mit Nadeln, die die Oberhaut und die Basalmembran durchdringen können. Teure Hyaluronsäure-Ampullen zum Auftragen auf die Haut, die eine Anti-Aging-Wirkung versprechen, sind Mogelpackungen. Gut für die Kosmetikindustrie, schlecht für Ihren Geldbeutel und ohne jeden nachhaltigen Verjüngungseffekt für Ihre Haut.

Früher wurde Hyaluronsäure, eine Art Vielfachzucker, aus Hahnenkämmen gewonnen und dann als artfremdes Produkt in das Gewebe des Menschen gespritzt. Das führte oft zu deutlich sichtbaren allergischen Immunabwehrreaktionen mit hässlichen entzündlichen rot-knotigen Pickeln und Verhärtungen. Heute wird Hyaluronsäure biotechnologisch hergestellt. Sie wird mit Hilfe von Bakterienkulturen produziert und anschließend von allen Eiweißen gereinigt, die Allergien auslösen könnten. Die Substanz wird so sehr gut verträglich. Zudem werden die Moleküle technisch miteinander vernetzt, so dass sie sich länger im Gewebe halten. Irgendwann hat das Gewebe aber das Gel verdaut, und man muss nachspritzen. Bis dahin ist es in der Haut wie gewünscht ein Wasserspeicher und bringt Elastizität und Saftigkeit.

Hyaluronsäure hilft auch bei Wundheilung, bei Blutgerinnung, beim Anlocken heilender Zellen und bei der Stimulation frischen Bindegewebes – und genau durch diese Fähigkeit löst es neben der Hautaufpolsterung mit der Zeit eine echte Hautverjüngung aus. Aber auch hier gilt: Nur wer Hyaluronsäure maßvoll einsetzt und das Einspritzen maximal als Feintuning betrachtet, kann schlimme Beauty-Unfälle vermeiden. Wenn es doch einmal schiefgegangen ist, kann man im schlimmsten Fall das Hyaluronsäure-Gel mittels eines Enzyms *(Hylase)*, das man dazuspritzt, in nur wenigen Stunden wieder auflösen. Anders als bei Botox, dessen Wirkungen und mögliche Nebenwirkungen über Wochen und Monate ausgesessen werden müssen.

SCHÖNHEITSWAHN: AUF DEM IRRWEG

In einer Zeit, in der Jugend alles ist und Schönheit oft das Wichtigste, entsteht schnell ein gesellschaftlicher Druck. Die Stars und Sternchen der Filmbranche können ein Lied davon singen, die Regenbogenpresse tut ihr Übriges, dass Frauen ab 40 scheinbar einfach aussortiert werden. Sobald die ersten Fältchen kommen, muss der Platz vor der Kamera geräumt werden, zumindest so lange, bis frau wieder als Großmutter über die Leinwand flimmern kann. Aber selbst die wird heute eher von Frauen gespielt, die selbst noch Mütter sein könnten.

Doch nicht nur Menschen, die in der Öffentlichkeit stehen, spüren den Druck. Auch sonst geht der Trend zur langweiligen Makellosigkeit. Ein Irrweg! Ich selbst habe vor einiger Zeit eine bekannte Filmschauspielerin auf der Bühne erlebt, über ihr helle Lampen, die sämtliche unterirdischen Hyaluronsäure-Depots in ihrem Gesicht ausleuchteten: implantierte Apfelbäckchen, zu breit gezerrte Nasen-Lippen-Falte, künstliche Berge, Täler, Hügel und Höcker. Und bei einem Vortrag über Faltenunterspritzung stand ein berühmter Dermatologe aus Übersee am Rednerpult, der so viel Botox in der Stirn hatte, dass diese jegliche Eigenspannung verloren hatte und ihm fast über die Augen rutschte. Um hier entgegenzuwirken, hatte er sich die Augenbrauen mit Wülsten unterfüttert. Ein Neandertaler als Ästhetikarzt.

Diese Beispiele ließen sich beliebig fortführen und erklären doch nichts. Denn es bleibt die Frage, warum richten sich Menschen so zu? Oder gibt es noch etwas, das über das Streben nach Schönheit hinausgeht, das die Leute in Scharen in die Beauty-Praxen treibt?

Offenbar schon: Kürzlich kam eine neue Patientin zu mir mit der Bitte, ich möge eine kleine (für mich kaum sichtbare) Asymmetrie ihrer Lippe mit Hyaluronsäure ausgleichen. Diesen »Makel« wolle sie keinen Tag länger hinnehmen. Die Dame, die erst vor kurzem nach Berlin gezogen war, beschrieb mir haargenau, wie ihr früherer »wirklich göttlicher Arzt« ihre Lippe behandelt habe. »Hier, genau hier, da hat er seine Spritze angesetzt und hui« – dabei ging ihre Stimme wonnevoll jauchzend in die Höhe – »und dann hat er es getan, dann hat er gespritzt!«

Als psychoanalytisch interessierte Ärztin konnte ich mir den Gedanken nicht verkneifen, dass dieses Lippenaufspritzen durchaus ein lustbesetzter Vorgang für sie gewesen zu sein scheint. Ihr »hui« und die Hingabe, mit der sie »dann hat er gespritzt!« hauchte und »genau hier« sagte, führten mich unweigerlich zu einer sexualwissenschaftlichen Betrachtung des Verhältnisses zwischen Arzt und Patientin. Tatsächlich kommt es in der Schönheitsmedizin hin und wieder zu masochistisch anmutenden Situationen; es geht um Schmerz, Lust und die unterwürfige Hingabe an den Meister mit der Spritze, den Modelleur und Künstler, der etwas

Neues schafft oder zumindest einen störenden Makel behebt. Ein Arzt, der verspricht, Schönheit zu perfektionieren, den Verfall aufzuhalten, hat das Stadium des Halbgotts in Weiß längst hinter sich gelassen. Er ist Gott!

In der Psychoanalyse ist die Angst vor dem Altern, das Kreieren von Botox-Masken und Wulstlippen eine Form der Abwehr. Und zwar der Angst vor dem Tod. Dabei beginnen wir ab dem ersten Atemzug zu altern und sterben jeden Tag ein wenig mehr. Ganz nach dem Motto: Das Leben ist lebensgefährlich und endet immer tödlich. Wir sollten wohl lernen, uns damit abzufinden und das Leben zu genießen, mit all seinen Geschichten, die es uns ins Gesicht schreibt.

TATTOOS – EIN SPLATTER-MOVIE FÜR UNSERE HAUT

Bildlich gesehen, sitzen wir gerade auf dem Boden des zweiten Untergeschosses unserer Hauttiefgarage. Plötzlich durchdringt eine gigantisch große spitze Nadel die Decke über uns, schwarze Farbe platscht herunter. Immer und immer wieder. Erst nach einer Weile ist der Spuk vorbei, doch noch lange danach hören wir das Brummen, spüren das Beben der verletzten Haut, sind umgeben von Schmerz und giftigem Fremdmaterial. Entzündungsbotenstoffe, wohin das Auge schaut. Unser Körper hat sofort erkannt, dass hier fremdes, schädliches Material unsere Schutzbarriere gewaltsam überwunden hat. Farbe dringt ein, ein Teil bleibt an den Stützsäulen unterwegs hängen, ein Teil klebt an der Decke, der Rest kriecht in die verletzten Lymphspalten hinein. Stellenweise ist sogar der Boden durchbrochen und Farbe im dritten Untergeschoss, im Fettgewebe, aufgeplatzt. Ein Inferno wie in einem Splatter-Film, ein Alptraum.

So oder so ähnlich würde das ein Bewohner unseres Hautgebäudes wahrnehmen, wenn ein Tattoo über ihn hereinbräche.

Was tun mit diesen großen Mengen Sondermüll? Störende Fremdkörperpartikel, teilweise krebs- und allergieauslösende Farbpigmente, Konservierungsstoffe, aber auch starke Gifte liegen überall herum, und es gibt keinen Weg zurück.

Die Basalmembran wird bald heilen. Da sie aber gewaltsam durchstoßen wurde, ist es möglich, dass sie das – wenn's dumm kommt – nur unter Narbenbildung tut. Gleiches gilt, wenn man ein unliebsam gewordenes Tattoo weglasern lässt. Auch wenn die Technik inzwischen recht ausgefeilt ist, können unschöne Erinnerungen an die einstige Verzierung bleiben: Genau da, wo früher Farbe war, prangt nun ein weißes Geister-Tattoo aus Narbengewebe.

Im Inneren der Lederhaut versuchen nun Aufräumkommandos (die Fresszellen) und Müllabfuhr (die Lymphe), den Schaden einzudämmen und den Dreck zu beseitigen. Ein Teil der Farbpigmente wird von Immunzellen umschlossen und bleibt so auf ewig in der Lederhaut als Fremdkörperpaket liegen. Ein weiterer Teil der Tätowierfarbe wird über die Lymphe abtransportiert in der Hoffnung, dass vielleicht die Lymphknoten etwas damit anfangen können. Aber auch die wissen natürlich nicht, wie sie diesen Giftmüll entsorgen sollen. Sie werden daher zu einer Art Endlager.

Die Folgen können fatal sein. Die betroffenen Lymphknoten verfärben sich. Erst der Gewebekundler erkennt unter dem Mikroskop den Unterschied zwischen »Lymphknoten-Tattoos« und Lymphknotenmetastasen von schwarzem Hautkrebs. Doch damit er das Gewebe überhaupt untersuchen kann, muss zunächst operiert werden: Eine 32-jährige US-Amerikanerin war an Gebärmutterhalskrebs erkrankt. Sie war an beiden Beinen tätowiert. Die bildgebenden Verfahren, die zur Metastasensuche eingesetzt wurden, zeigten verdächtige Lymphknoten im Unterleib. Daraufhin wurde die junge Frau radikal im Unterleib operiert. Es stellte sich jedoch heraus, dass die Lymphknoten nicht durch Krebsmetastasen, sondern durch Tattoopigmente verändert worden waren. Eine derart radikale Operation wäre also nicht notwendig gewesen.

Doch nicht nur die Lymphknoten werden zu Endlagern, die Fremdpigmente werden auch in andere Organe abgeschoben. Ebenfalls in der Hoffnung, dass der Organismus eine Entsorgungslösung findet. Doch die gibt es nicht. Meist verbleiben die Partikel als fein im Körper verteilte tickende Zeitbomben.

Tickende Zeitbomben

Die Gesetzesvorgaben für Farbstoffe in Verpackungen, Kosmetika, textilen Stoffen und Lebensmitteln sind äußerst streng, doch Tätowierpigmente sind diesen Regelungen bisher nicht unterworfen. Das ist absurd. Wer sich tätowieren lässt, muss mangels einheitlicher, verbindlicher Gesetze damit leben, dass die Farben schädliche Inhaltsstoffe enthalten können.

Tätowierfarben enthalten oft Schwermetalle wie Nickel, Blei, Cadmium, Chrom, Mangan, Kobalt, aber auch die Gifte Arsen, Aluminium, Quecksilber und industriell hergestellte Stoffe, die teilweise hoch allergieauslösend und krebserregend sind. Sogar eine Schädigung des Erbguts ist möglich, die Fortpflanzung könnte beeinträchtigt werden.

Der Verbraucher hat davon keine Ahnung und kaum eine Möglichkeit, die Bestandteile der Tattoofarbe zu prüfen. In Kosmetika sind all diese oben erwähnten giftigen Substanzen strengstens verboten – dabei wird ein Kosmetikartikel ja nur auf die Haut aufgetragen und im Zweifelsfall wieder abgewaschen. Tattoos werden dagegen direkt in den Körper implantiert. Auch wer sie nach ein paar Jahren an der Oberfläche weglasern lässt – schädigende Partikel bleiben im Körper.

Tätowierfarben müssten im Grunde, ähnlich wie Arzneimittel, strengsten Prüfauflagen unterliegen, welche Stoffe in welchen Mengen in den Menschen gelangen dürfen. Wie Sie wissen, sind Testreihen für Arzneimittel langjährige und extrem aufwendige Verfahren, wobei am Ende nicht immer die Zulassung folgt. In unserem Körper werden Medikamente wenigstens nach und nach abgebaut und ausgeschieden. Doch Tätowierfarben lassen sich leider nicht ausscheiden, sie verbleiben zu einem großen Teil in unserem Körper. Trotzdem werden sie nicht in sorgfältigen Verfahren und nach strikten Regeln getestet.

Gut, werden Sie sagen, der Körper verträgt eine Menge, und dafür, dass in Deutschland jeder Zehnte ab 14 Jahren (im Alter von 30 bis 39 Jahren sind es sogar 23 Prozent) und überhaupt auf der ganzen Welt jede Menge Leute Tattoos haben, hört man nicht sehr oft von gesundheitlichen Beeinträchtigungen. Das stimmt glücklicherweise, heißt aber leider gar nichts: Denn in der Toxikologie gibt es oft einen Summationseffekt. Irgendwann ist es dem Körper einfach zu viel, und er wird krank. Wenn man bedenkt, wie vielen Schadstoffen er im Laufe des Lebens ausgesetzt ist, sollte man sich schon fragen, ob man ihn noch zusätzlich belasten sollte. Je mehr Gift, desto höher das Risiko.

Alle Welt macht sich Sorgen über Aluminium im Deo, das vielleicht in kleinen Mengen über die Haut in den Körper gelangen könnte (Stichwort Demenz und Brustkrebs), obwohl die Hauptmenge an Aluminium über Nahrung und Medikamente aufgenommen wird. Wir fühlen uns wohler mit Biodinkelkeksen und sind besorgt, ob Funkwellen oder krebserregende Stoffe in Körpercremes uns schaden können. Bei Tattoos setzen diese Bedenken jedoch aus.

8 MANIPULATIONEN AN DER FASSADE

Eitrige Entzündungen nach dem Stechen, aber auch heftige Allergien mit Rötung, Juckreiz, Blasen, Nässen, Schuppen und Schwellung sieht man in der Arztpraxis regelmäßig. Es gibt viele wissenschaftliche Einzelfallberichte, nach denen Tattoos als Auslöser von Sonnenallergien, Hautkrebs und Augenentzündungen gelten. Hier verwechselt das Immunsystem quasi die Augen mit den Tattoofarben, die es gerade bekämpfen will.

Menschen mit Schuppenflechte vertragen Tattoos oft besonders schlecht. Ihre Haut reagiert nämlich auf alle möglichen Reize – eine Erkältung, Trockenheit, Medikamente oder Stress – mit roter, dicker, schuppiger Haut. Dasselbe passiert durch Druck, Reibung, Operationswunden und eben auch durch Tattoonadeln und -farben: Auf dem frisch gestochenen Drachen entwickelt sich eine üble Hautentzündung. Der so gefährlich und wild aussehende Drachen wird dann auch noch plötzlich dick, rot und schuppig – ein Kunstwerk in 3-D.

Besonders gefährlich wird es, wenn Leberflecken überstochen werden, da der Arzt dort dann keine Hautkrebskontrolle mehr durchführen kann. Das Ergebnis von MRT-Untersuchungen kann verfälscht werden, wenn dicht gestochene Tattoopigmente genau an jener Stelle in der Haut liegen, die begutachtet werden soll. Und nicht nur das: Manchmal enthalten Tattoofarben – übrigens auch jene eines Permanent-Make-ups – mikroskopische Eisenpartikel, die durch die starken Magnetfelder des Tomographen heiß werden und im Gewebe zu ausgeprägten tiefen Verbrennungen zweiten bis dritten Grades führen können: mit Hitzeschmerzen, Schwellungen und Narben.

Bye-bye, Arschgeweih

Klar, was aus der Innenperspektive der Haut einem Inferno gleichkommt, kann von außen ganz possierlich aussehen. Doch ob man nun eine Jugendsünde begangen oder sich längst volljährig einem Modetrend unterworfen hat – oft kommt der Tag, an dem man von gestochenen Schriftzügen oder bunten Bildchen auf der Haut genervt ist. Ein Tattoo bleibt, das Leben geht weiter. Und damit auch die Hautalterung. Wenn die Haut langsam hängt, dann fängt auch die gestochene Rose irgendwann an zu welken. Manchmal hat auch der Tattookünstler mit seinem Werk nicht den Geschmack des Kunden getroffen. Sprich, das Bild ist irgendwie danebengegangen. Was tun?

Weglasern ist in vielen Fällen ein probater Ausweg. Aber nicht alle Farben sind durch die heutigen Techniken entfernbar. Rot und Gelb gehören zu den ganz schwierigen Kandidaten. Übrigens kann auch das Weglasern die Giftigkeit von Pigmenten erhöhen, mit den bereits bekannten Folgen: Allergien, Autoimmunreaktionen und einem vermutlich gesteigerten Krebsrisiko.

Rein schwarze Tattoos sind meist am besten zu behandeln. Manchmal bleibt aber auch hier ein graues Schattentattoo übrig. Optisch ganz übel wird es, wenn es durch das Lasern zu einem sogenannten Farbumschlag kommt. Besonders groß ist das Risiko bei Permanent-Make-up, das aus Naturtönen besteht. Sie können etwa von beige zu grün umschlagen. Eine junge Frau, die sich ihr rotes Lippen-Permanent-Make-up wegmachen lassen wollte, tauchte kreuzunglücklich nach einer missglückten Laserbehandlung in einem Tattoostudio in meiner Praxis auf – mit grünen Lippen. Ob ich hier noch irgendetwas machen könne? Ein sehr schwieriges Unterfangen, erneut mit Lasereinsatz, aber ohne Garantie auf ein echtes Happy End.

8 MANIPULATIONEN AN DER FASSADE

Auch im Augenbereich kann die Entfernung eines permanenten Make-ups danebengehen. Hier kann die Grünfärbung zudem noch die ableitenden Lymphgefäße an den Schläfen befallen.

Im Praxisalltag sehen wir natürlich die ganze Palette an Fällen, die schiefgegangen sind. Wahlweise beim Stechen oder beim Versuch, das verunglückte Kunstwerk wieder zu entfernen.

Ein Segen sind Tattoos tatsächlich nur dann, wenn es um das Überdecken unschöner Narben geht. Weil ein Tattoo aber vielen einfach nur Spaß macht und Nebenwirkungen wirklich mies sind, lautet mein Appell zumindest: »Think before you ink!« Denk nach, bevor du dich färben lässt.

TEIL III

EIN
AUSFLUG GENITALIEN

---

9 HAUTSACHE SEX

Sex ist immer ein gutes Thema. Keine gelungene Gesellschaft, bei der es nicht hier und da mal ein bisschen kribbelt oder schlüpfrig wird, bei der man nicht hier und da mal etwas schäkert oder flirtet. Sex hat einfach für uns Menschen eine riesige Bedeutung, die weit über die Fortpflanzung hinausgeht: Sex hat biochemisch und neurowissenschaftlich messbare Konsequenzen für unser gesamtes Sein, für unsere Gesundheit und unser Gemüt.

Eine wichtige Rolle bei allem, was mit Sex zu tun hat, spielt die Haut. Sex, Erotik und Haut gehören untrennbar zusammen.

EROGENE ZONEN UND DIE SEXUELLE DREIFALTIGKEIT

Neben den Genitalien speisen auch viele andere Zonen der Haut Erregung in unser Nervensystem ein. Berührung, Streicheln, Vibration – unsere Haut ist so reichhaltig mit sensiblen Sensoren ausgestattet, dass alles registriert, verarbeitet und verwendet wird.

Dazu gesellt sich das Gehirn mit seinen Phantasien, und schon haben wir die drei Hauptverantwortlichen für das Einleiten und Auslösen eines Orgasmus beisammen. Genitalien, Haut und Hirn – der erfolgreiche Dreier für gelungenen Sex.

Die erogenen Zonen der Haut wurden erst 2012 systematisch untersucht. Dabei stellte man fest, dass sich ihre Lokalisation bei Männern und Frauen kaum unterscheidet, dass Frauen allenfalls erotische Berührungsreize noch etwas intensiver fühlen als Män-

EROGENE ZONEN – HIER IST ES BESONDERS SCHÖN

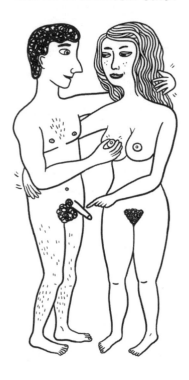

ner. Erogene Zonen scheinen weder Sozialisation, sexuelle Orientierung noch Nationalität zu kennen. Es ist also möglich, beim Liebesspiel international erfolgreich seinen Partner zu beglücken, ohne vorher einen Einführungskurs zum Thema regionale Gepflogenheiten besuchen zu müssen.

Einmal mehr lehrt uns die Haut: Rassismus ist out. Wir sind alle gleich. Dennoch ist eine erogene Zone nur dann eine solche, wenn der Gestreichelte, der Berührte oder Geküsste auch emotional in der Stimmung dazu ist. Ansonsten floppen die Avancen. Herausfinden kann man das, indem man bei Testpersonen die Regionen im Gehirn elektrisch reizt, die den erogenen Zonen an der Haut zugeordnet sind (Sie erinnern sich an das Homunculus-Modell). Die im Gehirn stimulierten Probanden werden sich aber nicht etwa erregt fühlen, sondern ein elektrisches Brummen oder Kribbeln in der gereizten Region beschreiben – was mit Erotik aber rein gar nichts zu tun hat.

Die beliebtesten erogenen Zonen an der Haut befinden sich auf den Genitalien, den Brustwarzen, den Innenseiten der Oberschenkel, dem Nacken, an und in den Ohren und am Po. Der Fetisch

Fuß rangiert dagegen nicht unter den Top Ten der beliebtesten erogenen Zonen, obwohl dort die Nervendichte hoch ist.

Sex macht schön

Die Natur hat zahllose Tricks auf Lager, um die Balance zwischen unserem Körper und unserer Psyche herzustellen. Die Haut wiederum spiegelt allerlei körperliche Zustände wider und verrät auch etwas über unser Sexualleben.

Spricht ein Mann mit einer für ihn attraktiven Frau, steigen seine Testosteronwerte im Speichel sofort an. Wenn wir sexuell erregt sind oder gar einen Orgasmus erleben, ist es, als ob in unserem Körper ein Hormonfeuerwerk angezündet wird, das nicht nur glücklich macht und die allgemeine Gesundheit fördert, sondern auch die Haut schön macht. Und wenn wir viele Sexualhormone in uns tragen, werden wir auch von anderen als attraktiver wahrgenommen, Frauen wirken auf Männer besonders um den Eisprung betörender, und wenn man nach längerer Abstinenz wieder in einer Beziehung ist und regelmäßig Sex hat, wird man plötzlich von weiteren potenziellen Interessenten umschwirrt, denn sie riechen, dass hier Vielversprechendes wartet …

Beim Sex und bei Berührung der Haut wird im Gehirn Oxytocin ausgeschüttet, was das sexuelle Interesse steigert, Ängste löst, Schmerzen lindert, beruhigt und unsere soziale Bindung fördert. Der freigesetzte Hormoncocktail aus Dopamin, Endorphinen, Serotonin, Prolaktin und Vasopressin macht glücklich, entspannt, ausgeglichen und erfüllt. Wir fühlen uns belohnt. Auch Adrenalin steigt mit wachsender Erregung, schärft unsere Sinne und macht wach.

Der Östrogenanstieg durch Sex bekämpft bei Frauen Pickel, macht das Haar dichter, sorgt für eine glattere Haut. Testosteron wiederum fördert die männliche Muskulatur, den Bartwuchs, aber auch den Haarausfall am Kopf, weshalb junge Männer, wenn sie ihre erste richtige Freundin haben, oft ein paar Haare mehr verlieren.

Sex vermindert das Risiko für Herzinfarkt und Osteoporose, reduziert Depressionen, formt den Körper und macht Frauen weiblicher und Männer männlicher.

Wenn man all das so liest, sollte einem klarwerden, dass es nicht so wichtig ist, ob Brüste groß, Penisse gerade und Scheiden symmetrisch sind. Es sind Stimmung und Phantasien, innere Bereitschaft und Leidenschaft, die Menschen zueinander bringen oder voneinander abhalten. Es sind biochemische Kriterien – wie man riecht, welchen Hormoncocktail man auffährt, wie es um das Immunsystem bestellt ist –, ob all das gut zum Partner passt. Auch psychologische Kriterien sind bedeutsam, nämlich, wie der andere an die eigenen frühkindlichen Erfahrungen andockt, da man sich meist Partner sucht, die in irgendeiner Form an die bewussten und vor allem an die unbewussten Erinnerungen aus der Kindheit anknüpfen. Wenn all diese Faktoren stimmen, werden wir voneinander angezogen – für eine kurze Episode oder für viele gemeinsame Jahre.

Intimrasur und G-Shot

Wenn man sich allerdings in etwas privaterer Runde unterhält und auf das Thema Genitalien kommt, wird man immer wieder von der Sorge hören, ein Penis sei womöglich zu klein oder Brüste zu flach, um erregend zu wirken oder den Partner befriedigen zu können. Letztlich spielt nichts von dem eine Rolle. Die biochemischen Vorgänge geschehen ohne unser Zutun, auch ohne ein aufplusterndes Silikonkissen in der Brust. Gleichwohl haben wir

9 HAUTSACHE SEX

Menschen einen Hang zur Inszenierung, möchten uns stets ins beste Licht rücken, um für den potenziellen Partner attraktiv zu sein. Manche von uns machen dabei auch vor dem Intimbereich nicht halt.

Wie Sie wissen, dienen Kopf- und Schamhaar unter anderem auch der Zerstäubung unseres prachtvollen und lockenden Körperdufts. Heute sieht man viel mehr Menschen als vor zehn Jahren, die sich die Achselhöhlen oder den Intimbereich enthaaren. Die Gründe dafür sind vielfältig, sie reichen über religiöse Motive, Hygiene bis hin zur Nachahmung von Modetrends.

Bereits in der Antike wurde fleißig enthaart. Es galt nicht nur als schön, sondern war zugleich ein guter Schutz vor Parasiten, wenn man sich Scham- und andere Körperhaare epilierte. Das Enthaaren mit einer zuckrig-klebrigen Paste ist im Orient traditioneller Bestandteil der Bade- und Schönheitskultur. Was bei Kleopatra im alten Ägypten noch »oriental sugaring« war, ist heute »Brazilian waxing«. Im Islam ist bis heute das Enthaaren des Intimbereichs bei Männlein wie Weiblein ein religiöses Reinlichkeitsgebot. Schon vor 20 Jahren hatte ich muslimische Patientinnen und Patienten, die mit enthaartem Genitalbereich bei mir vorstellig wurden. Viele von ihnen hatten Probleme mit chemischen Enthaarungscremes, die die zarte Genitalhaut stark reizen und dem Benutzer schnell mal ein Kontaktekzem bescheren können.

Das Schamhaar ist eigentlich ein Schutz für das Genitale: Es verbreitet Lockduft, verhindert Haut-auf-Haut-Kontakt und beugt dadurch auch einem Schwitzkastenphänomen in den warmen Hautfalten vor.

Aber auch ästhetische Überlegungen spielen eine Rolle. Ein rasiertes männliches Genitale würde sehr »speziell« aussehen, wenn darüber ein haariger Bauch hängt und darunter vollbehaarte Beine stecken.

Der gegenwärtige Nackttrend jedenfalls führt dazu, dass manche Menschen zum ersten Mal erblicken, wie sie da unten eigentlich genau aussehen. Manche Frau erschrickt sich vielleicht sogar und macht sich Gedanken, ob es normal ist, dass die eine Schamlippe länger ist als die andere oder dass das Innenleben frech hervorlugt und nicht ganz von den großen Lippen umschlossen wird. Man mag es kaum glauben, aber eine solche Entdeckung treibt manche zum Intimchirurgen. Mit dem Skalpell werden die Schamlippen symmetrisch gemacht. Auch das Aufspritzen der Schamlippen mit Hyaluronsäure – gerade wenn frau schon etwas älter ist – sowie Klitoris- und G-Punkt-Aufspritzungen sind verbreitete Methoden. Mir ist bewusst, dass das Wort »Aufspritzung« in diesem Zusammenhang etwas obszön anmutet. Die Medizin hat es aber nun einmal so aus der Faltentherapie übernommen ...

Die weibliche Vulva gibt es in drei verschiedenen Versionen:

1. Die äußeren Schamlippen umschließen die inneren komplett, und niemand ahnt von außen, was innendrin versteckt ist.
2. Die inneren Schamlippen lugen keck aus der äußeren Scham hervor, der vordere Schlitz öffnet sich ein wenig und gibt den Blick auf das Innenleben teilweise frei.
3. Die inneren Schamlippen drängen in die Freiheit und sind so deutlich sichtbar und gleichberechtigt oder etwas länger als die äußeren.

Aber natürlich sind das nur die drei Grundtypen. Schamlippen gibt es in allen möglichen Variationen – manche sind symmetrisch, andere asymmetrisch, manche sind ziemlich füllig, andere eher schmal. Wenn Ihre Schamlippen nicht einem vermeintlichen Durchschnittstyp entsprechen, müssen Sie also nicht zum Chirurgen, das gehört so ...

9 HAUTSACHE SEX

Vorhut Vorhaut

Wenn Männer sich die Schamhaare entfernen, hat das manchmal einen ganz bestimmten Zweck: Der Penis soll länger wirken. Manche Herren der Schöpfung gehen aber einen Schritt weiter und lassen sich ihr Gemächt mit Hyaluronsäure-Einspritzungen noch eindrucksvoller gestalten. Dazu muss man mit Nadeln in die Penishülle hineinfahren, und das ist nicht ganz frei von Risiken, vor allem, wenn Laien selbst Hand anlegen. Die Nebenwirkungen, die in der Literatur beschrieben werden, klingen ziemlich gruselig: Gefäßverschlüsse, Deformierungen des Penis, Vernarbungen, Gefühlseinschränkungen, sexuelle Probleme, knubblige Verhärtungen und Entzündungen.

Wie so oft ist es das subjektive Empfinden, das Männer zu diesem Schritt verleitet. Tatsächlich haben nämlich nur rund zwei Prozent einen außergewöhnlich kleinen oder auch einen außergewöhnlich großen Penis. Das hat 2015 eine große Studie an über 15 000 Männern erbracht, die auch unterschiedliche ethnische Gruppen umfasste. Keines der gängigen Klischees konnte bestätigt werden. Im Durchschnitt waren die Penisse der untersuchten Männer im schlaffen Zustand 9,16 cm lang, im erigierten um die 13,12 cm.

Wie bei den Frauen hat die Natur auch bei den Männern dafür gesorgt, dass ihre Genitalien variieren: Von klein bis groß, dick bis dünn, sie sind krumm oder gerade, und die Eicheln vorne dran haben Formen von Pfeil über Pilz und Hut bis Kegel. Eine mehr oder minder lange Vorhut, die schützende Vorhaut, schmückt den Penis oder fehlt nach einer Beschneidung, was den optischen Eindruck allerdings nur im schlaffen Zustand beeinflusst. Im erigierten Zustand zieht sich die Vorhaut ohnehin zurück, dann gleichen sich beschnittene und unbeschnittene Exemplare.

Je nach Kulturkreis wird Vorhaut als schön oder nicht schön, hygienisch oder unhygienisch, sinnvoll oder sinnlos bewertet. Das Beschneiden hat medizinische oder religiöse Gründe. Als Ärztin will ich hier vor allem den medizinischen Hintergrund erläutern. Die Vorhaut schützt die empfindliche Eichel, was vor vielen Jahren in einer Zeit ohne Schlüpfer sehr wichtig war. Die Eichel hat außerdem viele Gefühlsnerven und ist ein geeignetes Sexspielzeug für ihren Besitzer und seine Sexualpartner. Wird die Eichel auch unter der Vorhaut regelmäßig mit warmem Wasser gereinigt, ist aus hygienischer Sicht nichts gegen sie zu sagen. Allerdings: Bei mangelnder Hygiene und Promiskuität finden unter der Vorhaut mehr Erreger Platz, und man fängt sich leichter sexuell übertragbare Krankheiten ein. Dennoch gibt es eigentlich nur dann einen medizinischen Grund, die Vorhaut entfernen zu lassen, wenn auch wirklich eine Erkrankung – etwa eine Vorhautverengung oder eine chronische Vorhautentzündung – vorliegt.

Ebenso wie Vorhäute und Eicheln variieren auch die Hoden in ihrem Aussehen und ihrer Größe – von rund und prall über lang und pendelnd, klein oder groß. Und auch Penisformen sind variabel. Besonders charmant erscheint da doch die Einteilung der Penisse in Fleisch- und Blutpenis, die es natürlich auch als Mischform gibt.

Fleischpenis beschreibt dabei einen im entspannten Zustand recht langen Phallus, ein Blutpenis ist dagegen im entspannten Zustand eher klein, wächst aber bei Erregung mit der Blutfüllung auf stattliche Ausmaße an.

Kremasterreflex

Der Hoden führt übrigens ein Eigenleben. Er hängt fernab des ganzen Trubels gut gekühlt außerhalb des männlichen Hauptkörpers. Das ist nötig, damit die Spermien nicht so warm werden, da sonst Unfruchtbarkeit droht. Jungs, deren Hoden nicht tief und weit genug vom Körper entfernt hängen, sondern vielleicht sogar noch im Leistenkanal stecken, müssen daher rasch behandelt werden, um die Nachkommen nicht zu gefährden.

Gleichzeitig ist es nicht ganz ungefährlich, dass der Hoden sein Dasein so frei und ungeschützt auf diesem Außenposten fristet. Deshalb hat die Natur vorgesorgt und die Hoden mit einer großen Schmerzempfindlichkeit ausgestattet. Und sie hat sich sogar einen Schutzmechanismus für ihn ausgedacht: den Kremasterreflex.

Wenn man an den Oberschenkelinnenseiten eines Mannes entlangstreicht, wird eine Art Aufzug in Gang gesetzt, und der Hodensack fährt auf wundersame Weise ein paar Etagen nach oben, in Richtung Körper. Dies bewerkstelligt eine besondere Muskelschicht, die den Hoden umhüllt. Wichtig war der Reflex für jeden Mann, der, nur mit Lendenschurz bekleidet, in der Steppe auf die Jagd ging. Wurden seine Oberschenkelinnenseiten von Gräsern, Ästen oder Zweigen berührt, die als Nächstes den Hoden verletzen könnten, fuhr der Reflex den Hoden zum Schutz schnell mal nach oben.

Liebe als Jungbrunnen

Über die menschliche Berührung und das Hormon Oxytocin haben Sie an anderer Stelle schon gelesen. Ein weiteres solches Wunderwerk der Natur ist Sperma: Sperma enthält Testosteron, Östrogen und andere Geschlechtshormone, außerdem mehrere Botenstoffe. In einer Studie wurde festgestellt, dass Frauen seltener an Depressionen leiden, wenn sie mit ihren Partnern ungeschützten Geschlechtsverkehr haben. Denn dabei wird ein Teil dieser Hormone über die Vaginalschleimhaut aufgenommen und kann im Kreislauf der Frau seine Effekte entfalten. Liegt der letzte Sex dann mal wieder eine Weile zurück, steigen depressive Gefühle. Kondome sind zwar ein guter Schutz gegen Geschlechtskrankheiten, allerdings entgeht der Frau dadurch auch ein Schuss Glück und auch eventuell eine Verbesserung des Hautbildes. All diese Hormone haben nämlich einen Einfluss auf unser Gemüt, unsere Hautbalance, Hautgesundheit und auf das Haarwachstum.

Wissenschaftler haben vor kurzem entdeckt, dass der in allen Körperzellen vorkommende Stoff Spermidin, der aber hoch konzentriert im Sperma bereitliegt, das Leben von damit gefütterten Fliegen, Würmern, Hefen, Mäusen und menschlichen Immunzellen verlängern kann. Reflexartig rückt Sperma als möglicher neuer Jungbrunnen in den Fokus. Spermidin kommt zwar auch in Weizenkeimen, Zitrusfrüchten, Sojabohnen, Käse und vielen anderen Nahrungsmitteln vor, dennoch ist Sperma natürlich seither als potenzielle Anti-Aging-Kur »in aller Munde«. In den meisten Freundinnenrunden wird auch irgendwann im Leben das Thema »Schlucken oder Spucken« erörtert, wobei weder Verjüngung noch die fünf bis sieben Kilokalorien, die das Ejakulat liefert, eine Rolle spielen dürften.

Eins ist hoffentlich jedem klar: Auch bei Oralverkehr können Krankheiten übertragen werden.

Schleimhautsekrete

Auf unserer Reise GenItalien dürfen die Schleimhäute nicht fehlen, die in der Nase, dem Mund, der Vulva und auf der Innenseite der Vorhaut und der Eichel zu finden sind. Die Schleimhaut ist ganz ähnlich wie die Haut aufgebaut, allerdings hat sie keine Verhornung. Im Gegensatz zur verhornenden Außenhaut wird die Schleimhaut nämlich, wie der Name vermuten lässt, immer durch

Sekrete aus kleinen Drüsen schleimig feucht gehalten. Bei Druckstellen im Mund und bei Schleimhautentzündungen, wenn also entzündliche und mechanische Reize auf die Schleimhaut einwirken, kann allerdings auch sie verhornen. Dann sieht sie plötzlich weißlich verquollen aus. Wer so etwas bemerkt, sollte immer einen Arzt aufsuchen, denn wenn es unglücklich läuft, entsteht daraus womöglich Schleimhautkrebs. Anders liegt der Fall bei einem beschnittenen Penis: Wenn die Eichel nicht von der Vorhaut geschützt wird, bildet sie automatisch eine Hornschicht aus – aber damit ist kein erhöhtes Krebsrisiko verbunden.

Lippen und Knutschen

Zählen Lippen nun zu den Schleimhäuten oder nur zu den erogenen Zonen? Beides.

Zarte Lippen sind beim Küssen ein Vergnügen. Wie Sie bereits wissen, trocknen Lippen allerdings schnell aus, da sie keine eigenen Talgdrüsen besitzen. Wer sich dann noch ständig mit der Zunge über die Lippen leckt, macht alles nur noch schlimmer. Der geplagte Mensch sucht nach Abhilfe und greift, wie die Werbung es empfiehlt, zum Lippenpflegestift. Nicht selten entwickelt sich aus dem Bedürfnis, immer wieder nachzufetten, eine wahre Sucht.

In vielen Lippenpflegestiften sind Mineralöle enthalten, die sich wie eine Plastikfolie auf die Lippenhaut legen. Für den Moment fühlen sich die Lippen geschmeidig an, doch das Dumme ist, dass nun die Feuchtigkeit, die aus der Lippenhaut austritt, nicht mehr verdunsten kann. Stattdessen sammelt sie sich unter der nicht atmungsaktiven Fettschicht. Und wie bei einem Windelpopo führt dieser Feuchtigkeitsstau dazu, dass das schützende körpereigene Fett aus der Haut gewaschen und alles noch trockener und noch rissiger wird. Verstärkt wird dieser Effekt, wenn reichlich Glycerin im Pflegestift enthalten ist. Glycerin ist zwar ein natürlicher Feuchthaltefaktor unseres Organismus, aber in zu hohen Konzentrationen aufgetragen, zieht er das Wasser eher heraus, als es in die zarte Lippenhaut hineinzuarbeiten.

Ein klassischer Lippenpflegestift ist also keine Lösung. Ich würde Ihnen stattdessen eine pflegende Salbe empfehlen, aus natürlichen pflanzlichen Fetten, die denen der Haut ähneln, wie Shea- oder Kakaobutter, und Wachsen, wie beispielsweise Bienen- und Wollwachs; auch purer Honig darf es schon mal sein. Wer dennoch immer trockene oder entzündete Lippen hat, sollte seine Mikronährstoffe im Blut checken lassen, besonders Eisen, Zink und Vitamin B_{12} sowie den Status der Schilddrüsenhormone klären lassen. Auch an eine Kontaktallergie gegen Lippenpflegeprodukte sollte man denken.

In jedem Fall sollten Sie beim Kauf von Pflegeprodukten für die Lippen (aber auch generell für die Haut) beachten: Salbe ist fetter als Creme und enthält kein oder wenig Wasser. Bei trockenen Lippen pflegt eine Salbe daher viel effektiver als eine Creme, denn sie schenkt der Lippe abhandengekommenes Fett zurück, bremst eine zu schnelle Verdunstung und hält so das Wasser länger im Gewebe. Eine super Methode, sich gegenseitig Talg auf die Lippen zu bringen, ist übrigens Küssen. Denn dabei wird der Talg vom Lippenrand aufs Lippenrot verteilt, die Lippendurchblutung verbessert und nebenbei noch das Immunsystem gestärkt. Kurz: Küssen ist die perfekte Lippenpflege!

Beim Küssen kommt es zu Schleimhautkontakt und natürlich immer auch zum Austausch von Spucke – und das ist ein Thema für sich. Spucke wird von drei verschiedenen Drüsentypen im Mund erzeugt: von der Ohrspeicheldrüse, der Unterzungenspeicheldrüse und der Unterkieferspeicheldrüse, die jeweils in Paaren

9 HAUTSACHE SEX

angelegt sind. Ihr Produkt ist teils schleimig, teils wässrig. Täglich produzieren wir zwischen einem und anderthalb Liter Speichel.

In unserem Mund leben rund 22 Millionen Bakterien 700 verschiedener Arten. Beim Knutschen tauscht man diese reichlich miteinander aus. Wer schon mal geknutscht hat, wird aber wissen, dass man davon nicht unbedingt krank wird. Im Gegenteil, für unser Immunsystem ist ein vielfältiger Keimkontakt das Wichtigste, was es gibt. Es ist wie bei einem Hochbegabten, der ständig Input braucht, sonst langweilt er sich und baut Mist. Das Immunsystem muss viel kennengelernt haben, um das nötige Wissen, die richtige Verteidigungskompetenz, eine effektive Schlagkraft, aber auch Weisheit und Toleranz zu erlangen. Interkultureller Austausch bringt also auch unser Immunsystem weiter!

Bei Hautverletzungen nutzen wir Spucke ganz intuitiv als Erste-Hilfe-Reinigungsmittel. Wer seine Wunden leckt, kann mit Zunge und Speichel Schmutz entfernen. Der Speichel enthält zudem gleich mehrere Proteine, Antikörper und natürliche Wirkstoffe gegen krank machende Bakterien und Viren. Sie stillen Schmerzen und lassen Wunden schneller heilen, indem sie zunächst die Blutgerinnung beschleunigen, das Einwandern frischer Hautzellen fördern und Enzymhemmer liefern, die gewebezerstörende Enzyme fernhalten. Spucke dient deshalb völlig zu Recht als Vorbild bei der Entwicklung neuer wundheilungsfördernder Medikamente.

Für dieses Wundermittel Spucke ist Zahn- und Mundhygiene absolut wichtig. Seit wir uns von der Steinzeitkost entfernt haben und viel zu viele Kohlenhydrate (gerne als klebrigen Zucker) zu uns nehmen und zu wenig Wurzeln kauen, hat sich unsere Mundflora dramatisch verschlechtert. Die Bakterienvielfalt ist zurückgegangen und Widerlinge haben sich breitgemacht. Sie lösen Karies, Zahnfleischentzündungen und Mundgeruch aus. Bei Nesselsucht,

Formen von Ekzemen und Schuppenflechte geht eine Verschlechterung des Hautbildes häufig mit Infektionsherden im Mund einher. Der gründliche Hautarzt schickt daher den Patienten zur infektiösen Fokussuche, wie wir das nennen, immer auch zum Zahnarzt.

Bei Zahnfleischentzündung finden sich besonders fiese und sehr hartnäckige Bakterien im Mund, die den gesamten Organismus krank machen können: So kommen bei Parodontitispatienten Schlaganfälle dreimal so häufig vor wie bei Gesunden, das Herzinfarktrisiko steigt um 25 Prozent, Diabetes, Rheuma und Atemwegsleiden treten gehäuft auf. Bei Schwangeren mit einer Parodontitis steigt das Risiko einer Frühgeburt auf das 7,5-Fache, Neugeborene sind häufiger untergewichtig. Einer Parodontitis kann man genau wie Karies und Mundgeruch vorbeugen, wie die unten stehende Checkliste verrät.

Speichel hat nur einen einzigen unangenehmen Aspekt. Außerhalb des Mundes riecht er reichlich unangenehm. Die Bakterien, die diesen muffigen Geruch verursachen, leben in allen Winkeln der Zähne, in den Zahnfleischtaschen und im Biofilm auf der Zunge. Sie meiden Sauerstoff und produzieren Chemikalien, zum Beispiel flüchtige Schwefelkomponenten, Diamine und kurzkettige Fettsäuren. Im Mund werden diese Stinkstoffe durch Speichel, Getränke und Nahrung verdünnt. Außerhalb des Mundes jedoch vertrocknet der Wasseranteil, und zurück bleiben nur die Geruchsstoffe. Stellen Sie sich Speichel wie Meerwasser vor, das am Ufer verdunstet. Dort bleibt das Salz als stinkende Kruste aus Chemikalien zurück. Einer dieser Stinkstoffe heißt übrigens schon abschreckend »Cadaverin«. Da muss man sich nicht weiter wundern, oder?

Checkliste gegen Mundgeruch

- Zweimal täglich Zähneputzen.
- Mit Zahnseide täglich rechts und links am Zahn entlang in die Tasche hineinfahren, so kommt Luft an die Luft hassenden Bakterien, und muffige Plaque wird abgeschabt.
- Zunge bürsten, reduziert Bakterienrasen.
- Mandeln ausmassieren: übel riechende Mandelsteine aus den zerklüfteten Mandeln ausmelken.
- Regelmäßig trinken: spült Geruchsbakterien weg.
- Regelmäßig essen: schabt Geruchsbakterien weg.
- Kauintensives Essen regt den Speichelfluss an: spült Bakterien weg.

10 ERREGUNG UND ERREGER

Ein Hautarzt untersucht immer auch die von außen einsehbaren Areale der Genitalien. Er sieht auch unter der Vorhaut und in der Vulva nach, ob Geschlechtskrankheiten mit Bläschen, Flecken, Rötungen, Entzündungen, Ausfluss oder nässende Geschwüre und Warzen vorhanden sind. Die Genitalschleimhäute sind sehr gut mit Nerven durchzogen, sie jucken, schmerzen oder brennen daher leicht, können deshalb aber eben auch so gut fühlen und genießen.

Im vorderen Bereich der Vulva liegt einer Perle gleich der sichtbare Klitorisknubbel. Er ist, ähnlich wie die männliche Eichel, von einer Mini-Schleimhaut-Vorhaut umgeben. Viele nehmen an, dies sei die Klitoris, dabei ist das nur die Spitze des Eisbergs, die eigentliche Klitoris ist in Wahrheit viel größer. Sie breitet sich sozusagen unterirdisch mit kräftigen Schenkeln in den Schwellkörpern der Frau paarig über sechs bis neun Zentimeter aus, reicht rechts und links innerhalb der Vulva entlang und bis in die Vagina hinein und versorgt so auch den G-Punkt mit angenehmen Gefühlen. 8000 Nerven und Sinneszellen treffen in der äußerlich sichtbaren Klitoris zusammen – doppelt so viele wie in der männlichen Eichel. Keine andere Körperstelle ist so gut mit Nerven ausgestattet wie die Klitoris, die ausschließlich der weiblichen Lust dient.

Unter der Klitorisvorhaut sammelt sich genau wie bei der männlichen Vorhaut das gelbweiße Smegma an, auch »Kuppenkäse« genannt. Die Damenversion müsste wohl eher »Ritzenkäse« heißen. Das Smegma besteht aus einer Mischung aus Zellen, Talg, ein paar Bakterien und Urin und kann leicht mit Wasser entfernt werden. Dort, wo sich in Schleimhautfalten Damensmegma sammelt und es warm und schwitzig ist und der gesamte Genitoanalbereich zudem durch Seife und Rasur strapaziert wird, tummeln sich hin und wieder auch ein paar fiese Viecher: Pilze, Bakterien, Viren und Parasiten. Wenn es dumm läuft, setzen die sich fest und werden beim Sex übertragen. Dann ist die Lust in doppeltem Sinne ansteckend.

In den vergangenen 15 Jahren war in den USA und in Europa ein starker Anstieg der sexuell übertragbaren Erkrankungen zu verzeichnen. Dies mag auch daran liegen, dass HIV inzwischen medikamentös in Schach zu halten ist und sich ungeschützter Geschlechtsverkehr wieder größerer Beliebtheit erfreut.

Geschlechtskrankheiten bekommen wir über innigen Haut- und Sexualkontakt. Ein paar dieser Krankmacher möchte ich Ihnen nun vorstellen.

Syphilis und Tripper

Einer meiner Patienten litt im Mund unter einer Art Ausfluss und schmierigen Belägen. Er räumte ein, dass er sich den Schlamassel möglicherweise in einem Berliner Darkroom geholt haben könnte. Beim Oralverkehr. Die Annahme, Oralsex sei »safe«, mag schwangerschaftsverhütungstechnisch stimmen, nicht jedoch, was die Übertragung von Krankheiten angeht. Beim Oralverkehr kann man sich jede Menge einfangen, weshalb sich findige Leute etwas ausgedacht haben. Sie haben in Anlehnung an das Kondom das ursprünglich aus der Zahnmedizin stammende »dental dam« (zu Deutsch: Lecktuch) entwickelt. Das ist eine Art Haushaltsfolie, die man über Vulva oder Anus legt, bevor man sich mit dem Mund nähert.

Kritiker bemängeln die immense Gefühlseinbuße auf beiden

Tuchseiten. Auch ist es fraglich, wie viel Erotik mit so einem Tuch noch aufkommt. Ein »dental dam« mag für manche so antörnend sein, wie beim Sex erst mal ein Handtuch gegen Flecken unterzulegen oder »dabei« die Socken anzulassen. Dennoch: Wenn man nicht weiß, mit wem man es zu tun hat oder ob der Sexpartner gesund ist, sollte man eine solche Schutzfolie genauso in Erwägung ziehen wie ein Kondom.

Während meiner Nachtdienste in der Notaufnahme gab es immer wieder Kundschaft, die mir sehr, sehr, sehr, sehr ausgiebig die Hand zur Begrüßung schüttelte. Also ausgiebiger als ausgiebig. Immer, wenn das geschah, ahnte ich – hier hat jemand Tripper oder Syphilis. Aus irgendeinem mysteriösen Grund schütteln Patienten mit diesen Diagnosen dem Arzt besonders innig die Hand. Meine zugegebenermaßen wissenschaftlich nicht beweisbare, aber oft erlebte Beobachtung muss einen psychologischen Hintergrund haben. Ob es darum geht, noch jemand anderen anzustecken oder zu überprüfen, ob der Arzt einen für ansteckend hält, das kann ich nicht einschätzen.

Tatsache ist, Tripper springt beim Händeschütteln nicht über. Sehr wohl jedoch bei Genital-, Oral- und Analverkehr. Und übrigens eher nicht auf der Toilette. »Das muss ich mir auf der Toilette geholt haben«, ist die Lieblingsausrede für plötzliche Geschlechtskrankheiten. Dabei findet man dort weniger Keime, als man so denkt. Klositze werden meist regelmäßig geputzt, außerdem lässt man sich ja auch nicht mit den intimen Körperöffnungen direkt auf einem verseuchten Klobrillen- oder Toilettenrand nieder, sondern mit den Oberschenkeln.

Und so sehen die unschönen Symptome aus: Bei Männern mit Tripper fließt morgens rahmiger Eiter aus dem Penis, »Bonjour-Tropfen« (»Guten-Morgen-Tropfen«) genannt, bei der Frau sind die Symptome auf den ersten Blick dagegen nicht immer so leicht

10 ERREGUNG UND ERREGER

zu identifizieren. Es brennt, nässt, schmerzt beim Wasserlassen oder ist gar klinisch stumm, also ohne jegliche Krankheitszeichen. Letzteres ist besonders fatal, denn ein unerkannter Tripper kann schwere Folgen bis hin zur Unfruchtbarkeit nach sich ziehen.

Bei der Syphilis jedoch ist ein Handschlag unter Umständen doch infektiös, genau dann, wenn an den Händen bereits Hautveränderungen durch Syphilisbakterien aufgetreten sind. Die Syphilis verläuft in Stadien und kann, wenn sie unerkannt bleibt, nicht nur die Geschlechtsorgane, sondern auch Haut, Rückenmark, Gehirn, Hauptschlagader, Knochen und innere Organe befallen.

Unter Dermatologen gilt die Syphilis als »Affe unter den Hautkrankheiten«, da sie fast jede Hauterkrankung imitieren kann. Mit Symptomen wie Haarausfall, Ausschlag, Ekzemen und Warzen. Das macht die Diagnose für uns Ärzte nicht immer einfach. Einmal kam ein junger Mann wegen eines ungewöhnlichen Ausschlags mit roten Einblutungen in meine Sprechstunde. Der ganze Körper war betroffen. Die Haustellen hatten in der Mitte schwarze Krusten, Überreste von abgestorbenem Gewebe. Seit Monaten war er von Arzt zu Arzt gezogen, mit Kortison behandelt worden, und sogar eine Biopsie war durchgeführt worden. Doch auch die Untersuchung dieser Hautprobe war ohne Hinweis auf die Ursache geblieben.

Ich entschied mich, ihm Blut abzunehmen und es auch auf Syphilis zu prüfen – Volltreffer! Statt mit Kortison musste nun natürlich mit einem Antibiotikum gegen die Bakterien gekämpft werden.

Besonders häufig sind sexuell übertragbare Krankheiten bei Männern, die Sex mit Männern haben. Aber auch Frauen, nicht nur aus dem horizontalen Gewerbe, bieten ein umfangreiches Erregerreservoir. Manchmal trägt auch eine Unternehmersgattin ein Bakterium in sich – ein Mitbringsel von der letzten Geschäftsreise ihres Mannes, vielleicht hat sie sich während dessen Abwesenheit aber auch mit dem Gärtner eingelassen.

Wer sich eine Geschlechtskrankheit zugezogen hat, muss auch auf andere übertragbare Erreger getestet werden, denn ein Unglück kommt selten allein. So kommt es häufiger vor, dass sich HIV-Patienten zwischendurch noch eine frische Syphilis zuziehen – da wurde wohl das Kondom vergessen oder absichtlich weggelassen.

Pilz

Viele Frauen leiden unter Hefepilzerkrankungen in der Vulva, die sich gerne in die Scheide ausdehnen. Scheide und Vulva jucken, brennen, ein cremig-bröckeliger Ausfluss tritt aus. Bei Männern setzen sich solche Pilze unter der Vorhaut fest, es kommt zu einer Schwellung und Rötung, und während des Geschlechtsverkehrs kann's weh tun.

Obwohl die heutigen Antipilzmittel gut helfen, kommen bei manchen die Probleme immer wieder. Das kann immunologische oder hygienische Ursachen haben, mit der Einnahme der Antibabypille oder einer Antibiotikatherapie zusammenhängen, einer unausgewogenen Ernährung, einer gestörten Darmflora oder einem chronisch infizierten Partner.

Hefepilzinfektionen untenrum, auch *Soor* oder *Candida*-Infektion genannt, sind eine sexuell übertragbare Erkrankung. Hefen gibt es so ziemlich überall, aber nicht immer setzen sie sich auf eine krank machende Art und Weise fest. Sie mögen es feucht und warm und lieben daher die Schleimhäute. Gerne tummeln sie sich unter der Vorhaut und in einer der vielen Vulvanischen. Gerade die Vulva hat zahlreiche Ecken und Winkel, die man nur einsehen und unter der Dusche reinigen kann, wenn man sie auseinanderzieht und ihre einzelnen Teile aufklappt. Reinigen sollte man dort allerdings nur mit Wasser und nicht mit Seife, damit man die ansässige Bakterienflora nicht stört. Denn nur so kann diese ihren Job als Türsteher zufriedenstellend erledigen. Beim Sex spielen die Hefen Pingpong zwischen den Partnern. Hat der eine gerade nichts, bekommt er unter Umständen Pilznachschub vom Geschlecht des anderen. Bei einem Pilzbefall sollten also immer alle beteiligten Geschlechtspartner behandelt werden. Frauen sollten Antipilzcremes sowohl innerhalb der Vagina als auch äußerlich auf die Vulva auftragen. Und zwar sehr sorgfältig – einmal drauf und gut ist's, klappt leider nicht. Alle Taschen und Falten müssen einzeln eingecremt werden, sonst bleibt irgendwo eine gut versteckte Keimzelle übrig, und alles geht von vorne los. Und der männliche Partner tut selbiges unter seiner Vorhaut und natürlich auch außenrum.

Ein weiterer Quell für miese Hefen kann der After sein: Wenn der Darm mit vielen Hefen besiedelt ist, können beim Abputzen Erreger vom Poloch in die Vulva gelangen. Frauen empfiehlt man daher, sich nach dem Klogang immer von vorne nach hinten abzuputzen. Wenn sich zu viele Hefen angesiedelt haben, kann eine Darmsanierung sinnvoll sein, die mit ballaststoffreicher Kost, Kefir, probiotischem Bakterienpulver und manchmal auch Medikamenten erfolgt. Dadurch wird ein Darmklima geschaffen, das die krank machenden Hefen ordentlich dezimiert und gesunden, schützenden Hefen und lieben Bakterien Platz macht.

Sexkrankheiten ohne Sex und wann Kondome nicht schützen

Gegen viele Geschlechtskrankheiten kann man sich wappnen. So schützen Kondome bei richtiger Anwendung ziemlich gut vor HIV und Hepatitis, da die für eine Übertragung zuständigen

Sekrete keinen direkten Schleimhautkontakt bekommen. »Safer Sex« wurde in den ersten Jahren nach Bekanntwerden von Aids überall propagiert. Und heute? Aus den Augen, aus dem Sinn! Offenbar funktioniert die Sexualaufklärung, wie ein Kollege formulierte, genauso wie Waschmittelreklame. Wer nicht ständig in Werbung investiert, verliert Marktanteile. Genau das ist beim Verkauf von Kondomen passiert. Sie kommen deutlich seltener zum Einsatz als noch vor ein paar Jahren. Und die Rate bei Heteros ist nicht gerade üppig – als hätte sich nicht längst schon herausgestellt, dass Aids keineswegs eine »Schwulenseuche« ist, wie das früher fürchterlicherweise noch genannt wurde.

Ein »Gummi« – in welcher Form auch immer – schützt vor den wichtigsten Erregern bei der Erregung. Doch es gibt eine ganze Reihe von sexuell übertragbaren Erkrankungen, die man trotz Kondom oder Lecktuch bekommen kann. Denn manche Erreger schwimmen nicht nur im Scheidensekret oder im Sperma, sondern sitzen darüber hinaus ganz entspannt und bunt verteilt auf der Haut und sehr gerne rund ums Geschlecht, auch außerhalb der Kondomzone. Bei lustvoller Reibung am Partner kommt es dann zum Transfer. Bei Krätze, Filzläusen und Dellwarzen wäre also nur ein Ganzkörperkondom ein wirksamer Schutz.

Filzläuse und Krätze

Ein junger Familienvater hegte letztens den rührenden Verdacht, dass die kleinen spinnenartigen Tierchen, die sich an seiner Schambehaarung festklammerten und auch aus dem Schlafanzug auf die Matratze fielen, sicherlich Zeckenbabys aus dem Weihnachtsbaum seien. Den habe er nämlich eigenhändig entsorgt. Tatsächlich waren es Filzläuse (Sackratten), die sich mit Begeisterung an den Haaren in seinem Schambereich tummelten, aber natürlich auch

10 ERREGUNG UND ERREGER

mal ausschwärmten. Er hatte sich die Filzläuse bei der Übernachtung in einem Hotel eingefangen.

Die Therapie ist in so einem Fall einfach: eine gründliche Rasur und eine Behandlung mit einem chemischen Läusemittel oder Läuseöl.

Krätze gibt es ebenfalls mit und ohne Sex. Wer aber Krätzmilben auf der Haut hat und Liebe macht, der gibt sie mit großer Sicherheit weiter. In Krankenhäusern und Altenheimen verbreitet sich die Milbe auch ohne Sex. Die Betroffenen haben meist etwa 20 Milben auf sich, die besonders abends in der Bettwärme munter werden. Es juckt und killert, Hautveränderungen an Händen und Füßen, um die Brustwarzen, um den Nabel und um das Genitale herum können die Folge sein. In schweren Fällen, etwa auf einem immungeschwächten Körper, kann die Milbe sich millionenfach verbreiten. Dann rieselt es nur so.

Die Milben werden per Handschlag, beim Bettenmachen oder beim Anlegen einer Blutdruckmanschette in die Luft geschleudert und bleiben, wo immer sie aufprallen, kleben. So kann es zu wahren Epidemien kommen, wie einst in einer Klinik, in der ich gearbeitet habe. Vom Patienten bis zum Chefarzt mussten alle behandelt werden. Ein halbes Jahr später tauchte ein älterer Herr mit unerklärlichem Juckreiz auf unserer Station auf. Er zeigte Anzeichen einer chronischen Krätze. Das Brisante daran war: Dieser Patient war kein Unbekannter. Er war am Morgen nach der Einlieferung des Patienten Zero, bei dem sich alle angesteckt hatten, entlassen worden und saß bereits zu Hause, als wir im Krankenhaus die Milbenepidemie entdeckten. Während wir Sicherheitsmaßnahmen ergriffen und die betroffenen Mitarbeiter und Patienten auf der Station behandelten, verteilte der unwissende Ex-Patient »seine« Milben bereits in dem Seniorenheim, in dem er lebte.

Dellwarzen

Zu den Geschlechtskrankheiten, die sich auch ohne Sex übertragen lassen, gehören auch Dellwarzen. Sie werden durch *Molluscum contagiosum*-Viren ausgelöst, die zu den Pockenviren gehören. Der Name lautet übersetzt »ansteckende Schnecke« und meint damit keineswegs eine heiße Frau mit einer Geschlechtskrankheit, sondern kleine Knubbel mit einer Delle in der Mitte. Das Zentrum dieser Dellen wiederum ist, einem Mitesser ähnlich, mit infektiösem Virusbrei gefüllt. Bei Erwachsenen treten Dellwarzen im Genitalbereich als Geschlechtskrankheit auf, bei Kindern mit trockener Haut und Neurodermitis-Veranlagung können sie überall auftreten. Weil sie besonders leicht bei aufgeweichter Haut in den Organismus eindringen, werden sie auch »Schwimmbadwarzen« genannt.

Über den Erwerb frischer Dellwarzen wurde mir einmal eine ziemlich abenteuerliche Geschichte zugetragen. Ein verheirateter Mann war von einer Fortbildungsreise zurückgekehrt und hatte zu Hause plötzlich massenhaft kleine Knubbel an seinem Penis und Schamhügel entdeckt. Nach möglichen außerehelichen Sexualkontakten befragt, schwor er Stein und Bein, dass er keine gehabt habe. Wohl aber habe er sich nach einem Besuch im Whirlpool mit einem Hotelhandtuch abgetrocknet und danach in seinem Zimmer »autoerotischen Handkontakt« gehabt. Sprich: Er hatte masturbiert. Die Dellwarzen müsse er sich also ganz ohne fremdmenschlichen Kontakt erworben und dann selbst gründlich verteilt haben ...

Was an dieser Geschichte Dichtung und Wahrheit ist, wer weiß das schon. Richtig ist: Durch ein infiziertes Handtuch lassen sich die Mollusken tatsächlich übertragen.

Herpes

Herpesviren sind ebenfalls nicht immer nur im Kondom- oder Kondomkontaktbereich unterwegs, sondern entzünden die Haut auch in weiter entfernten Regionen, so dass sie durch einfachen Kontakt ansteckend sein können. Herpesviren tragen die meisten Menschen irgendwann in ihrem Leben in sich, und je älter wir sind, desto höher ist der Grad der Durchseuchung. Aber nicht bei allen bricht das Virus aus. Nur wenn wir die entsprechende genetische Veranlagung haben, entwickeln wir auch Symptome. Diese treten gerne bei Stress, Fieber, Infekten, während der Menstruation und in der grellen Sonne auf, weil UV-Strahlung das Immunsystem unterdrückt. Herpes-Geplagte tun gut daran, ihre Darmflora, ihr Immunsystem und die Mikronährstoffe im Blut checken zu lassen, da diese eng mit der Virusabwehr verknüpft sind.

Herpesviren hausen in den Nervenschaltstellen von Gefühlsnerven. Wenn sie provoziert werden, machen sich die Viren auf den Weg entlang der Gefühlsnerven zur Lippe oder zum Genitale. Diese Wanderung kann man sogar spüren in Form eines lästigen Kribbelns. An ihrem Ziel angelangt, zerstören die Viren dort die Epidermiszellen. Die Haut wirft dann kleine Bläschen und verkrustet.

Je nach Zielort unterscheidet man zwei Herpesarten: *Herpes labialis* und *Herpes genitalis*. Der eine Typ liebt die Lippen, der andere das Genitale. Doch die beiden nehmen es mit ihren Vorlieben nicht ganz so genau, weshalb beim Oralverkehr eine Ansteckung von unten nach oben oder von oben nach unten erfolgen kann. Achtung also beim Knutschen und beim Cunnilingus.

Ansteckend sind immer nur die Blasen. Die Krusten, die sich nach rund einer Woche gebildet haben, sind es nicht mehr. Behandelt wird in der Regel mit Cremes oder Tabletten wie Aciclovir und Penciclovir. Eine gute Alternative dazu ist Zinksulfatgel, das billig und rezeptfrei in der Apotheke zu bekommen ist. Der Vorteil von Zinksulfat gegenüber den anderen Substanzen ist, dass es sowohl im Kribbelstadium wirkt als auch dann, wenn der Herpes schon ausgebrochen ist. Der Klassiker Aciclovir wirkt dagegen nur im frühen Kribbelstadium. Ist der Herpes bereits blasig, bringt es nichts mehr, außerdem gibt es bereits Resistenzen gegen Aciclovir, nicht aber gegen Zinksulfat. Low Level Light Laser, Hitzestifte, aber auch der Farbstofflaser des Hautarztes sind mit ihrer konzentrierten Wärme ebenfalls beliebte Helfer gegen Herpes.

Feigwarzen

Bei einem Empfang fragte mich einmal ein Gast, dessen Bekanntschaft ich in der letzten halben Stunde gemacht hatte, ob er mir am Bauch mal was zeigen könne. Dann könnte er sich den anstehenden Besuch beim Hautarzt ja direkt sparen. Ich willigte hilfsbereit ein, ganz nach dem Motto »Der Arzt, dein Freund und Helfer« – und wäre ein »Nein« nicht unterlassene Hilfeleistung gewesen? Als Hautarzt landet man tatsächlich hin und wieder aus beruflichen Gründen mit mehr oder weniger fremden Menschen auf öffentlichen Klos oder Gäste-WCs.

Wir überließen Sekt und Kanapees den anderen und zogen uns aufs stille Örtchen zurück, wo er sofort seinen Bauch entblößte. Doch da sah ich nichts. Als Nächstes öffnete er den Gürtel, ließ die Jeans runter und gleich noch ein Stück der Unterhose. Eingezwängt zwischen Tür und Kloschüssel konnte ich kaum die nötige ärztliche Distanz zwischen uns schaffen, um die Region fachfraulich zu begutachten. Nach einigem Gerangel gelang es mir, ihm weitgehend unverfänglich nahe zu kommen und dabei gleichzeitig einen guten Blick auf das zu erlangen, was er mit »am Bauch« bezeichnet hatte. Und siehe da: Der Schamhügel war von fünf hahnenkammartigen Warzen geschmückt. Diese hatte er sich, wie er kleinlaut zugab, bei einem außerehelichen Ausflug zugezogen. Als wir zu Häppchen und Brause zurückkehrten, erwartete uns schon gespannt seine Ehefrau. Zum Glück musste ich, an die ärztliche Schweigepflicht gebunden, ihre Fragen nach der Diagnose nicht beantworten – das musste er schon selbst erledigen.

Man merke also: Bei Feigwarzen schützen Kondome nicht ausreichend. Die fiesen Warzen siedeln auf dem Schamhügel, am Penisschaft, an der Eichel, dem Harnröhrenausgang, den Hoden und Schamlippen, in der Vulva, der Scheide, im Anus und nach Analverkehr sogar im Enddarm. Herangewachsene Exemplare erkennt man sehr gut an ihrer hahnenkammartigen Oberfläche. Sie sind hautfarben oder rotbraun und können daher auch mit harmlosen knubbeligen Leberflecken oder mit nicht ansteckenden Stielwarzen (Fibromen) verwechselt werden.

Feigwarzen entstehen durch humane Papillomviren (HPV), von denen man über 100 kennt. Ein paar von ihnen machen Karriere als Fuß- oder Fingerwarze, die anderen als Genitalwarze. Unter den Genitalwarzen gibt es leider einige gefährliche Kandidaten, die Krebs erregen.

HPV-Infektionen des Mund- und Rachenraums sind bei drei bis 17 Prozent der gefährlichen Schleimhautplattenepithelkarzinome im Mund beteiligt. Gefürchtet ist auch der Muttermundkrebs, der aber durch HPV-Impfung zu weiten Teilen verhindert werden kann. Das Risiko für diesen Krebs steigt mit der Anzahl der Sexualpartner, die man in seinem Leben hat. Experten empfehlen diese Impfung übrigens nicht mehr nur Mädchen vor der Geschlechtsreife, sondern auch Jungs. Jungs und Männer können die Viren in sich tragen, weitergeben und genauso an HPV-ausgelöstem Krebs erkranken.

Neue Studien zeigen, dass die Impfung nicht nur eine präventive Wirkung hat. Selbst wenn ein Patient bereits an Feigwarzen oder Muttermundkrebs erkrankt ist, trägt sie zu einer Heilung oder positiven Prognose bei. Diese Erkenntnis ist noch nicht weit verbreitet, aber das könnte sich bald ändern.

TEIL IV

DIE HAUT IST, WAS DU ISST

11 ALLES ZUR HAUT-CUISINE

Haut und Ernährung sind eng verbunden. Im Praxisalltag eines Dermatologen geht es ständig um Nahrungsmittelallergien, Unverträglichkeiten, Verdauungsstörungen oder Tipps für die ultimative »Forever young«-Nahrung. Wir werden gefragt, welche Bestandteile unserer Nahrung der Hautgesundheit dienen, welche ihr abträglich sind oder gar Krankheiten fördern. Und immer wieder taucht die Frage auf, was man selbst tun kann oder besser lassen sollte.

Weil unser Hautbild von dem beeinflusst wird, was wir zu uns nehmen, ist die Gesundheit des Darms für die Haut von größter Bedeutung. Denn bevor das Essen in zerlegter Form in unserer Haut ankommt, muss es erst den Darm passieren. Darm und Haut sind gute Freunde, sie kommunizieren miteinander und schützen den Organismus – der eine von innen, die andere von außen.

Wegen dieses Zusammenspiels habe ich mich vor einigen Jahren entschlossen, zusätzlich eine Weiterbildung zur Ärztin für Ernährungsmedizin zu absolvieren. Wie in alten Unizeiten saß ich im Hörsaal, diesmal allerdings gemeinsam mit vielen Kollegen, hauptsächlich Internisten, und lernte, Essen aus medizinischer Sicht zu betrachten. Es ging um den Stoffwechsel, um Laborparameter und Kalorienzählen. Teils recht dröger Stoff, so dass ich froh war, als eines Tages ein Professor für Psychosomatik eine Vorlesung hielt. Doch viele meiner Kollegen – alles gestandene Fachärzte mit viel Erfahrung auf ihrem jeweiligen Gebiet – schienen sich nicht wirklich angesprochen zu fühlen, als der Professor in die Runde fragte:

»Liebe Kollegen! Was ist der Unterschied zwischen Ernährung und Essen?«

Stille. Ratlosigkeit. Die Sprachlosigkeit drohte unangenehm zu werden. Also raffte ich mich auf und rief durch den Hörsaal: »Ernährung dient der Biochemie und Essen der Lust!« Der Professor nahm meine Antwort sehr erfreut zur Kenntnis und konnte die Vorlesung endlich fortsetzen.

Während der Pause wurde ich von zahlreichen Kollegen umringt, einige starrten mich mit weit aufgerissenen Augen an, andere blickten entsetzt oder verwirrt drein. Ich war mir nicht ganz klar, wo das hinführen sollte – bis einer vorwurfsvoll die folgenden Worte herauspresste: »Du hast ›LUST!!!!‹ gesagt!« Dass Essen mit Lust und damit auch mit der Seele zu tun haben könnte, war für die angehenden Ernährungsmediziner offenbar undenkbar. Vielmehr gehe es um all das Technische, das Messen des Gewichts, die Dicke der Hautfalten, den Body-Mass-Index, das Taille-Hüfte-Verhältnis, den Grundumsatz, den Körperfett- und den Muskelanteil, den Blutzucker und die Blutfette. Wer mehr einfährt, als er verbrennt, der wird halt fett. Das ist Mathematik und Biochemie. Schluss, aus! Dass Essen auch noch andere Komponenten haben könnte, zumal erotische, erschien den Kollegen zutiefst suspekt.

Unter Ernährungsärzten ist die Orthorexie, das zwanghaft neurotische Korrektessen, weit verbreitet. Gerade die Experten halten sich häufig selbst stoisch an die gerade aktuellen Ernährungsregeln. Der Spaß am Essen kann dabei schnell verlorengehen.

Essen hat einen großen Einfluss auf unser Wohlbefinden und unsere Gesundheit. Und hier kommt nun wieder die Haut ins Spiel. Unsere Haut umschließt einen fabrikartigen Großkonzern, unseren riesigen Organismus mit seinen unermesslich vielen Stoffwechselprozessen, die teilweise noch gar nicht komplett entschlüsselt sind. Die Nahrung, die wir zu uns nehmen, beeinflusst diesen

Organismus und sämtliche dieser Stoffwechselprozesse. Sie liefert die Energie, damit unser Großkonzern überhaupt arbeiten kann, und das gesamte Baumaterial für unsere Hautzellen. Nährstoffmangel, Kalorienüberschuss, Nahrungsmittelallergien oder -unverträglichkeiten, Verdauungsstörungen und die Zusammensetzung der Nahrung – all das spiegelt sich direkt an der Haut wider.

Alles, was wir essen, wird bereits im Mund beim Kauen durch Verdauungsenzyme vorverdaut; im Magen wird es dann von Säure zersetzt, im Dünndarm durch Enzyme weiter in seine Einzelteile zerlegt, bevor diese dann über Blut und Lymphe in unseren Organismus aufgenommen werden. Diese Einzelteile lassen sich grob in zwei Gruppen einteilen: erstens die nährenden Makronährstoffe – Kohlenhydrate, Eiweiß und Fett; zweitens die wertvollen, aber weitgehend kalorienfreien Mikronährstoffe – Mineralien, Spurenelemente, Vitamine, Aminosäuren, sekundäre Pflanzenstoffe und essenzielle Fettsäuren.

MAKRONÄHRSTOFFE: ENERGIE FÜR DEN ORGANISMUS

Makronährstoffe mit ihren Hauptbestandteilen Kohlenhydrate, Eiweiß und Fett sind das Basismaterial, aus dem sich unser Körper zusammensetzt, und jenes Material, aus dem er über die Nahrung seine Energie gewinnt. Auch Alkohol gehört übrigens als eine spezielle Form der Energiequelle zu den Makronährstoffen. Und obwohl Wasser streng genommen ebenfalls zu den Makronährstoffen zählt, wird es häufig getrennt betrachtet, da der Organismus keinen Energiewert daraus ziehen kann. Für unseren Körper, der immerhin zu 60 Prozent aus Wasser besteht, ist Wasser trotzdem der Stoff, auf den er am wenigsten verzichten kann. Schon ein Verlust von nur 0,5 Prozent Wasser macht Durstgefühl, bei rund sieben Prozent Wasserverlust sind wir schwerstkrank und nicht mehr funktionstüchtig. Bei Eiweiß muss man schon 15 Prozent verlieren, bei Fett gar 90 Prozent, bis es kritisch wird. Wasserverlust ist also gefährlicher als jeder andere Nährstoffmangel in unserem Körper.

Kohlenhydrate

Um das zunächst feste Essen während des Kauens zu einem Brei zu zerlegen, wird aus drei paarigen Drüsen Speichel in den Mundraum gesprüht. Er tritt in den Konsistenzen dünnflüssig, schleimig oder dünnflüssig-schleimig auf. Der Speichel, der das Enzym Alpha-Amylase enthält, leitet bereits den ersten Schritt der Kohlenhydratverdauung in unserem Mund ein.

Nach dem Schlucken wird der Brei durch die Speiseröhre zur nächsten Produktionsstätte geschoben. Hier, im Magen, wird nun Säure eingespritzt, um möglichst alle krank machenden Erreger abzutöten. Ein eiweißhaltiges Würstchen zum Beispiel wird durch die Säure weiter zersetzt, das Fett zu kleinen Fettaugen degradiert. Die Kohlenhydrate werden durch zusätzliche Verdauungssäfte weiter bis in Einzelzucker (wie Glucose, Galactose und Fructose) zerlegt und über die Dünndarmschleimhaut ins Blut aufgenommen. Über unseren Blutkreislauf werden die ganzen kleinen Energiepakete dann im Organismus verteilt. Glucose zum Beispiel wird an alle Gewebe geliefert, so auch in die Haut, wo wir die Glucose als Brennstoff benötigen, um die Zellarbeit aufrechtzuerhalten. Überschüsse werden in der Leber als Glykogen gespeichert; kommt gerade kein neuer Nachschub durch Nahrung, kann Glucose kontinuierlich wieder an das Blut abgegeben werden.

Unser Körper setzt Glucose und diverse andere Kohlenhydrate mit Eiweißen zusammen und schafft so die Baugerüste zum Aufbau von Grundsubstanzen wie Binde- und Stützgewebe in allen Hautetagen. Außerdem werden daraus Enzyme kreiert, Abwehrstoffe, Hormone, Gerinnungsstoffe und Blutgruppensubstanzen. Aus Kohlenhydraten wird auch unsere Erbsubstanz zur Speicherung unserer genetischen Informationen mit aufgebaut. Der Aminosäure- und der Fettstoffwechsel funktionieren ebenfalls nur mit Glucose.

Alkohol

Alkohol gleitet zu 20 Prozent bereits im Magen in unser Blut über, die restlichen 80 Prozent dann über den Dünndarm. Er verteilt sich rasch im gesamten Organismus und wird nach und nach in der Leber abgebaut. Hier werden Stoffe aller Art ab- und umgebaut oder gespeichert. Sämtliche Makronährstoffe, Kohlenhydrate, Eiweiß und Fett, aber auch Medikamente, giftige Stoffe wie Alkohol, Drogen und Nahrungsmittelgifte werden hier verarbeitet. In der Leber werden wichtige Bluteiweiße – Gerinnungsfaktoren, damit Wunden aufhören können zu bluten –, aber auch Gallensäuren für den Fettabbau zusammengesetzt. Neben Glykogen werden Spurenelemente wie Eisen, Kupfer, Zink und Mangan sowie Vitamine gespeichert, um ein Reservoir für erhöhten Bedarf bereitstellen zu können.

Kaum ist Alkohol im Blut, verändert er direkt unsere Hautdurchblutung. Gefäßaktive Hormone werden ausgeschüttet, manche von uns bekommen dann rote Wangen. Rotwein enthält an sich schon einen gefäßaktiven Stoff namens Tyramin, der für einen Anstieg des Blutdrucks, für Kopfschmerzen und Hautrötung sorgt. Zudem blockiert Tyramin den Abbau des Botenstoffs Histamin, was bei einigen Menschen sogar zu roten Quaddeln, zu Triefnase, Kreislaufproblemen und Magen-Darm-Beschwerden führen kann. Die männliche Potenz wird durch zu viel Promille ebenfalls ungünstig beeinflusst.

Außerdem verliert der Organismus durch Alkohol Wasser, das Hautgewebe wird trocken und saftlos. Denn Alkohol wirkt harntreibend wie eine Entwässerungstablette, der Körper scheidet vermehrt Flüssigkeit und Mineralstoffe über den Urin aus. Warum ist das so? Alkohol hemmt das sogenannte antidiuretische Hormon in der Hirnanhangsdrüse. Dieses Anti-Pipi-Hormon, das besonders nachts ausgeschüttet wird, sorgt dafür, dass weniger Urin anfällt und wir nicht dauernd Wasser lassen müssen. Wer abends aber viel Alkohol trinkt, rennt nachts in jedem Fall aufs Klo. Der Verlust von Flüssigkeit, Magnesium und Kalium schlägt sich morgens dann in Falten und Augenringen im Gesicht, Kater, Herzrasen oder Herzrhythmusstörungen nieder.

Chronischer Alkoholgenuss senkt bei Männern den Testosteronspiegel, sie verweiblichen, verlieren Körperhaar (weniger ihr Kopfhaar), ihre Männlichkeit schrumpft, und sie bekommen Brüste. Zu viel Alkohol schädigt zudem die Nerven, die die Hautgefäße steuern, so dass die Durchblutung im Alltag nicht mehr richtig auf Wärme, Kälte, Stress, Verletzungen und Irritationen reagieren kann. Menschen mit der Hautkrankheit Rosazea (»Kupferrose«) haben ohnehin eine überempfindliche Haut mit Rötungen und Pickeln, die sich durch Alkohol weiter verschlechtern kann – bis hin zur Knollennase, im Volksmund auch »Säufernase«.

Grundsätzlich reduzieren schon zwei Gläser Wein am Tag die Erregerabwehr, weshalb bei einer anfliegenden Erkältung Alkohol kontraproduktiv ist. Chronischer Alkoholismus verschlechtert darüber hinaus die Ausstattung des Körpers mit Mikronährstoffen, besonders mit Zink, Vitamin D, Vitamin A, Folsäure und anderen B-Vitaminen, was in der Haut dazu führt, dass die Jugend der Zellen schnell flöten geht und vermehrt Hautinfekte, Entzündungen oder Wundheilungsstörungen auftreten.

11 ALLES ZUR HAUT-CUISINE

Eiweiß

Eiweiß besteht aus ganz verschiedenen Eiweißstrukturen, die ihrerseits aus 21 unterschiedlichen Aminosäuren in diversen Abfolgen zusammengebaut sind. Dieses Eiweiß landet nach dem Schlucken im Magen und trifft dort auf die Magensäure. Deren pH-Wert von etwa 1,5 sorgt dafür, dass das Eiweiß zunächst schön angematscht wird, um anschließend durch das Schneideenzym Pepsin in kurze Eiweißfragmente zerschnipselt zu werden.

Vom Magen geht es in den Dünndarm: Unsere Bauchspeicheldrüse sprüht dort viel Verdauungssekret hinzu und zerhackt gemeinsam mit Zerlegerenzymen aus den Schleimhautzellen des Dünndarms die ultrakurzen Proteinstücke weiter. So lange, bis am Ende nur noch freie Aminosäuren, aus denen alle existierenden Proteine komponiert sind, über Transporter ins Blut übergehen.

Unsere Haut bekommt natürlich ihren Teil von den Proteinleckerbissen ab, und so entstehen neue stattliche Hauteiweißstrukturen, welche die Schutzbarriere speisen. Mit Hilfe der Proteine wird Keratin, also Horn, aufgebaut, wir brauchen es für das Zellskelett, den Zellstoffwechsel, das Binde- und Stützgewebe jeder Etage unserer Haut und nicht zuletzt für die Oberflächenstruktur unserer Zellen, damit sie vom Körper als eigene Zellen und in ihrer jeweiligen Funktion erkannt werden können. Außerdem benötigen das Immunsystem der Haut und alle Botenstoffe Eiweiße.

Die Aminosäuren, aus denen sich Eiweiß zusammensetzt, dienen den Immunzellen als spezielle Energiedelikatesse: Sie wandeln sich bei Bedarf auch in Glucose um, sind Vorläufer von Gewebshormonen wie Histamin und Nervenbotenstoffen, ohne die unsere Haut weder Berührungen noch Juckreiz wahrnehmen und ans Gehirn berichten könnte.

Jedes Eiweiß unseres Körpers hat eine ganz eigene Abfolge von

Aminosäuren. Unverdaute Eiweiße bergen das Risiko, dass der Organismus gegen sie eine Allergie oder eine Abwehrreaktion entwickelt, sobald er diese Eiweiße als fremd erkennt. Daher setzt der Körper alles daran, dass sie bei der Verdauung möglichst komplett zerkleinert und zu neutralen kleinen Aminosäurebausteinen zerlegt werden.

Fette

Fette sind für uns lebensnotwendig. Sie dienen neben den Kohlenhydraten als Hauptenergiequelle, als Langzeitenergiespeicher mit einer Notration für Hungerzeiten und als Wärmeisolatoren. Unsere Fettpolster schützen auch unsere inneren Organe vor Druck und Erschütterungen.

Beim Verspeisen von Nahrungsfetten nehmen wir gleichzeitig die lebenswichtigen fettlöslichen Vitamine E, D, K und A auf, die nur ins Blut gelangen, wenn Fett anwesend ist. Welches die fettlöslichen Vitamine sind, das können Sie sich leicht mit einer Eselsbrücke merken. E, D, K, A. Na? Klingelt es? Wenn nicht, lesen Sie die Buchstaben noch einmal laut vor.

Fettbestandteile – Triglyceride, Cholesterinester (das ist eine chemische Verbindung zwischen einem Cholesterinmolekül und einer Fettsäure) und Zellmembranfette – erreichen ebenfalls den Dünndarm. Dort emulgieren sie mit Hilfe der Verdauungsbewegungen und Gallensäuren zu kleinen Fett- und Öltröpfchen, das heißt, sie werden miteinander vermischt. Enzyme aus dem Saft der Bauchspeicheldrüse zerlegen die Fette schließlich in Unterpartikel – freie Fettsäuren und Cholesterin – und verpacken sie anschließend in Transportkörperchen. Mit diesen sogenannten Mizellen gelangen unsere Fett-Unterpartikel in die Zellen der Darmschleimhaut. Dort werden sie neu zusammengesetzt und an Transporteiweiße gebunden; diese neuen Gebilde, *Chylomikronen* genannt, schippern nun durch die Lymphe, bis sie ans Blut abgegeben werden. Nach einem fetten Schweine- oder Gänsebraten sind solche enormen Mengen dieser Chylomikronen im Blut vorhanden, dass sie das Plasma (die Grundflüssigkeit des Blutes) ganz milchig trüb färben.

Kurze und mittelkettige Fette, wie sie etwa im Kokosöl vorhanden sind, können auch unverpackt, also ohne Transportkörperchen, in die Darmzellen eintreten; und ihre Fettsäuren werden auch pur ans Blut übergeben. Bevor die zerlegten und neu zusammengesetzten Fettbestandteile schließlich als Speicherfett ins Gewebe aufgenommen und eingebunkert werden, müssen sie erneut zerlegt und im Zellinneren wieder zusammengefügt werden.

In unserer Haut werden diese Fettbestandteile vielfach recycelt. Gemeinsam mit Eiweißen bilden sie unsere Hautschutzbarriere, bauen unsere Zellmembranen auf und arbeiten im Entzündungssystem mit. Aus Fetten bestehen unsere körpereigene Bodylotion Talg und die Barrierefette. Auch das Cholesterin, das wir aufnehmen, aber auch selbst herstellen können, wird in die Zellmembranen der Haut eingebaut. Es ist wichtig für den Aufbau von Vitamin D_3 und zahlreicher Hormone (z. B. Cortisol), die für eine intakte Hautfunktion sorgen.

Beim Abnehmen ist Fett übrigens durchaus hilfreich. Es sättigt länger und ist ein wichtiger Geschmacksträger, der dem Essen seinen Genussfaktor verleiht. Doch nur wertvolles Fett mit einer hohen Dichte an Mikronährstoffen ist auch wirklich gesund. Dieses unraffinierte, industriell nicht veränderte Fett aus Raps, Kokos, Leinsamen, Nüssen, Avocado sowie fettem Fisch gehört zu den Top-Fetten in unserer Ernährung.

Gerade Nüsse werden immer wegen ihrer Kalorienmenge gefürchtet. Tatsache ist, dass nur ein Teil der Kalorien genutzt wird. Nüsse werden von den Zähnen nicht komplett zermalmt und können vom Verdauungsapparat nicht völlig aufgeschlüsselt werden, so dass große Anteile unverdaut Richtung Ausgang wandern und ausgeschieden werden. Abgesehen davon, Eichhörnchen fressen ganz viele Nüsse, aber haben Sie schon mal ein fettes Eichhörnchen gesehen? Menschen ohne Nussallergie sollten täglich ein paar Nüsse zu sich nehmen – und schon sinken die Risiken für Herz-Kreislauf-Erkrankungen, Krebs und Organentzündungen. Die Lebenserwartung steigt, die Haut bleibt jünger, was an der einzigartigen Kombination an ungesättigten Fettsäuren, Mineralien, Ballaststoffen, Vitaminen und sekundären Pflanzenstoffen liegt.

Auch etwas Butter und Sahne sind nicht zu verteufeln. Eine Low-Fat-Diät dagegen ist nicht zielführend, denn der Verbraucher futtert am Ende viel mehr, da er sich ohne Fett im Essen einfach nie richtig satt fühlt. Wo der Geschmacksträger Fett fehlt, schmeckt alles lasch und fad, was nicht gerade den Durchhaltewillen der Diätenden fördert. Hinzu kommt: In viele Fertigprodukte, die mit besonders niedrigem Fettgehalt werben, werden kompensatorisch einfach mehr Kohlenhydrate eingearbeitet. Und schon ist der erhoffte Abnehmeffekt dahin.

MIKRONÄHRSTOFFE: STOFFWECHSEL-FEINTUNING

Heutzutage leben die Menschen zwar länger, aber nicht unbedingt gesünder. Genetisch, biochemisch und physiologisch unterscheiden wir uns nicht von unseren Steinzeitvorfahren, wohl aber in dem, was auf unserem Speiseplan steht. Der Steinzeitmensch aß hochwertiges Eiweiß, große Mengen an ungesättigten und wenig an gesättigten Fettsäuren, viele Ballaststoffe und nahm dadurch nur langsam und balanciert Kohlenhydrate auf. Die Nahrungsmittel waren reich an Nährstoffen und sekundären Pflanzenstoffen. Die Steinzeitkost (gerade wieder aktuell als »Paläo-Diät«) war damit im Vergleich zu unserer heutigen »Industrienahrung« eine wahre Fitness- und Präventionsbombe: Im Vergleich zu heute mit dreifachem Vitamingehalt und doppeltem Mineralstoffgehalt. Wir können nur mit mehr Kalorien »punkten«.

Die Speisen der Vorfahren waren durch reichlich Calcium und Kalium basischer, das proteinreiche Muskelfleisch wilder Tiere war reich an Omega-3-Fettsäuren. Das Fleisch aus unserer heutigen Massentierhaltung enthält teilweise über 30 Prozent Fett und keine Omega-3-Fettsäuren. Nahezu 70 Prozent unserer Nahrungsmittel sind industriell verarbeitet, raffiniert, erhitzt, angereichert mit Farbstoffen, Geschmacks- und Konservierungsstoffen. Backwaren bestehen größtenteils aus raffiniertem Weißmehl und enthalten zu wenige Ballaststoffe.

Es ist ein paradoxer Zustand: Wir leben in einer Überflussgesellschaft und nehmen Nahrung zu uns, der etwas Entscheidendes fehlt. Nämlich Mikronährstoffe, die unserem Organismus guttun und die er unbedingt benötigt. Der Mangel an Mikronährstoffen hat Konsequenzen für unsere Gesundheit, denn er bewirkt unter anderem vorzeitige Zellalterung, Schäden in den Zellen und am Erbgut. Alle unsere Organe sind davon betroffen, sichtbar wird das allerdings vor allem an der Haut, da sie rascher erschlafft, faltig wird und auch leichter Hautkrebs entwickelt.

Dass Mikronährstoffe äußerst wichtig sind, ist unstrittig. Viel Diskussionsbedarf herrscht allerdings unter Medizinern und Heilern aller Art darüber, wie hoch unser täglicher Bedarf an Mikronährstoffen ist und wie man ihn optimal decken kann. Doch sehen wir uns zunächst die Mikronährstoffe etwas genauer an: Mikronährstoffe sind Stoffe, die unser Körper braucht, obwohl sie ihm anders als die Makronährstoffe keine Energie liefern. Viele Stoffwechselvorgänge wären ohne sie aber nicht möglich. Zu diesen Mikronährstoffen gehören in erster Linie Vitamine, Mineralstoffe, Spurenelemente, sekundäre Pflanzenstoffe und essenzielle Fettsäuren.

Vitamine

Vitamine müssen wir über die Nahrung zu uns nehmen, da wir sie alleine nicht oder in nicht ausreichender Menge bilden können. Im Körper dienen sie als Biokatalysatoren und Stoffwechselregulatoren.

Für eine gesunde Haut sollten alle Vitamine im Gleichgewicht sein. Besonders bedeutsam sind Vitamin D, wie schon beschrieben, die Vitamine A, C und E, die besonders gern von den Anti-Aging-Jüngern verspeist oder auch aufgecremt werden, und die große Gruppe der B-Vitamine, zu der auch Biotin und Folsäure gehören. B-Vitamine werden gerne als Nahrungsergänzungsmittel konsumiert. Empfehlenswert ist dies aber nicht pauschal, sondern nur bei Mangelerscheinungen im Blut und im Organismus. An der Haut erkennt man einen Vitamin-B-Mangel an eingerissenen Mundwinkeln, entzündeten Lippen, Zungenbrennen, einem fettigen Ekzem im Gesicht, am Kopf und an den Ohren sowie an Hautentzündungen und rauher Haut, Haarausfall, Nagelbrüchigkeit und Hautinfekten.

Wer Veganer ist, neigt besonders zu einem Mangel an Vitamin B_{12}, das zwar in tierischen Organismen, aber kaum in Pflanzen gespeichert werden kann. Tierische Nahrung ist unsere wichtigste Vitamin-B_{12}-Quelle. Bei »Allesfressern« wird in der Regel kein Defizit auftreten, und Vegetarier können immerhin noch auf Eier und Milchprodukte zurückgreifen. Veganer aber sind in diesem Fall auf Nahrungsergänzungsmittel angewiesen. Frisches, nicht pasteurisiertes Sauerkraut, in dem Bakterien Vitamin B_{12} produzieren, mag eine mögliche, doch nicht ausreichend zuverlässige Quelle sein.

Menschen mit einer Magenschleimhauterkrankung haben ebenfalls Probleme, Vitamin B_{12} ausreichend aufzunehmen. Durch die Entzündung fehlen ihnen wichtige Vitamin-B_{12}-Schützer und -Transporter. Bei schweren Fällen muss Vitamin B_{12} über Spritzen verabreicht werden.

Ein Mangel an diesem Vitamin hat drastische Folgen für die Gesundheit: Blutarmut, Hautrisse und Ekzeme, Schleimhautveränderungen wie die sogenannte Lackzunge (eine ganz glatte, glänzend rote Zunge), Haarausfall und Nervenschäden, die sich mit Kribbeln, Taubheit, Schmerzen und sogar Unsicherheit beim Gehen bemerkbar machen können.

Nahrungsergänzungsmittel

Vitamine als Nahrungsergänzungsmittel sind nur zweite Wahl. Sie bieten nur einzelne Auszüge, aber keinen bunten Naturcocktail, in dem optimalerweise verschiedene Mikronährstoffe gemeinsam vorkommen. Doch sie sind eine Alternative, wenn eine ausgewogene und weitgehend naturbelassene Ernährung über einen längeren Zeitraum nicht möglich ist. In Zeiten der zunehmenden Industrialisierung in der Landwirtschaft, durch massiven Einsatz von Pflanzenschutzmitteln und wegen nährstoffarmer Böden ist das gar nicht so abwegig. »Naturbelassen« ist da nur noch wenig, selbst wenn es hinterher nicht raffiniert wird.

Ebenfalls sinnvoll können Nahrungsergänzungsmittel sein, wenn sich etwa aufgrund einer Krankheit im Blut Defizite messen lassen. Vitaminpräparate oder auch Spurenelemente blind einzunehmen, also ohne vorherige Blutanalyse, ist nicht immer empfehlenswert – zu viel des Guten kann auch negative Auswirkungen haben.

In der Fachwelt gehen die Meinungen zum Thema Nahrungsergänzungsmittel sehr weit auseinander. Es gibt Gegner, Befürworter und Mischtypen. Studien gibt es für alle Positionen. Immer wieder stößt man in ihnen auch auf Ergebnisse, die beunruhigend sind, wie etwa, dass hochdosierte Vitamin-E-Gaben einen tödlichen Verlauf von Herz-Kreislauf-Erkrankungen begünstigen oder dass die übermäßige Einnahme von Vitamin B_{12} Aknepickel fördert und Betacarotin-Gaben bei Rauchern das Lungenkrebsrisiko erhöhen können. Man findet Studien, die mit Sportlern durchgeführt wurden, die allein durch den Sport viel oxidativen Stress haben, gleichzeitig aber auch durch regelmäßiges Training ihre körpereigenen Schutzbrigaden auf Trab gebracht haben. Die zusätzliche Einnahme von Vitaminen hat diesen Selbstanregungsmechanismus zunichtegemacht.

Fest steht: Eine vitaminreiche Nahrung hält jung und beugt Krebserkrankungen vor. Ob dies auch mit Vitaminen aus Nahrungsergänzungsmitteln klappt, ist umstritten. Noch gibt es zu wenig solide Empfehlungen, was die Sinnhaftigkeit und vor allem die Dosierung von Nahrungsergänzungsmitteln angeht. Eine Analyse der Blutwerte liefert sicher einen guten Anhaltspunkt und hilft bei der Entscheidung für oder gegen Nahrungsergänzungsmittel. Der Hausarzt sollte auch überprüfen, ob andere Stressfaktoren (etwa eine Krankheit) vorliegen, die eine Extravitamingabe rechtfertigen oder eher dagegensprechen (zum Beispiel bestimmte Medikamente). Am ehesten profitiert man, wenn tatsächlich im Blut ein Vitaminmangel messbar ist, der auf diese Weise ausgeglichen werden kann.

11 ALLES ZUR HAUT-CUISINE

Oxidativer Stress und Radikalfänger

Alterung, Krebsentstehung und Entzündungen – alle drei Baustellen sind eng mit oxidativem Stress verbunden. Mit diesem Begriff ist nicht gemeint, dass ein gestresster Manager im Urlaub an der See plötzlich zu viel Sauerstoff eingeatmet hat. Es handelt sich vielmehr um eine chemische Gewebereaktion in Verbindung mit aggressiven einarmigen Sauerstoff-Banditen. Der oxidative Stress schädigt Gewebe und Zellen.

Solche fiesen Aggro-Os entstehen den ganzen Tag allein durch die Tatsache, dass wir leben. Also auch beim Zähneputzen, Nasepopeln und Schlafen. Begünstigt wird ihre Entwicklung in der Sonne, durch Rauchen, Entzündungen und körperliche Belastung. So weit die schlechte Nachricht. Die gute Nachricht lautet: Unser Körper ist auf diese Attentäter nicht unvorbereitet. Er wartet mit selbstgemachten Kampfeinheiten aus einer Reihe von Enzymen und anderen Stoffen auf, die mit vereinten Kräften auf die einarmigen Banditen losgehen und sie neutralisieren. Und noch eine gute Nachricht: Wer regelmäßig Sport treibt, fährt die Schlagkraft seiner körpereigenen Abwehrkämpfer massiv hoch: Reparaturenzyme und Antioxidantien in Hülle und Fülle. Diese Radikalfänger schwirren im gesamten Organismus umher, immer auf der Suche nach Schäden, die sie beheben können. Viele dieser Antioxidantien stellen wir ständig und in großen Mengen selbst her.

Hier ein paar prominente hausgemachte Beispiele aus unserem Stoffwechsel: Gluthation, Harnsäure, Bilirubin, Melatonin, Coenzym Q_{10}. Da unser Körper in den meisten Fällen ausreichend Coenzym Q_{10} produziert, ist eine Extrazufuhr von außen als Creme oder Pille nur in Ausnahmefällen, wie bei schweren Erkrankungen oder Belastungszuständen, angezeigt, keinesfalls so pauschal, wie es in der Werbung mit großen Jungbrunnenversprechungen angepriesen wird.

Obwohl unser Körper in Sachen Antioxidantien schon viel tut, kann er nicht alles alleine stemmen. Er ist auch auf Hilfe von außen angewiesen. Wem es gelingt, eine Extraportion Antioxidantien über die Nahrung zu sich zu nehmen, der bleibt sichtbar länger jung und faltenarm, neigt weniger zu Krebs und anderen organischen Erkrankungen wie Arteriosklerose, Schilddrüsenentzündung, Rheuma und Nervenleiden.

Die Extraportion Antioxidantien sollte aus industriell unverarbeiteter, pflanzlicher Nahrung stammen, da Sie hier gleich vielfach profitieren können. Nach dem Motto »all in one« enthalten bunte Gemüse, Obst, Nüsse, Samen, Körner, Kräuter und Vollkorn nämlich allesamt einen bunten Cocktail an Vitaminen, sekundären Pflanzenstoffen und Ballaststoffen. Hier wird viel Gutes auf einen Schlag geliefert, und natürlich hat es nicht lange gedauert, bis man sich einen Modebegriff dafür ausgedacht hat: »Superfood«. Wahres Superfood ist durchaus auch heimische Kost und muss keine exotische Importware sein, die oftmals zudem schwermetall- und pestizidbelastet ist.

Mikronährstoffreiches Essen ist das Gegenteil von Fast Food. Das »schnelle Essen« enthält eine hohe Dichte an den Makronährstoffen Fett und Kohlenhydraten, ist aber sonst leer.

Farben essen

Vitamine, aber auch sekundäre Pflanzenstoffe gehören zu den Antioxidantien.

Sekundäre Pflanzenstoffe finden sich in jeder pflanzlichen Kost, sogar auch in Kaffee, Tee und Wein. Dabei erfüllen sie verschiedene Funktionen gleichzeitig. Sie verleihen der Pflanze ihre Farbe, ihren Geschmack und bestimmte Schutzfunktionen. Etwa vor schädlichen Reizen wie UV-Licht, aber auch vor Bakterien, dem Verderben und vor Fressfeinden. Beim Verzehr profitieren wir genau wie die Pflanze selbst von den schützenden Eigenschaften der sekundären Pflanzenstoffe. Gerbstoffe, etwa aus dem Schwarztee, verwendet man in der Naturheilkunde, um Wunden oder entzündete Stellen auf Schleimhäuten und der Haut zu besänftigen. Eine sehr wirksame Methode ohne Risiken.

Hier ein kurzer Überblick über die gesunden Pflanzenfarben:

An erste Stelle stehen orange Carotinoide aus gelbem, orangem und rotem Obst und Gemüse. In der Natur kommen über 600 Carotinoide vor, etwa 50 von ihnen weisen eine Provitamin-A-Aktivität auf. Für unsere Haut sind besonders Betacarotin und Lycopin die absoluten Super-Substanzen. Ein Molekül ist in der Lage, über 1000 zerstörerische O-Kämpfer mit einem Schlag zu entschärfen. Betacarotin wird im Körper zu Vitamin A umgewandelt. Es ist wichtig für unser Immunsystem, den Schutz vor Krebs, das Zellwachstum und die Hauterneuerung, außerdem für unsere Augen. Und Lycopin ist sowieso der ultimative Geheimtipp: Tomatenmark mit seinem hochkonzentrierten Lycopin zu verspeisen toppt alle teuren Hautcremes. Wirklich alle! Auch Tomatensaft ist fein, und wenn man noch ein Tröpfchen Öl hineingibt, verbessert man die Resorption des fettlöslichen Vitamins im Darm. Lycopin ist eine wirksame Faltenprophylaxe, schützt vor Sonnenschäden an der Haut, ist dabei noch gut gegen Herzinfarkt, Brust-, Magen-Darm- und Prostatakrebs und degenerative Augenerkrankungen.

Besonders förderlich ist auch das grüne Chlorophyll – zum Beispiel im Spinat, Salat, Brokkoli, Petersilie und Weizengras. Außerdem wichtig sind die gelben Flavonoide aus dem grünen Tee, Zitrusfrüchten, Beerenobst, Zwiebeln, Weißdorn und schwarzer Schokolade; die blauen Anthocyane in den blauen Trauben, im Rotwein, im Rotkohl, in der Aubergine, in Kirschen und Heidelbeeren. Am besten bunt durcheinandergemischt, versorgt uns der Naturgarten mit allem, was Herz und Haut begehren. Wenn Sie dazu noch Sport treiben, ausreichend schlafen und genug Zeit für Entspannungsphasen einplanen, steigern Sie Ihre Chancen auf Gesundheit, Jugendlichkeit und Vitalität enorm.

Spurenelemente

Als Spurenelemente bezeichnet man Mineralstoffe, die für unseren Organismus essenziell sind, die wir auch wirklich nur in Spuren benötigen. Sie zählen zu den Mikronährstoffen. Eine Unterversorgung kann Erkrankungen hervorrufen. Doch auch hier gilt: Die Dosis macht das Gift. Eine Überversorgung kann ebenfalls zu Schäden führen. Die Gründe für eine Unterversorgung liegen einmal mehr in unseren Ernährungsgewohnheiten. Einige der wichtigsten Spurenelemente für eine gesunde Haut möchte ich Ihnen nun kurz vorstellen.

Selen: Ein Spurenelement mit stark antioxidativen Eigenschaften ist Selen mit seiner wichtigen Zellschutzfunktion für Haut, Haare, Nägel und die Schilddrüse. Den zahllosen Betroffenen einer Hashimoto Schilddrüsenentzündung verabreicht man gezielt Selen. Eine kranke Schilddrüse macht übrigens auch die Haut krank. Und, Männer, aufgepasst: Selen ist ein Baustein von Spermien und sorgt mit für die Fruchtbarkeit des Mannes. Alternativmediziner leiten Schwermetalle mit Selengaben aus, auch eine krebsvorbeugende Wirkung wird dem Spurenelement nachgesagt.

Viel Selen findet sich in Paranüssen, der Kokosnuss, auch in Kohlsorten wie Brokkoli oder Weißkohl, in Zwiebeln und Knoblauch, in Pilzen, Spargel und Hülsenfrüchten wie Linsen. Tierfutter wird teilweise eigens mit Selen angereichert, so dass Fleisch,

Fisch und Eier hierzulande ebenfalls gute Selenquellen für den Menschen sind.

Zink: Zink ist ein sehr verbreitetes Spurenelement in unserem Körper. Es hilft über 300 Enzymen bei ihrer täglichen Arbeit. Enzyme sind aus Eiweiß bestehende Biokatalysatoren, die im Stoffwechsel chemische Reaktionen begleiten und steuern. Zink arbeitet an zahllosen Prozessen in unserem Körper und in der Haut mit, etwa beim Aufbau der Erbsubstanz, der Eiweißproduktion und der Zellteilung in Haut, Nägeln und Haaren. Es hilft der Haut beim Verhornen und beim Aufbau der Schutzbarriere und festigt das Haar. Es unterstützt bei der Wundheilung und der Immunabwehr. Zudem ist es ein Antioxidans, wirkt gegen hyperaktive männliche Hormone, Bakterien und Herpesviren. Dermatologen verschreiben Zink daher mit erstaunlichen Erfolgen zum Auftragen und Einnehmen bei Hautentzündungen, Infekten, Akne und Haarausfall.

Zinkmangel wirkt sich sehr stark auf Haut, Schleimhäute, Haar und Nägel aus. Wenn im Darm eine Aufnahmestörung für Zink besteht, sind neben Fingern und Nägeln interessanterweise die Körperöffnungen (Mund, After, aber auch die Nasenlöcher) am stärksten betroffen. Folgen sind Haarausfall, brüchige Nägel, Hautekzeme, eingerissene Mundwinkel, schmerzende Aphthen und eine Neigung zu Warzen und Fußpilz. Auch Potenzstörungen, Lustverlust und Müdigkeit sind unschöne Zinkmangelerscheinungen. Über die Ernährung gegensteuern kann man mit tierischen Produkten wie Innereien, Fleisch, Milch, Käse und Eiern, aber auch mit Nüssen, Vollkorn und Schalentieren.

Neben den bereits erwähnten Symptomen kann man einen Zinkmangel über einen Bluttest feststellen; das ist sinnvoll, wenn ein Patient mit einer etwas unklaren Diagnostik in die Praxis kommt. Ich habe zum Beispiel häufig mit Kindern zu tun, bei denen der Kinderarzt vergeblich eine vermeintliche Neurodermitis mit Pflege- und Kortisoncremes behandelt hat. Eine Zinkbestimmung im Blut deckt manchmal die wahre Ursache der Hautveränderung auf: ein Zinkmangelekzem. Nach drei Wochen Zinkgabe heilt die Haut ab. Aber auch allergische Ekzeme profitieren von Zink. Etwas Vorsicht ist bei längerer Behandlung angeraten: Zink senkt den Kupferspiegel, daher sollte man es nicht länger als drei Monate am Stück nehmen bzw. regelmäßig eine Blutkontrolle durchführen.

Kupfer: Kupfer ist ein unverzichtbarer Mitarbeiter für viele Enzyme. In der Haut benötigen wir es für ein kräftiges, straffes und elastisches Bindegewebe, für die Synthese unseres Hautfarbstoffs Melanin, die Entgiftung freier Radikale, die Herstellung von Botenstoffen, die auch die Durchblutung regeln, und die Umsetzung genetischer Informationen. Kupferlieferanten sind vor allem Getreide und Hülsenfrüchte.

Silizium: Auch Silizium gilt als Supermikronährstoff. Im Menschen kommt es mengenmäßig als dritthäufigstes Spurenelement vor, direkt nach Eisen und Zink. Es dient in der Haut zur Stabilisierung des Keratins, der Ziegelsteine in der Hautbarriere, es führt zur Festigung von Nägeln und Haaren und zu einer Verdickung des Haarschafts. Silizium fügt sich in unser Bindegewebe ein, das unsere Hautstraffheit, die Körperkontur und damit bis zu einem gewissen Grad auch das Ausmaß von Falten, Cellulite und Dehnungsstreifen beeinflusst.

Viel Silizium steckt in grünen Bohnen, Getreide (vor allem Hirse), Bier und Mineralwasser. Als Nahrungsergänzungsmittel ist es in Form von wasserlöslicher Kieselsäure, Kieselerde und Siliziumsalzen erhältlich.

Eisen: Wie allseits bekannt, ist Eisen für den Sauerstofftransport und die Bildung des roten Blutfarbstoffs Hämoglobin in den roten Blutkörperchen notwendig.

Wer unter Eisenmangel leidet, ist nicht nur blass, müde und anfällig für Infekte, sondern entwickelt auch Haarausfall, brüchige Nägel, schlaffes Bindegewebe, eingerissene Mundwinkel oder eine rot glänzende Lackzunge. Eisenmangel ist ziemlich häufig, gerade bei Frauen mit starker Periode, bei Blutungen aus dem Magen-Darm-Trakt, bei chronischen Entzündungen – aber auch bei übermäßigem Kaffee- und Schwarzteegenuss, da dieser den Körper an der Eisenaufnahme hindert. Um Eisen gut aus der Nahrung aufnehmen zu können, ist die Anwesenheit von Vitamin C wünschenswert, was man etwa mit ein paar Schlucken Orangensaft erreichen kann. Viel Eisen findet sich in Leber, Fleisch, Eier, Pfifferlingen, Kräutern, Hirse, Sesam, Hülsenfrüchten, Leinsamen, Kakao … Unser Körper kann das tierische Eisen allerdings deutlich besser verwerten.

Fettsäuren

Alle Welt redet von Fettsäuren, aber kaum jemand weiß, was genau das eigentlich ist. Das werden wir jetzt ändern, denn für unsere Haut sind sie lebenswichtig, also »essenziell«. Gerade die »essenziellen langkettigen mehrfach ungesättigten Fettsäuren«, die der Körper über die Nahrung aufnehmen muss, weil er sie nicht selbst herstellen kann, sind wichtig gegen Hautentzündungen, wie das atopische Ekzem und Schuppenflechte. Diese Fettsäuren bauen die Hautbarriere mit auf und schützen die Chromosomen, also das Erbgut, vor zu schneller Alterung.

Aber der Reihe nach: Fette haben unterschiedliche Konsistenzen bei Raumtemperatur. Feste Fette enthalten hohe Anteile langer und gesättigter Fettsäuren, wohingegen flüssige Öle überwiegend einfach oder mehrfach ungesättigte Fettsäuren enthalten. Pflanzliche Fette enthalten viele ungesättigte Fettsäuren und sind daher meist ölig.

Die diversen Fette unterscheiden sich durch die Länge ihrer Fettsäuren. Fettsäuren sehen ein bisschen aus wie Schwänze. Es

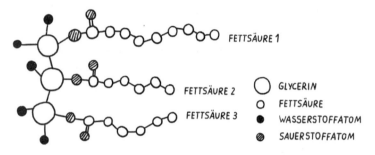

sind Ketten aus lauter Cs, also aus Kohlenstoffatomen. Langkettige Fettsäuren sind sozusagen Langschwänze, sie bestehen aus Ketten von mehr als zwölf Kohlenstoffatomen. Wenn sich drei von ihnen an ein Glycerinmolekül heften, bilden sie mit ihm das, was wir als »Fette«, »Lipide« oder »Triglyceride« (wegen der angedockten drei Schwänzchen) bezeichnen.

Kurze Ketten haben weniger als sechs Cs. Das Lustige an kurzkettigen Fettsäuren ist, dass sie aromaaktiv sind – aus ihnen entstehen ätherische Öle, die als Duftstoff in Kosmetika enthalten sind. Übrigens stinken auch Pupse und Stuhl nach kurzkettigen Fettsäuren und weiteren Darmgasen (eine Mischung aus CO_2, Methan, Wasserstoff, Schwefelverbindungen und Ammoniak), die bei der bakteriellen Zersetzung der Nahrung entstehen.

Falls Sie sich schon mal gefragt haben, was dieses »gesättigt« und

11 ALLES ZUR HAUT-CUISINE

»ungesättigt« immer heißen soll – hier eine schnelle Antwort: Zwischen den Schwanz-Cs gibt es einarmige und zweiarmige Verbindungen. Halten sich die Cs über zwei Arme fest, dann nennt man das Doppelbindung. Eine einzelne Doppelbindung macht aus dem Schwänzchen eine einfach ungesättigte Fettsäure, mehrere Doppelbindungen machen eine mehrfach ungesättigte Fettsäure daraus, und wenn's gar keine Doppelbindungen gibt, dann ist es eine gesättigte Fettsäure. Die meisten Fettsäuren können wir selbst aufbauen, nicht aber Omega-3- und Omega-6-Fettsäuren. Da wir sie über die Nahrung zu uns nehmen müssen, nennt man sie »essenziell«.

Die beiden langkettigen und mehrfach ungesättigten Fettsäuren Omega-3 und -6 spielen für unsere Haut eine enorme Rolle. Sie sind wesentliche Bausteine unserer Zellmembranen, sie sind an der Hautbarriere beteiligt, aber auch wichtig für unser Immunsystem. Hier fungieren sie als Ausgangsstoff für Schmerzvermittler- und Entzündungsbotenstoffe.

Bei einem Mangel an diesen Fettsäuren neigt man zu trockener, schuppiger Haut, Neurodermitis und anderen entzündlichen Hauterkrankungen oder -infekten, Durchblutungs- und Sensibilitätsstörungen. Die Hautkrebsentstehung wird nach aktueller Studienlage durch Omega-3-Fettsäuren gebremst, durch einen Omega-6-Überschuss hingegen eher gefördert. Es lohnt sich also bei den meisten Hautleiden, eine Fettsäureanalyse im Blut vorzunehmen und sich zu informieren, welche der beiden Omegas worin enthalten ist.

Im Körper entstehen durch Omega-6-Fettsäuren (Linolsäure, Arachidonsäure) entzündungsfördernde Botenstoffe, aus Omega-3-Fettsäuren (Alpha-Linolensäure, DHA, EPA) dagegen antientzündliche Botenstoffe. Beide konkurrieren um denselben Platz im Botenstoff-Herstellungsprozess. Wer viel Omega-3 futtert, hat weniger Entzündungen im Körper und an der Haut, weil er Omega-6 vergrault.

Omega-6-Fettsäuren sind hierzulande keine Mangelware, im Gegenteil, wir sind mit ihnen überversorgt. Die pflanzliche Variante (Linolsäure) findet sich in den meisten Salatölen wie Maiskeim-, Distel- und Sonnenblumenöl, die tierische Variante (Arachidonsäure) ist in größeren Mengen in Fleisch, Wurst und Butter enthalten.

In der Steinzeit war das Verhältnis von Omega-3- und Omega-6-Fettsäuren ausgewogen, man vermutet 1 : 1. In Japan beträgt es heutzutage immerhin noch 1 : 4, Ernährungsexperten wünschen sich für uns maximal 1 : 5. In der »zivilisierten« westlichen Welt allerdings beträgt das Verhältnis leider unzivilisierte 1 : 10 bis 1 : 20 zuungunsten der Omega-3-Fettsäuren. Zivilisationskrankheiten und Entzündungen in unseren Körpergeweben, einschließlich der Haut, sind die Folge. Die Inuit sowie Fischer aus Japan oder Norwegen haben nur etwa drei Gramm Arachidonsäure im Körper; Menschen aus Industrienationen, wo viel zu viel Fleisch verzehrt wird, kommen dagegen auf stolze 30 Gramm. Rheuma, Krebs und Arteriosklerose sind genau in diesen Regionen der Welt ein großes Problem.

Wer nicht auf Kapseln zurückgreifen will, findet diese wichtigen Fettsäuren hier: Pflanzliche Omega-3-Fettsäuren wie Alpha-Linolensäure erhalten wir über Leinöl, Rapsöl, Chia- und Hanfsamen und Walnussöl. Das allseits so beliebte Olivenöl ist übrigens keine bedeutende Quelle für Omega-3-Fettsäuren. Doch hat es so viele andere positive Effekte für die Gesundheit, dass es dennoch empfehlenswert ist. Bei der sogenannten mediterranen Diät, die nach Statistiken mindestens zwei Jahre lebensverlängernd wirkt, dient es als Hauptfettquelle.

Weitere Lieferanten für wertvolle Omega-3-Fettsäuren sind Eicosapentaensäure (EPA) und Docosahexaensäure (DHA) aus fetten Seefischen. Sie sind von ihrer antientzündlichen und positiven Wirkung her noch effektiver als die pflanzlichen. Da der Körper die

11 ALLES ZUR HAUT-CUISINE

Umwandlung von pflanzlichen Omega-3-Fettsäuren in die Powerstoffe EPA und DHA nur begrenzt vollziehen kann, sollte man zweimal in der Woche fetten Seefisch essen – Hering, Makrele, Lachs, Thunfisch und Sardine eignen sich bestens. Damit die Fische auch wirklich viel EPA und DHA enthalten, sollten sie möglichst wild und nicht in einer Fischfarm gelebt haben. So konnten sie selbst genug Meeresalgen mit reichlich EPA und DHA verspeisen.

Das Gleiche gilt auch für Eier als Omega-3-Quelle: Nur Eier von glücklichen, freilaufenden Hühnern, die Gras und Samen fressen, enthalten dank dieser Nahrung Omega-3-Fettsäuren in wünschenswerten Mengen. Manchmal werden Hühner mit Algen- oder Fischöl gefüttert, so dass auf diesem Weg der Gehalt an DHA und EPA wieder steigt.

Unglücklicherweise sind viele Fische heutzutage mit Methylquecksilber oder Dioxin und dioxinähnlichen Verbindungen belastet, weshalb Leinöl als pflanzliche Alternative gefeiert wird. Viele Menschen nehmen Leinsamen auch zur Unterstützung der Verdauung zu sich. In puren Leinsamen steckt aber oft zu viel Cadmium, das durch Gesteinsverwitterung und Vulkanausbrüche seit Urzeiten im Boden abgelagert ist. Auch mehr als 500 Jahre zurückliegende Bergbauaktivitäten zeigen noch heute ihre Nachwirkungen. Auch Bioleinsamen können wegen der allgemeinen Cadmiumverbreitung belastet sein. Laut Bundesinstitut für Risikobewertung sollten also nicht mehr als 20 g, also etwa zwei Esslöffel pro Tag, verspeist werden. Pures Leinöl ist dagegen weniger belastet, da Cadmium eher in den Schalen der Leinsamen steckt. Leinöl – und erst recht Fischöl – helfen tatsächlich, Medikamente einzusparen und die Gesundheit ganzheitlich deutlich zu verbessern. Es sind zudem auf Schadstoffe kontrollierte Öle und Kapseln erhältlich, es lohnt sich hier, genau zu prüfen und bewusst einzukaufen.

12 WIE SICH ERNÄHRUNG UND LEBENSWANDEL AUF UNSERE HAUT AUSWIRKEN

Immer wieder wird die Frage aufgeworfen, ob eine vegetarische oder vegane Ernährungsweise nicht die bessere sei. Veganer essen nur Pflanzen, kein Fleisch und keine tierischen Produkte wie Eier und Milch. Vegetarier hingegen verzichten auf Fleisch und Fisch, zumeist aber nicht auf Eier und Milchprodukte.

Bei der Beantwortung dieser Frage hilft uns ein Blick auf die Zähne: Raubkatzen haben Reiß- und Schabzähne, mit denen sie ihr Opfer schnappen und nach dem Erlegen das Fleisch vom Knochen abzuzeln können. Kühe haben Malmzähne, mit denen sie Pflanzen und Fasern zermalmen können. Wir haben ein Mischgebiss aus Malmzähnen (in den Backen), Schneidezähnen (an der Front) und Reißzähnen (an den Ecken).

Unserem Gebiss nach zu urteilen, hat die Natur für uns also Mischkost vorgesehen, gleich unseren diesbezüglich Verwandten, den Wildschweinen. Es darf also schon mal ein Stück Fleisch auf den Teller kommen, wenn auch nicht so oft, wie manche das praktizieren.

Tatsache ist, dass Veganer und Vegetarier in der Regel generell etwas bewusster leben, weniger häufig rauchen und tendenziell mehr auf ihren Körper achten. Über die Nahrung nehmen sie gesunde Ballaststoffe und wertvolle Pflanzenstoffe zu sich und haben daher ein geringeres Risiko, an Zivilisationskrankheiten zu erkranken. Sie haben weniger Übergewicht, super Blutfette und leiden seltener an Diabetes, Herz-Kreislauf-Krankheiten, Demenz und Darmkrebs. Dafür haben sie häufiger Osteoporose, Hautekzeme, Hauttrockenheit, Haarausfall, brüchige Nägel, eingerissene Mundwinkel sowie Schleimhautveränderungen.

Bei Veganern liegt das daran, dass ihnen Calcium aus Milchprodukten und Fisch-Omega-3-Fettsäuren fehlen, was man mit der pflanzlichen Vorstufe Linolensäure nur bedingt kompensieren kann; wie bereits erwähnt, kann unser Organismus Linolensäure nur eingeschränkt umwandeln. Es fehlt ihnen oft auch Vitamin D aus Seefisch, Eiern und Milch, denn der Sonnenkontakt und die Lieferanten Avocado, Pfifferlinge und Champignons reichen meist nicht aus. Zink- und Eisenmangel sind ebenfalls ein Veganerproblem, denn das in den Pflanzen enthaltene Eisen kann vom menschlichen Organismus deutlich schlechter aufgenommen werden.

Sie sehen schon: Es kommt auf die richtige Mischung und das richtige Maß an. Jede Form von Einseitigkeit oder gar Exzess hat Folgen. Manches schlägt sich direkt auf der Haut nieder, anderes kann man als Dermatologe nur erahnen. Denn Hauterscheinungen sind immer Folge mehrerer Faktoren wie Genetik, Umwelt, Lebensumstände (Stichwort Stress), Psyche und Ernährung. Ein wichtiger Teilaspekt der Genetik, den man gerade erst zu erforschen beginnt, ist die Epigenetik.

Sie beschreibt, wie Gene in unserem Erbgut durch äußere Einflussfaktoren an- und abgeschaltet werden können. Das erklärt, warum genetisch identische Wesen dennoch unterschiedliche sichtbare Merkmale wie Haarfarbe oder Körpermaße entwickeln können, aber auch unterschiedliche Krankheiten. Klonmäuse ändern zum Beispiel durch Gabe des Vitamins Folsäure komplett ihre Fellfarbe und Leibesfülle. Sie sehen völlig anders aus, obwohl ihr Erbgut identisch ist.

Erste wichtige Einflussfaktoren auf unsere Gene wurden schon entdeckt. Bei der Entwicklung von Asthma und Allergien etwa spielt es eine Rolle, ob man auf dem Land oder in der Stadt groß wird. Auch Medikamente und Nahrungsmittel mischen mit, ebenso wie der Bakterienzoo in und auf uns – sie alle haben Zugriff auf unser Erbgut und manipulieren, was das Zeug hält.

Beunruhigend dabei ist, dass schon Vater und Mutter epigenetische Informationen auf das ungeborene Kind übertragen. Ihr Lebensstil wirkt sich direkt auf die Genschalter des Babys aus. Erfreulich dagegen ist die Tatsache, dass ungünstige Genkonstellationen kein unabwendbares Schicksal bedeuten müssen. Man kann selbst durch einen vernünftigen Lebensstil, der eine gesunde Ernährung einschließt, das vermeintliche genetische Schicksal ein ganzes Stück beeinflussen. Gleichermaßen kann man mit einem ungünstigen, unvernünftigen Lebenswandel dazu beitragen, eine frühe Fehlprogrammierung zu verfestigen oder gute genetische Anlagen zu verpatzen.

AKNE UND PICKEL

In westlichen Zivilisationen neigen 80 Prozent aller Jugendlichen zu Akne. Zur Erinnerung: Es handelt sich dabei um eine Überaktivität der Talgdrüsen, eine zu starke Verhornung der Poren und eine Vermehrung von Aknebakterien. Talgdrüsen werden durch mehrere Faktoren überstimuliert, etwa durch Hormone, Wachstumsfaktoren – und Nahrungsmittelbestandteile.

Auch wenn die meisten Leute Akne als »typisches Pubertätsding« im Kopf abgespeichert haben, so ist es doch sehr auffällig, wie viele Erwachsene immer noch an Akne leiden, obwohl die Pubertät längst vorbei ist. Daher ist es wichtig, dass wir beim Thema Akne nicht nur über Talgdrüsen sprechen, sondern auch über unsere Ernährung. Akne ist eine Zivilisationskrankheit, ein Symptom der Milch-in-Massen- und Latte-macchiato-Generation.

Forscher haben in jüngster Zeit festgestellt, dass unser tägliches Milchdoping Talgdrüsen vergrößert, Entzündungen im Körper begünstigt, das Risiko für Diabetes, Demenz und vermutlich auch das für Krebs (zumindest für Prostatakrebs) ankurbelt.

Milch ist kein gewöhnliches Nahrungsmittel, sondern hat einen biologischen Auftrag. Sie enthält Signalsysteme, die nach der Geburt von Mensch und Tier Wachstum erzeugen. Im Erwachsenenalter ist das Wachstum abgeschlossen, so dass Forscher große Milchmengen in dieser Lebensphase zunehmend als schädlich bewerten, obwohl Milch ja ein hochwertiger Lieferant essenzieller Aminosäuren ist. Leider stimulieren diese ein Hormon, das Zellwachstum bis hin zu tumorösen Wucherungen fördert.

Neben den männlichen Hormonen ist dieser Insulin-like growth factor 1 (IGF-1) im Blut ein maßgeblicher Akneauslöser: Nach der Pubertät fällt dieser Stoff normalerweise wieder ab, was erklären könnte, warum die Akne nach der Pubertät erlischt, obwohl ja die Mengen an männlichen Hormonen im Erwachsenenalter gleich hoch bleiben. Wer aber als Erwachsener seine Akne behält oder erst entwickelt, hat nachweislich einen erhöhten Spiegel von IGF-1 im Blut. Dieser Botenstoff steigert die Talgmengen und lässt das fettliebende Bakterium *Propionibacterium acnes* in der Pore wie verrückt wuchern: Mitesser entstehen und entzünden sich.

Des Weiteren findet sich ausgerechnet in der Frischmilch ein Genbote, der eigentlich dazu da ist, Wachstumsinformationen aus der Kuh an das Kalb weiterzugeben, was ja auch Sinn der Kuhmilch ist! Es handelt sich um Mikro-RNA, winzige Regulatoren, die Gene regulieren und modifizieren können. Sie sind so klein, dass sie mit Nanopartikeln verglichen werden. Zur Veranschaulichung ein paar Zahlen: Ein Nanometer ist der millionste Teil eines Millimeters. Das Verhältnis eines Nanopartikels zu einem Fußball entspricht dem Verhältnis eines Fußballs zur ganzen Erde. Ein Haar ist etwa 100 000 Nanometer (nm) dick. Bakterien sind 1000 bis 10 000 nm groß, Viren können kleiner als 100 nm sein – und diese Größe hat auch das genmanipulierende RNA-Partikel aus der Milch.

Kuhmilch ist von Mutter Natur nicht wirklich vorgesehen für den Menschen und schon gar nicht in rauhen Mengen. Nach neuesten Erkenntnissen nehmen wir über Frischmilch rund 245 Rinderbotenstoffe zu uns, die auf über 11 000 menschliche Gene einwirken können. Diese Manipulation geht nach neuen Erkenntnissen mit überschießendem Gewebewachstum, erhöhtem Krebs- und Diabetesrisiko, einer Beschleunigung des Alterungsprozesses und Übergewicht einher. Und auch pasteurisierte Milch enthält immer noch nennenswerte Mengen bioaktiver Mikro-RNA.

Es gibt jedoch ebenso Untersuchungen, die der Milch auch gesunde Effekte bescheinigen. So ist sie eine gute Calcium- und Eiweißquelle und schützt möglicherweise vor Darmkrebs. Dennoch sind die neuen Erkenntnisse alarmierend. Zum jetzigen Zeitpunkt erscheinen daher Milchmengen von unter 200 ml pro Tag für Erwachsene und bis zu 500 ml pro Tag für Kinder in der Wachstumsphase akzeptabel. Obergrenzen lassen sich derzeit noch nicht ganz genau definieren. Die Fachwelt ist sich allerdings einig, dass man als Erwachsener ab einem Liter Milch pro Tag eine Überdosis zu sich nimmt und mit Langzeitschäden rechnen muss. Nach Paracelsus macht auch hier die Dosis das Gift. Zu sehen übrigens auch an Bodybuildern, die Casein und Molkeprotein in Form von Shakes (oft mit sehr viel Milch angemischt) konsumieren, um Muskeln aufzubauen. Man kann förmlich dabei zusehen, wie sie gleichzeitig auch Pickel aufbauen. Lactosefreie Milch ist davon übrigens nicht ausgenommen.

Apropos Lactose: Dieser Milchzucker kann von manchen Menschen nicht in Einzelzucker verdaut werden, da sie unter einem

Mangel oder dem natürlichen Rückgang des Verdauungsenzyms Lactase leiden. Sie reagieren daher schnell mit Bauchweh, Blähungen und Durchfall, wenn der unverdaute Milchzucker im Darm zu gären beginnt, und kaufen sich dann lactosefreie Milch. Ein Trend, der sich nicht nur bei Lactose-Intoleranten durchsetzt. Eine gesunde Alternative für Milchfans wäre das Ausweichen auf Hafer-, Mandel-, Reis-, Kokos- oder Sojamilch.

Fermentierte Milchprodukte sind deutlich weniger bedenklich; gleichwohl ist der Käsekonsum in den letzten Jahrzehnten parallel zur Zunahme der Zivilisationskrankheiten um das Fünffache gestiegen. Ein Zusammenhang scheint nicht ganz ausgeschlossen. Zumindest enthalten fermentierte Milchprodukte wie Joghurt, Kefir und Buttermilch viele gute lebende Organismen, die unserem Darm guttun, und weniger vom entzündungsfördernden Milchzucker.

INDUSTRIEFETT – HALTBAR, BILLIG UND TÖDLICH

Was Akne (und viele weitere Zivilisationskrankheiten) angeht, hat die Wissenschaft inzwischen einen weiteren gravierenden Übeltäter entdeckt: die Transfettsäuren. Sie sind schlecht und schädlich und stecken vor allem in industriell gehärteten Fetten: So in Speisefetten, die für Fast Food, manche Nuss-Nugat-Cremes, Chips, Pommes, Fertigpizza und abgepackte Kuchen verwendet werden, um nur ein paar zu nennen. Transfette steigern das Herzinfarkt- und Schlaganfallrisiko, sie erhöhen den Blutdruck, werden für Krebs, Typ-2-Diabetes, vorzeitige Hautalterung und Allergien verantwortlich gemacht. Akne lösen sie aus, da sie die Talgproduktion und die Verhornung in der Pore ankurbeln, die dadurch rasch verstopft. In den USA sind Transfette in Lebensmitteln wegen ihrer gefährlichen Wirkung inzwischen verboten.

Transfette sind ungesättigte Fettsäuren; sie haben ihren Namen daher, dass sie sich chemisch von den »normalen« gesunden ungesättigten Fettsäuren unterscheiden. Sie tragen an einer Stelle ihre Beinchen auf gegenüberliegenden Seiten anstatt auf derselben Seite.

Sie entstehen bei der chemischen Härtung von Ölen oder auch bei zu stark erhitztem Speiseöl, wenn es zu rauchen beginnt. Ein Öl zum Braten sollte also unbedingt hoch erhitzbar sein: Geeignet sind Kokosöl, Rapsöl oder Sonnenblumenöl. Olivenöl ist nur in raffinierter, also verarbeiteter Form zum Braten geeignet, weil es die hohen Brattemperaturen aushält. In seiner gesunden, kalt ge-

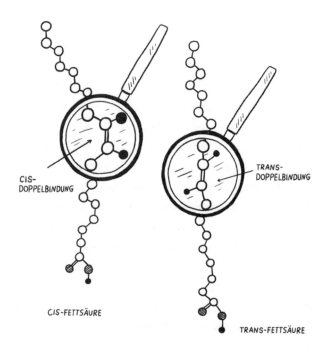

STRUKTUR VON CIS- UND TRANS-FETTSÄUREN

pressten Variante eignet es sich hingegen nicht besonders gut dazu, da es schon bei relativ niedrigen Temperaturen raucht, dabei ungesunde Transfettsäuren bildet und zudem auch noch seine wertvollen Inhaltsstoffe verliert. Das sollten Sie sich also für das Salatdressing aufsparen.

In der Natur kommen Transfettsäuren in sehr geringen Mengen auch im Pansen von Wiederkäuern vor, wo sie unter bakteriellem Einfluss entstehen. Demzufolge findet man geringe Mengen in Milch und Milchprodukten, im Fett von Wiederkäuern und damit in Wurst und bestimmten Fleischprodukten. Diese Mengen werden aber nicht als problematisch eingestuft.

Wem es als Aknepatient gelingt, sich gesund mit viel Gemüse, Körnern, Nüssen, Samen, Biofisch ohne Schadstoffe und Obst zu ernähren und dafür Transfette, Weißmehl, Zucker und große Mengen Milch zu meiden, der verbessert auch sein Hautbild innerhalb weniger Wochen mindestens um eine Stufe.

GENUSS- UND UMWELTGIFTE

Auch von Zigaretten oder Joints sollte man die Finger lassen. Zigaretten sind natürlich kein typisches Nahrungsmittel, sondern ein Genussgift mit vielen Nebenwirkungen.

Der Hautarzt erkennt in vielen Fällen einen Raucher direkt an dessen Haut. Sie ist weniger gut durchblutet, wirkt grau und fahl, da das Nikotin die Gefäße verengt und blutzuführende Gefäße sogar dauerhaft verstopft, so dass weniger Sauerstoff und Nährstoffe in die Haut gelangen.

Weil die Giftstoffe der Zigarette tief im Hautgebäude, in der Leder- und Unterhaut, ihr Unwesen treiben, leiern die Haltefasern, die unsere Gesichtshaut sonst akkurat an den Schädel pressen, massiv aus. Die Wangen von Rauchern schlabbern schneller, die Lefzen baumeln, die Nasen-Lippen-Falte wird tief und scharf, an der Oberlippe treten viele tiefe Furchen auf, die sich strahlenförmig und derb um das Lippenrot herumgruppieren. Die Haut wird auch dünner, weil Kollagenfasern abgebaut werden, Augenringe schimmern graublau, denn das Innenleben scheint deutlicher durch die dünnere Haut hindurch.

Rauchen kann Entzündungen in den Mitessern fördern und aus Mitessern Aknepickel wachsen lassen. Gesichert ist außerdem der negative Einfluss auf die Haarfollikel und Drüsen im Achsel-, Genital- und Analbereich sowie in den Leisten. Hier entwickelt sich gerne eine sogenannte *Akne inversa* mit dicken Pickeln, Abszessen, schweren Entzündungen und Schmerzen. *Inversa* bedeutet, dass die Akne bei diesem Krankheitsbild in den Körperfalten sitzt und Abszesse und Furunkel hervorruft.

Neben den Genussgiften in Tabak oder auch Cannabis setzen auch diverse Umweltgifte unserer Haut kräftig zu. Die Studienlage ist noch recht karg. Doch als erwiesen gilt, dass manche Haut- und Allergiepatienten häufig an versteckten Belastungen durch Schwermetalle, Weichmacher und andere Gifte leiden. Sogar das Trinkwasser steht immer wieder im Fokus der Spurensucher. Hier findet man zunehmend Rückstände von Pillenhormonen und Medikamenten, die über den Urin ins Abwasser gelangen, die bisher durch moderne Wasseraufbereitungsmethoden nicht ausreichend entfernt werden und auf die auch nicht systematisch geachtet wird. Ihr Einfluss auf unsere Haut- und Gesamtgesundheit ist noch nicht bekannt, doch in der Arzt- und der Ökoszene ist man durchaus besorgt.

WEIZEN UND GLUTEN

Weizen ist nicht nur für Übergewichtige ein Reizthema. Zu viel Weißmehl macht nicht nur dick, sondern kann auch zu Hautkrankheiten und Allergien führen. Weizen steht erst seit kurzem auf dem menschlichen Speiseplan, nämlich erst seit 12 000 Jahren. 90 Prozent der Menschen scheinen ihn gut zu vertragen, sie konsumieren ihn in Backwaren und als Bindemittel in Speisen ohne merkliche Folgen, außer dass sie vielleicht zu Übergewicht neigen. Das kommt daher, dass Weizenmehl und überhaupt industriell verarbeitetes Mehl den Insulinspiegel in die Höhe treibt, Unterzuckerung fördert und damit den Hunger steigert. Aber Beschwerden wie Darm- oder Hautprobleme haben die meisten nicht. Diejenigen, die unter solchen Beschwerden leiden, vermuten in einem bestimmten Eiweiß im Weizenmehl den Übeltäter: Gluten.

Glutenfreie Speisen sind gerade sehr in Mode, vor allem aber sind sie ein großes Geschäft für die Nahrungsindustrie. »Glutenfrei«, was irgendwie so trendy klingt wie »low carb«, ist aber nur für wenige Menschen sinnvoll. Nämlich für die, die tatsächlich an einer Glutenunverträglichkeit, an Zöliakie, leiden. Bei den meisten anderen wird eine vorhandene oder vermeintliche Unverträglichkeit nicht durch Gluten ausgelöst, sondern durch die Tatsache, dass Weißmehl großer Teile seiner Mikronährstoffe beraubt wurde: Indem seine wertvolle Hülle mit ihren Vitaminen und Ballaststoffen industriell entfernt wurde und es durch moderne Züchtung unser Immunsystem ärgern kann.

Zöliakie – nur hier ist Gluten schuld

Die bekannteste Weizenunverträglichkeit ist die Zöliakie oder Sprue. Das ist eine sehr ernste Autoimmunerkrankung, unter der etwa 0,5 bis ein Prozent der Bevölkerung in den Weizen-Fan-Regionen Europa und Nordamerika leiden. Hier richtet sich das eigene Immunsystem gegen ein Enzym, das am Stoffwechsel des Klebereiweißes Gluten beteiligt ist, das im Weizen, in Dinkel, Gerste und Roggen vorkommt. Auch als zugesetztes Bindemittel ist Gluten in vielen Speisen enthalten.

Bei der Ankunft von Gluten schwärmen Antikörper aus und entzünden die Dünndarmschleimhaut samt den feinen Schleimhautzotten, die die Oberfläche der Darmwand vergrößern. Nährstoffe aus dem Nahrungsbrei gelangen bei Erkrankten nicht mehr ausreichend in den Organismus, es kann zu Mangelerscheinungen kommen. Die durch die Entzündung löchrig-porös gewordene Darmwandbarriere kann sich schlechter gegen Erreger und Gifte schützen. Die Darmflora leidet, das Hautbild ebenfalls. Betroffene haben ein erhöhtes Krebsrisiko und ein Risiko für weitere Autoimmunerkrankungen, zum Beispiel Typ-1-Diabetes. Massive Verdauungsstörungen und Durchfälle sind häufig. Bei manchen Menschen tritt durch die herumschwimmenden Antikörper eine blasenbildende Hautkrankheit auf.

Weizenallergie

Wie andere Lebensmittel kann auch Weizen schuld an allergischen Reaktionen wie Erbrechen, Verdauungsstörungen, Quaddeln, Rötungen, Juckreiz, Ekzemen und Schwellungen sein. Selbst ein Schock mit Atemnot und Herz-Kreislauf-Zusammenbruch ist möglich, er tritt vor allem in Kombination mit körperlicher Anstrengung auf. Alkohol oder Kopfschmerztabletten steigern das Risiko ebenfalls.

Im Weizen, der vornehmlich für Weißbrot, Gebäck und Nudeln verwendet wird, sind gleich mehrere Eiweiße enthalten, die als

Allergieauslöser fungieren können. Nachweisen lässt sich die Allergie anhand eines Hauttests oder durch Allergieantikörper im Blut.

Weizensensitivität

Dabei handelt es sich nicht um eine Allergie! Das Krankheitsbild an sich ist ein verhältnismäßig neues: Es hat sich vermutlich erst durch den modernen Zuchtweizen entwickelt. Konkret dadurch, dass man ein natürliches Pestizid im Weizen genetisch hochgezüchtet hat, um bessere Erträge zu erlangen: den Alpha-Amylase-Trypsin-Inhibitor (abgekürzt ATI).

Im modernen Hochleistungsweizen steckt zwei bis drei Mal so viel ATI wie im Urweizen oder im Dinkel. Der Organismus reagiert auf diese »Biowaffe« mit einer Entzündung des Darms. Es wird sogar diskutiert, ob die getunten Körner am gehäuften Auftreten von Autismus, Schizophrenie und multipler Sklerose schuld sein könnten. Chronische Entzündungen jedenfalls lassen einen schneller altern.

Wenn weder eine Zöliakie noch eine Allergie festgestellt werden kann, sich Magen-Darm-Beschwerden wie Bauchweh, Blähungen und Durchfall durch Weglassen von Weizengetreide aber bessern, dann ist Weizensensitivität oft die zutreffende Diagnose.

13 HAUTKRANKHEITEN UND ESSEN

NEURODERMITIS

Berüchtigt ist die Neurodermitis, das sogenannte atopische Ekzem. *Atopie* kommt aus dem Griechischen und bedeutet so etwas wie »ortlos«. Es ist demnach ein Ekzem, dessen Ursache nicht klar zuzuordnen ist: Etwas kommt von innen, und etwas kommt von außen. Die Hautempfindlichkeit bei Neurodermitis ist genetisch beeinflusst, weitere typische Auslösefaktoren sind eine aus dem Lot geratene Darmflora und die Psyche.

Nun könnte man sagen, dass der Wortanteil »Neuro« in Neurodermitis ja bereits suggeriert, dass die Betroffenen irgendwelche »Psychos« seien. Nervöse Leute, die durch ihre Neurosen selbst schuld an ihrem Ekzem sind. Das wäre jedoch absolut übergriffig und tatsächlich ungerecht. Richtig ist: Wer sich immerzu kratzt, weil ihn der Juckreiz »verrückt macht«, der mag etwas angespannt wirken und gestresst. Richtig ist auch, dass Stress über die Ausschüttung von Nervenbotenstoffen die Haut und das Juckreizempfinden fördert. Und ja, Stress verschlechtert die Erkrankung, wie Stress nahezu jede Hauterkrankung negativ beeinflusst. Die Haut ist nun mal ein echtes Seelchen.

Aber nicht jeder, der gestresst ist, bekommt eine Neurodermitis. In den Industrieländern betrifft diese Diagnose in unterschiedlicher Ausprägung 15 bis 20 Prozent der Bevölkerung.

Das Zusammenspiel mehrerer Faktoren ist bei diesem »ortlosen« Ekzem entscheidend. Doch was genau ist Neurodermitis?

Es handelt sich um eine genetisch angelegte immunologische Balancestörung, die mit trockener Haut, juckenden Ekzemen und Allergien einhergeht. Pollen, Tierhaare, Hausstaubmilben oder Nahrungsmittel führen zu Heuschnupfen, Asthma, Nahrungsmittelunverträglichkeiten und Ekzemen.

Die Patienten haben eine geschwächte Hautbarriere, weil ihre Barrierefette nur unvollständig hergestellt werden. Oft sind Armbeugen und Kniekehlen durch Schweiß und irritierende Erregergruppen betroffen, die sich dort tummeln. Das Abwehrbollwerk der Neurodermitishaut ist nicht besonders effizient. Betroffene haben zu viele *Staphylococcus aureus*-Bakterien und eine schlechtere Abwehr gegen Viren, weshalb sie auch noch zu Dellwarzen, vulgären Warzen und Herpes neigen.

Das Immunsystem schießt zwar gegen die vermehrungsfreudigen Erreger, richtet sich aber leider auch zugleich gegen die Haut und macht die Entzündung schlimmer. Aus diesem Grund ist man bei Neurodermitis versucht, Antierregermaßnahmen zu ergreifen. Besonders im Trend liegen Cremes und Kleidung mit Mikrosilber oder Silberfäden, die ohne Allergierisiko Erreger bekämpfen können.

Eine wichtige Rolle spielt aber auch die Nahrung: So haben Fettsäuren einen Einfluss auf das Hautbild und damit auch auf Neurodermitis. Studien haben bestätigt, dass Omega-3-Fettsäuren das Hautbild deutlich verbessern, weil sie antientzündlich wirken. Viele Jahre untersuchte man zudem die Omega-6-Fettsäure Gamma-Linolensäure. Sie kann bei Atopikern nicht ausreichend hergestellt werden, da das Herstellungsenzym nicht richtig arbeitet – was durch einen möglichen Mangel an Vitamin B_6, Biotin, Calcium, Magnesium und Zink noch gefördert wird.

Der Mangel an Gamma-Linolensäure bei Neurodermitis führt dazu, dass Erreger auf der Haut nicht ausreichend bekämpft werden und sich Infektionen durch Bakterien, Pilze und Viren ausbreiten können. Betroffene nutzen daher gerne Gamma-Linolensäure-haltige Pflegesalben auf der Basis von Nachtkerzensamen, Samen der Schwarzen Johannisbeere und Borretsch, leider mit nur sehr eingeschränkter Wirksamkeit. Wissenschaftler hofften zudem, mit einer Zuführung dieser Fettsäure über Nahrungsergänzungsmittel einen günstigen Effekt zu erzielen. Diese Hoffnung hat sich leider zerschlagen. Andere Omega-6-Fettsäuren verschlechtern das atopische Ekzem sogar, weil sie Entzündungen fördern.

Etwas mehr Mut machen Untersuchungen, die belegen, dass Allergikerinnen während der Schwangerschaft und in der Stillzeit über die Ernährung Einfluss darauf nehmen können, ob ihre Kinder später eine Neigung zu Allergien und Neurodermitis haben werden. So hat eine Studie an schwedischen Kindern hochallergischer Mütter ergeben, dass der regelmäßige Genuss von Fisch (Omega-3-Fettsäuren) vor dem sechsten Lebensmonat die Wahrscheinlichkeit für eine Neurodermitis beim Kind um 25 Prozent senkte.

Eine weitere Vorbeugung vor Allergien ist eine mindestens vier (deutsche Leitlinien) bis sechs (WHO) Monate andauernde ausschließliche Stillzeit. Denn dadurch werden Darmflora und Immunsystem gestärkt. Spätestens nach sechs Monaten sollte dann aber das Zufüttern beginnen, denn das trainiert das Immunsystem ebenfalls. Auch später gilt, dass durch Bakterien abbaubare Ballaststoffe die Darmflora reichhaltiger und bunter machen können, so dass sich schützende Bakterien breitmachen können und das Immunsystem durch stärkende Botenstoffe kräftigen. Eine gute Prävention gegen Asthma und Allergien.

Uneins ist sich die Forschung noch, inwieweit die Gabe von potenziellen Allergenen bei Kindern das Immunsystem trainieren kann. Es gibt Studien, die belegen, dass bei hochallergischen Müttern die Aufnahme von sehr allergieriskanten Nahrungsmitteln das Erkrankungsrisiko ihrer Kinder erhöht. Es gibt aber auch das »Erdnuss-Exempel«: Wissenschaftler hatten festgestellt, dass die sonst so häufige Erdnussallergie in Israel kaum vorkommt, und nach dem Grund für dieses Phänomen gesucht. Erdnüsse können eine sehr heftige und gefährliche Allergie auslösen, die tödliche Schocks hervorrufen kann und sich im Laufe der Jahre auch nicht auswächst, wie manche andere Allergie. In unseren Breitengraden ist es daher üblich, die Erdnussgabe an Kleinkinder möglichst lange hinauszuzögern. In Israel erhalten dagegen schon Babys sehr früh eine Art salzarmer Erdnussflips namens »Bamba«. Daran mümmeln die israelischen Babys, wie hierzulande ihre Altersgenossen an Reiswaffeln (die leider vielfach mit Arsen belastet sind). Die Forscher fanden heraus, dass dieser frühe Erdnussflip-Bamba-Kontakt das Immunsystem der Kleinen trainiert und die Allergieentwicklung hemmt oder verhindert. Inzwischen wird auch bei uns darüber diskutiert, hochallergiegefährdeten Kindern zwischen dem vierten und elften Monat erdnusshaltige Kost zu verabreichen, um einer Allergieentwicklung so effektiv vorzubeugen.

Prinzipiell kann jedes Nahrungsmittel eine Allergie auslösen. Manche stellen aber gerade beim atopischen Ekzem einen Provokationsfaktor dar. Weit über die Hälfte der Neurodermitis-Kinder hat eine Lebensmittelunverträglichkeit. Überwiegend gegen Kuhmilch, Eier, Weizen, Soja und Erdnüsse. Ob die Erdnussallergie durch frühes Anbieten von Partyflips zurückzudrängen ist, wird die Zukunft zeigen. Erwachsene reagieren eher auf Haselnuss, Sellerie, Obst und Fisch, aber zunehmend auch auf Hülsenfrüchte und Soja allergisch.

Wenn Nahrungsmittel nicht vertragen werden, blüht das atopische Ekzem auf, weil das Immunsystem quasi in einen Kriegszustand versetzt wird. Es kämpft, schießt und bombardiert die bösen Allergene. Die vielen Soldatenheere und die überall herumschwirrenden Botenstoffe machen dann aber auch die Haut zu einem Schlachtfeld.

ALLERGISCHE NESSELSUCHT

Nesselsucht ist ein Ausschlag mit vielen stark juckenden kleinen oder großen roten Quaddeln auf der Haut, die innerhalb von Stunden abklingen, um an anderer Stelle wieder aufzublühen. Auch die Schleimhäute können anschwellen. Eine Nesselsucht kann allergisch bedingt sein.

Allergien entstehen durch eine Prägung des Immunsystems gegen eigentlich harmlose Stoffe. Man nimmt an, dass das Immunsystem bereits im Kindesalter durch zu viel Hygiene, durch Impfungen, Antibiotikagebrauch, weniger Stillen, Kaiserschnittentbindungen und Verlust einer vielfältigen Darmflora aus dem Gleichgewicht gerät und sich so eine gesteigerte Allergieempfindlichkeit einstellt.

Die Symptome sind entweder lokal auf das Kontaktorgan beschränkt (bei Heuschnupfen sind das Nase und Augen) oder betreffen den ganzen Körper (wie beim allergischen Schock). Typische »Sofortallergien« entstehen durch Kontakt mit Pollen, Milben, Tierhaaren, Schimmelpilzen, Insektengift, Latex, Medikamenten und Nahrungsmitteln. »Sofort« heißt hier: Innerhalb von Sekunden bis Minuten bringen Allergieantikörper die in der Lederhaut sitzenden Histaminspeicherzellen zum Platzen.

Was dann passiert, will ich am Beispiel der häufigen Apfelallergie zeigen: Hat der Körper einmal beschlossen, dass er Äpfel besser ablehnen sollte, und Antikörper gebildet, wird er sich immer daran erinnern. Der Genuss des Apfels führt zu einer Histaminentleerung schon in der Mundschleimhaut. Das löst ein Kribbeln in Mund und Hals aus, möglich sind Gefäßerweiterung, Flüssigkeitsaustritte aus den Gefäßen, wodurch Schwellungen im Gewebe entstehen. Dazu kommen Juckreiz, Bauchweh, Durchfall, Übelkeit und Erbrechen. Wenn es dramatischer wird, schwillt die Zunge an, die Schleimhäute der Atemwege und Nase schwellen zu, asthmaartiger Husten und Atemnot können auftreten. Auf der Haut erscheinen dann womöglich noch Quaddeln, was man Nesselsucht nennt. Im schlimmsten Fall droht ein allergischer Schock mit Kreislaufversagen, der tödlich verlaufen kann.

Manche Menschen, die eine Allergie gegen Birkenpollen haben, vertragen Äpfel ebenfalls nicht, weil Birkenpollen und Apfel auf ihrer Oberfläche ganz ähnliche Eiweißstrukturen ausbilden; vorausschauend attackieren die Antikörper gleich beides. Eine solche Kreuzallergie behalten wir meist ein Leben lang, auch wenn es gelingen sollte, die Birkenallergie mit einer Hyposensibilisierungsbehandlung zu bessern.

PSEUDOALLERGISCHE NESSELSUCHT

Allergien haben gerne mal ein Double: die Pseudoallergie. Eine Pseudoallergie tut so, als wäre sie eine Allergie, also mit identischen Symptomen, aber ohne Beteiligung des Immunsystems. Die Auslöser pseudoallergischer Reaktionen sind heimtückisch: Medikamente, Lebensmittelfarbstoffe, Konservierungsmittel, die für den Verbraucher nicht erkennbar verschlüsselt als »E«s auf der Zutatenliste stehen, und biogene Amine, also Abbauprodukte von Eiweißbausteinen (den Aminosäuren). Sie alle können Pseudoallergiesymptome provozieren. Die Stoffe versetzen den Histaminspeichern quasi im Vorbeigehen einen Tritt, so dass die Zellen platzen und ihren Inhalt an den Organismus abgeben.

Außer Farb- und Konservierungsstoffen im Essen ist manchmal auch histaminreiche Nahrung schuld an einer Pseudoallergie. Manche Menschen haben im Darm eine reduzierte Aktivität des Histamin-abbauenden Enzyms Diaminooxidase. Das kommt bei einer gestörten Magen-Darm-Flora vor oder nach Magen-Darm-Infekten, kann aber auch durch manche Medikamente wie Hustenschleimlöser, Antidepressiva, Antibiotika, Magen-Darm-Mittel und Blutdrucksenker ausgelöst werden. Wer dann Speisen zu sich nimmt, die reich an Histamin oder ähnlichen Botenstoffen sind, entwickelt Symptome einer Pseudoallergie.

Ich habe in meiner Praxis die Erfahrung gemacht, dass sich die Enzymaktivität durch Gabe probiotischer Bakterien mit der Zeit regenerieren lässt. Bis dahin sollten Nahrungsmittel gemieden werden, die viele biogene Amine enthalten. Machen Sie also einen Bogen um Dosenfisch, Sauerkraut, lange gereiften Käse und ebensolchen Wein, getrocknete, geräucherte oder gepökelte Wurst, obergärige Biere, Essig und Schokolade.

Da neben Nahrungsmitteln auch Medikamente und Infekte hinter einer Pseudonesselsucht stecken können, genau wie hinter einer echten Nesselsucht, ist oft Detektivarbeit angesagt. Es kann dauern, den Übeltäter ausfindig zu machen, und bis er gefunden ist, konzentriert sich die Therapie auf die Linderung der Symptome. Nach möglichen versteckten Infektquellen sollte man hier fahnden: in den Rachenmandeln, den Nasennebenhöhlen, Zähnen und Zahnwurzeln, im Unterleib, in der Harnblase, im Magen (hier wütet gerne mal der Magengeschwürerreger *Helicobacter pylori*). Außerdem sollte der Patient auf Darmviren, Pilze und Parasiten getestet werden.

Es kann nämlich vorkommen, dass sich bei Betroffenen der

Hefepilz *Candida albicans* im Stuhl über ein akzeptables Maß vermehrt. Man muss sich diesen Pilz als lästigen Kollegen vorstellen, der sich ständig einmischt und sich ausbreitet, die anderen bei der Arbeit stört und wieder andere einschüchtert. Manche Kollegen aus anderen Zünften der Medizin rümpfen über uns Dermatologen die Nase, denn nicht alle sind von der Hefepilztheorie überzeugt. Doch wir beobachten regelmäßig, dass bei einer Überwucherung mit diesem Pilz auch die Nesselsucht anzutreffen ist. Viele Menschen tragen den Pilz in sich, ohne krank zu werden, aber gerade bei so empfindlichen Wesen wie den Atopikern ist er sehr häufig in großen Mengen nachweisbar. Ein Zurückdrängen von *Candida albicans* ist vielfach mit einer Genesung verbunden. Eine Stuhluntersuchung ist bei Nesselsucht also definitiv sinnvoll.

Antihefepilz-Tabletten helfen im akuten Zustand, zur Vorbeugung eignet sich Kefir, da dieser gesunde Hefepilzkulturen enthält, die die lästigen *Candida*-Kollegen verdrängen. Forscher konnten durch Stuhlanalysen gesunder Probanden nachweisen, dass Kohlenhydrate die Mengen von *Candida* im Stuhl deutlich erhöhen, eine eiweiß- und fettsäurereiche Kost das Pilzaufkommen dagegen reduziert. Allergische und pseudoallergische Nesselsucht behandelt man im akuten Zustand mit Antihistaminika und manchmal Kortison innerlich.

ROSAZEA

Von den »kleinen Rosenblüten« war in diesem Buch bereits mehrfach die Rede. Die Erkrankung ist auch bekannt als »Kupferfinne« oder »Couperose«. Bei eher hellen Hauttypen befällt sie die Rundungen der Gesichtshaut. Vor allem auf den Wangen und am Kinn leuchten rote Äderchen, die Haut brennt und ist mal zu fettig, mal zu trocken, aber immer überempfindlich. Pickel können hinzukommen, und im ganz fortgeschrittenen Stadium wachsen Knollnase, Knollkinn, Knollwangen oder ein Knollareal zwischen den Augenbrauen. Auch Knollohrläppchen kommen vor.

Zur Rosazea gehört eine gestörte Gefäßmotorik in der Haut, also plötzliches Erröten beim Übergang von warm zu kalt oder umgekehrt, ein labiles vegetatives Nervensystem, Lymphstau, Wucherung von Talgdrüsen, Überempfindlichkeit gegen Hautmilben, Unverträglichkeit von starker Sonne, Stress und zahlreichen Kosmetika. Eine Hautverschlechterung kann auch durch manche Nahrungs- und Genussmittel auftreten, die die Gefäße reizen: Kaffee, Alkohol, scharfe Gewürze und Zigaretten.

Da die Gesichtshaut, genau wie der Magen-Darm-Trakt, über das vegetative Nervensystem versorgt wird, führen Reizungen in diesem Bereich zu Reizungen im Gesicht. Nicht selten stößt man bei Rosazea-Patienten auf eine Magenschleimhautentzündung, einen Reizdarm oder eine *Dysbiose,* eine schwere Balancestörung in der Zusammensetzung der Bakterienstämme im Darm. Rosazeahaut und ihr Besitzer profitieren daher von einer Darmsanierung und der Ansiedelung von lieben und gesunden Bakterienstämmen. Das gelingt über ballaststoffreiche Lebensmittel wie Vollkorn, Hülsenfrüchte, Samen, Nüsse, Körner, Wurzeln, Gemüse und Obst und probiotische Lebensmittel wie unpasteurisiertes Sauerkraut, Joghurt, Kefir und Buttermilch. Oft ist die zusätzliche Gabe von Darmbakterien aus der Apotheke, die es im Tütchen gibt, ein prima Anschub zur Ansiedlung erwünschter Keime. Mit einer molekulargenetischen Stuhlanalyse im Speziallabor kann man zuvor sehr genau die Zusammensetzung des Stuhls analysieren und eine entsprechende Bakterienmischung zusammenstellen. Es sind meist Pulver ohne Geschmack, angereichert mit Präbiotika, also Futter für die Bakterien, um sie zu aktivieren. Diese Produkte werden auch »Synbiotika« genannt und sind eine Mischung aus Prä- und Probiotikum. Die Rosazea wird vom Hautarzt mit Cremes, Tabletten und Laser behandelt.

SCHUPPENFLECHTE

Schuppenflechte oder »Psoriasis« ist eine genetisch bestimmte Erkrankung mit Entzündungen der Haut, Hautverdickungen und fest haftender silberner Schuppung (ja, ich weiß, sagen Sie nichts – Silber, wieder so ein Euphemismus) und häufig Juckreiz. Sie tritt an allen Stellen auf, wo die Haut viel gedehnt, gedrückt oder durch Operationen beziehungsweise Erreger gereizt wird. Die typischerweise befallenen Stellen sind die Ellbogen, die Knie, der Kopf und die stärker mit Erregern besiedelten Körperfalten. Manchmal sind auch Nägel und Gelenke von der Krankheit betroffen.

Bei Psoriasis wirken Alkohol und Übergewicht eindeutig verschlechternd, Fischöl dagegen verbessert das Hautbild. Ein Teil der Schuppenflechtepatienten bekommt durch glutenfreie Kost eine bessere Haut, sofern sie Antikörper gegen das Weizenklebereiweiß im Blut haben. Gluten kommt übrigens nicht nur in Weizen, sondern auch in den Getreidesamen von Roggen, Dinkel, Hafer und Gerste vor. Daher muss man als Betroffener auch unbedingt Bier weglassen, denn auch das enthält Gluten.

Heilfasten hilft bei Schuppenflechte ebenfalls gut. Doch Fasten will gelernt sein: Wer fastet, baut rasch Eiweiß ab, das wir aber dringend benötigen, nicht zuletzt für unsere Muskulatur, die als Fettbrennofen fungiert. Unser Organismus ist so konstruiert, dass er gut und gerne schon nach zwei bis drei Tagen spätestens wieder etwas zu essen bekommen sollte.

Der Körper denkt bei längeren Fastenperioden, es herrsche eine

Hungersnot. Also stellt er auf Sparmodus um, aktiviert alle Reserven, damit man sich wenigstens noch auf die Suche nach etwas Essbarem machen kann. Dabei baut er aber Muskulatur ab. Davon ist auch der Herzmuskel nicht ausgenommen! Gibt's endlich wieder Futter, kompensiert der Körper gerne über, es droht der berühmt-berüchtigte Jo-Jo-Effekt.

Richtig durchgeführt, sensibilisiert das Fasten jedoch die Sinne – auch den für Geschmack – und durchbricht den Teufelskreis von Heißhunger, Zuckeraufnahme, Insulinausschüttung, Gewichtszunahme und Hautbeschwerden. Der vorübergehende Nahrungsentzug kann einen Impuls für einen gesundheitsbewussteren Umgang mit dem eigenen Körper geben. Die Psoriasis wird vom Hautarzt mit Salben, Lösungen, Tabletten, UV-Licht oder Spritzen behandelt.

(KEINE) ANGST VOR KORTISON

Natürlich wird man im akuten Zustand eine Hautkrankheit zunächst auch mit klassischen dermatologischen Mitteln behandeln. Außer bei Akne, Rosazea und Hautinfektionen kommen bei vielen Arten von Hautentzündungen immer wieder Cremes zum Einsatz, die Kortison enthalten. Diese von unserem Körper eigentlich als Stresshormon erfundene Substanz kann aber auch geschluckt, gespritzt, gesprayt und getropft werden.

Cortisol, das körpereigene Kortison, und sein synthetisch hergestellter Kollege wirken unter anderem, indem sie innerhalb der Zellen per Schlüssel-Schloss-Prinzip an eine Empfangsstation andocken. Dort warten bildlich gesprochen ein paar Taxen darauf, das Hormon direkt in den Zellkern zu fahren. An der DNA angekommen, hat das Cortisol dann die Ehre, persönlich die Produktion von antientzündlichen Eiweißen zu veranlassen. Das Cortisol hat also exzellente und direkte Beziehungen zu unserem Erbgut.

Gefahr droht, wenn diese Beziehung gestört ist oder gar abbricht – wenn also die Cortisolproduktion zum Erliegen kommt. Die gefährliche Erkrankung akute »Nebenniereninsuffizienz« zeigt, was bei einem plötzlichen Mangel passiert. Es kommt zu Übelkeit, Erbrechen, Durchfällen, Bauchschmerzen, Fieber, geistiger Verwirrung, massivem Flüssigkeitsverlust und Kreislaufkollaps, begleitet von Herzrasen. Wird nicht sofort behandelt, stirbt der Mensch.

Wenn die Nebennieren dagegen überaktiv sind, also zu viel Cortisol produzieren, entsteht die Krankheit Cushing-Syndrom. Die Symptome sind rotes Vollmondgesicht, Stiernacken, Stammfettsucht. Was lustig klingen mag, ist tatsächlich eine Katastrophe für den Organismus, da es zu einer Umverteilung des Körperfetts an falsche und ungesunde Stellen kommt. Begleitet wird das Ganze von zu hohem Blutdruck, Diabetes und einem Absinken der Geschlechtshormone. Eine Art innerliche Kastration findet statt, ein Prozess der Entmännlichung oder Entweiblichung. Weiter geht es mit Muskelabbau, Muskelschwäche, Osteoporose, psychischen Veränderungen, Schlafstörungen und einer Vielzahl von Hautveränderungen. Die Haut wird dünn und brüchig, ist von vielen blauen Flecken überzogen, weil die Blutgefäße ihre Elastizität verlieren und wie alte spröde Gartenschläuche beinahe schon beim Eincremen platzen können. Immer wieder kommt es unterirdisch spontan zu Verletzungen in der Lederhaut mit Narbenbildung. Diese tragen völlig zu Unrecht einen feenartigen Namen: »Stern-Pseudo-Narben«, wobei der Dermatologe hier mit wichtigtuerischem Gesichtsausdruck gern mit seinen Französischkenntnissen prahlt und von *Pseudocicatrices stellaires* spricht. Ein zu hoher Cortisolspiegel im Blut verursacht an der Haut zudem rote Dehnungsstreifen, Pickel, verstärkten Haarwuchs an den klassischen männlichen Behaarungsstellen, also im Gesicht und am Körper – nur eben auch bei Frauen. Genau diese Symptome sind es, die eine länger andauernde hochdosierte Kortisontherapie mit Tabletten hervorrufen kann; sie werden bei schweren, lebensgefährlichen Krankheiten gegeben, wenn das Immunsystem schwerste Entzündungen wie Rheuma oder andere Autoimmunerkrankungen hervorbringt, die teilweise auch die Haut betreffen können. Auch nach schlimmen Unfällen oder Schlaganfällen kommen sie zum Einsatz, um etwa eine Hirnschwellung zu verhindern; ebenso sollen sie bei einer heftigen Chemotherapie die Nebenwirkungen abmildern und die Wirkung der Antikrebsmittel verstärken.

Wenn Kortison nur wenige Tage gegeben wird, sind Langzeitschäden nicht zu befürchten. Bei einem allergischen Schock mit akuter Atemnot, bei Asthma, Pseudokrupp oder heftiger Nesselsucht ist eine kurze Stoßtherapie sehr rasch hilfreich und lebensrettend. Außer vielleicht einer unruhigeren Nacht oder Blutzuckerproblemen bei Diabetikern sind keine schweren Nebenwirkungen zu befürchten.

Einmal mehr ist es eine Frage der Dosis und der Art der Verabreichung, ob die Wirkung positiv oder negativ ausfällt. Wichtig ist, ob und wie dieser körpereigene Naturstoff chemisch verändert wurde. So gerieten Kortisoncremes erst in Verruf, als man feststellte, dass durch einen kleinen chemischen Trick (nämlich das Anhängen von einem oder zwei Fluoratomen) deren Fettlöslichkeit verbessert werden konnte, so dass die Creme tief ins zweite Untergeschoss der Haut einzudringen vermochte. In die Lederhaut, wo die Bindegewebszellen sitzen, die nun an ihrer Arbeit, Bindegewebe zu produzieren, gehindert wurden. So heilten schwere Hautkrankheiten wie Schuppenflechte und Neurodermitis zwar sensationell ab, doch die Nebenwirkungen waren heftig. Bereits nach

13 HAUTKRANKHEITEN UND ESSEN

zwölf Tagen Anwendung einer starken Kortisoncreme konnte man messen, dass die Haut dünner geworden ist. Gerade bei Kindern, die ohnehin noch eine etwas dünnere Haut haben, kam es schnell zu bleibenden Schäden. Bis diese Nebenwirkungen bekannt wurden, waren Dermatologen wie Betroffene heilfroh über dieses schlagkräftige Mittel. Denn bis dahin hatte man nur stinkende Teersalben, weiße Zinkpasten und teils toxische Farbstofflösungen in Lila, Rot, Pink und Grün zum Aufpinseln zur Verfügung.

Glücklicherweise wurde weitergeforscht, und in den 1990er Jahren kam eine ganz neue Generation Kortisoncremes auf den Markt. Sie enthielten keine Fluoratome mehr, wirkten trotzdem sehr gut antientzündlich und wurden zudem rasch zum körpereigenen Kortison abgebaut, ohne die Nebenwirkungen der alten Kortisone zu entfalten. Bei den meisten Hautentzündungen kann man die modernen, sichereren Kortisoncremes dieser sogenannten vierten Generation einsetzen. Wenn Sie nicht gerade eine Wulstnarbe, verdickte Ekzeme oder Schuppenflechtenplaques flach bekommen wollen (da ist eine Creme vom alten Schlag angezeigt), können Sie Ihren Arzt nach der modernsten Generation der Kortisoncremes fragen.

Die rezeptfreien Varianten der Kortisoncremes sind bei leichten Hautekzemen, Kontaktallergien und Sonnenbrand nützlich. Verstärken kann man ihre Wirkung durch das Aufbringen einer Verbandsfolie auf die betroffene Hautpartie, so dass der Stoff in tiefere Zelllagen quasi hineingeschwitzt wird.

Dort, wo Haut auf Haut liegt, gibt es diesen Folieneffekt sozusagen von Natur aus, daher sollte man in allen Körperfalten und auch an der dünnen Hoden- und Augenlidhaut eher schwächere Kortisone verwenden und auch die eher einmal statt zweimal täglich.

Besondere Vorsicht ist beim Einsatz von Kortisonen im Gesicht geboten. Schon nach wenigen Anwendungen drohen hier sehr hartnäckige Minipickelchen um den Mund, an der Nase und an den Augen, da Kortison das Bakteriengleichgewicht verschiebt. Diese »Stewardessen-Krankheit« wird häufig durch porenverstopfende Kosmetika mit reichlich Silikonöl und Paraffinen ausgelöst, aber auch durch Kortison-Cremes oder -Nasensprays. Man bekommt das Ganze ewig nicht weg. Das Auftragen einer Kortisoncreme sorgt vielleicht ein bis zwei Tage für Besserung, aber dann kommen die Pickelchen schlimmer zurück als zuvor. In diesem Fall gilt: Nulldiät für die Haut – keine Cremes, kein Make-up, Kortisonentzug und in Ruhe austrocknen lassen! Unterstützen kann man diesen Prozess mit Umschlägen aus starkem, abgekühltem Schwarztee, speziellen Pudern und antientzündlichen Tabletten vom Hautarzt.

Von Kortison abzuraten ist bei Rosazea, Akne und bei allen Infektionskrankheiten, da durch Kortison die Abwehr gegen die Erreger herabgesetzt wird. Genau hierin liegt auch der Grund, warum chronisch Gestresste zu Infekten neigen. Der Blut-Cortisol-Spiegel ist auf einem Dauerhoch, die körpereigene Abwehr im Keller. Dauerstress führt bei Männern zu Potenzstörungen, bei Frauen zu Zyklusstörungen, Haarausfall und Stresspickeln. Das liegt daran, dass bei einem Anstieg von Cortisol die übergeordneten Regulationshormone absinken, die zugleich auch die Sexualhormone steuern. Dauerstress ist der natürliche Feind der Haut.

TEIL V

SPIEGEL DER SEELE

14 WAS DIE HAUT ÜBER UNSERE SEELE VERRÄT

Vieles in unserem Leben entzieht sich unserem Bewusstsein. Der Einfluss psychischer Faktoren ist immens groß, genauso der Einfluss der Psyche auf körperliche Symptome. Wenn wir Kontakt zu unseren Mitmenschen haben, wenn wir lieben oder hassen, treten wir in Erscheinung. Unsere bewussten und unbewussten Seiten brechen hervor. Unsere Haut ist dabei eine stets sichtbare Fläche. Sie verrät eine Menge über uns, sie errötet, wird blass, bekommt Gänsehaut oder schwitzt. Mit Manipulationen wie Schminken, Tattoos, Piercings, aber auch durch Botoxspritzen, Faltenunterfütterung und Schönheitschirurgie verändern wir die natürliche Aussage unserer Haut.

In der Medizin beschäftigen sich die Psychosomatik und die Neurowissenschaften mit den Zusammenhängen messbarer neurologischer Vorgänge und der viel schwieriger messbaren psychischen Prozesse. Tatsache ist, dass an der Haut Symptome des Seelenlebens oft unmittelbar sichtbar werden, aber zugleich auch für die anderen Mitmenschen zu sehen sind, was Hautkrankheiten für Betroffene so belastend macht. Unsere Hülle wirkt dann enthüllend. Und wer will das schon?

EMOTIONEN UND NEUROSEN

In der Embryonalphase sind sie aus demselben Gewebe, dem sogenannten Ektoderm, entstanden: die Oberhaut (samt Schweißdrüsen und Haarfollikeln) und das Nervengewebe. Beide sind eng verknüpft, daher zeigen sich Emotionen gerne direkt an der Haut. Sie erinnern sich an die Gänsehaut, die genau wie die Schamesröte nie bewusst auslösbar ist, sondern in emotionalen Momenten auftritt. Unabhängig von den Außentemperaturen sorgen Nervenimpulse bei Gefühlen dafür, dass sich die Hautgefäße erweitern können und man rot wird oder rote Flecken bekommt. Das passiert, wenn wir wütend oder aufgeregt sind, wenn wir Scham oder Lust empfinden. Gesteuert wird das Ganze von einem Nerv namens Sympathikus, dem Teil des vegetativen Nervensystems, der für Stress, Hektik, Beschleunigung und Schwitzen zuständig ist.

Schamesröte und die hektischen Flecken im Gesicht, am Hals und im Ausschnitt sind am besten bei jungen Frauen sichtbar, wenn die Haut zart und durchscheinend ist und Schamgefühle oder Unsicherheit eine Rolle spielen. Erröten finden Männer bei Frauen übrigens attraktiv. Aber jeder von uns kennt das Gefühl heiß brennender Ohren, wenn man bei irgendetwas ertappt wurde.

Über unseren Augen sitzt ein Gehirnteil, der für Ethik und Moral zuständig ist. Baut jemand Mist, wird dies hier sofort mit dem Gefühl Scham verknüpft. Evolutionsbiologisch könnte mit dem sodann ausgelösten Erröten eine Warnfunktion verbunden sein. Beim Missetäter könnten die heißen Ohren dafür sorgen, reumütig Besserung zu geloben und die allgemeinen sozialen Spielregeln zu akzeptieren, sonst droht vielleicht ein Ausstoß aus der Gruppe. Beim Umfeld könnten sie einer roten Alarmglocke gleich signalisieren: Oha, was ist denn da los, da müssen wir doch mal etwas genauer hinschauen, hier hat wohl jemand die Regeln gebrochen.

Je nach Situation und Schwere des tatsächlichen oder vermeintlichen Vergehens reagiert die Umwelt auf eine so deutlich sichtbare Emotion auch mit einer Art von Verständnis und Mitleid. Manchmal wird ihr hier auch ein Spiegel vorgehalten: Hier reagiert jemand, weil er sich durch die Äußerung oder das Verhalten eines anderen beschämt oder aufgewühlt fühlt.

Erröten ist an sich etwas ganz Normales. Unsere Hautdurchblutung steigt bei körperlicher Arbeit, beim Sport, bei Fieber und im Klimakterium an. Aber auch durch den gefäßerweiternden Effekt von Alkohol und nach Einnahme mancher Medikamente. Geschieht das Erröten plötzlich, nennt man das im Englischen »flush«. Sind psychische Gründe dafür verantwortlich, spricht man von »blush«. Psychisch motiviertes Erröten kennen wir bei Freude, hoher Konzentration, Aufregung, Wut, Scham, Angst und sexueller Erregung (»sex flush«).

Für manche Menschen ist das Erröten aber eine echte Plage. Es kann so sehr quälen, dass sich daraus eine psychische Krankheit entwickeln kann, die *Erythrophobie* heißt. Hier führt die Angst vor dem Erröten bereits zum Erröten. Der Leidensdruck ist hoch, viele Betroffene fühlen sich manchmal auch elend und krank. Der Kopf glüht, kalter Schweiß schießt aus den Poren, man wird ganz schwach, es wird einem übel. In solchen Momenten überschwemmen das Stresshormon Cortisol und Entzündungsbotenstoffe das Blut; die Botenstofflage vergleichen Wissenschaftler dabei mit der einer Infektion.

Und ewig grüßt das Cortisol

Wer Stress hat, schüttet das Stresshormon Cortisol aus, mit vielfältigen Nebenwirkungen in unserem Körper. An der Haut entwickeln wir Irritationen, Stresspickel und neigen zu Hautinfektionen, weil das Immunsystem unterdrückt wird. Cortisol ist in Stresssituationen jedoch nicht nur eine Plage, sondern auch ein wichtiger Helfer. Es hilft »Fight and flight«-Situationen zu bewältigen: Egal, ob es früher wilde Tiere waren oder heute nervende

Chefs, die Steuererklärung oder der Nachbar – wann immer wir unter Stress leiden, wird unser feinjustiertes Hormonsystem reagieren. Zum Gegensteuern bei heftigen Erkrankungen, Verletzungen und Geburten stellt unser Körper zusätzliche Bewältigungsmechanismen zur Verfügung. Auch hier hilft unser körpereigenes Hormon Cortisol. Es wird tagtäglich von unseren Nebennieren produziert. Die Nebennieren sind kleine Hormondrüsen, die wie Strickmützen auf den Nieren sitzen. Wir stellen täglich etwa 25 mg Cortisol her. Ohne Cortisol wären wir schnell tot. Bei Stress schüttet die Nebenniere die Stresshormone Adrenalin, Noradrenalin und Cortisol aus. Als Reaktion steigen Blutdruck und Blutzucker, damit wir bei einer potenziell anstehenden Flucht oder einem Kampf gut durchblutet und mit ausreichend Energie versorgt sind. Verdauungsvorgänge wären da sehr hinderlich, weshalb sie bei Stress lahmgelegt werden.

Chronischer Stress ist für unseren Körper auf Dauer jedoch gefährlich. Er belastet das Herz-Kreislauf-System und die Psyche, verringert die Lust auf Sex, reduziert Testosteron und den männlichen Kampfgeist.

Doch nicht nur reale Bedrohungen, auch Ängste stressen uns stark. Diese Ängste sind oft tief in der Seele verwurzelt und scheinen für die Umwelt nicht immer nachvollziehbar. So auch bei der *Dysmorphophobie,* der Angst vor dem Fehlgestaltetsein, die so häufig objektiv besonders wohlgestaltete Menschen erfasst. Sie sind fixiert auf jeden echten oder vermeintlichen Makel an Körper, Haut und Haaren, wie schon beschrieben. Eine ähnliche (grundlose) Fixierung liegt beim *Dermatozoenwahn* vor, dem eingebildeten Ungezieferbefall.

Und auch der Waschzwang, der zu trockener, ausgelaugter Haut und juckenden Genitalien führt, ist Ausdruck einerseits der Vorstellung, man sei dreckig, und andererseits eines versteckten

Wunsches, womöglich etwas Schmutziges von sich abzuwaschen. Das können sexuelle Gedanken sein oder ein als unmoralisch empfundener seelischer Impuls.

Aggressionen gegen sich selbst

Als Hautarzt sieht man häufig auch Hautkrankheiten, bei denen sich die Psyche einen Weg nach außen sucht und die Spuren auf dem Körper sichtbar werden.

Dieses Phänomen betrifft oft Frauen. Meine Studienkollegin hatte etwa eine *Acne excoriée des jeunes filles,* was »aufgekratzte Akne der jungen Mädchen« bedeutet. Wann immer wir für Prüfungen lernen mussten, kam sie wie ein Streuselkuchen zu unseren Pauktreffen. Wenn man genau hinblickte, erkannte man auf ihrer Haut eigentlich keine richtigen Pickel, sondern eher lauter aufgekratzte, krustige Rötungen. Und wie jeder erleben konnte und sie selbst auch einräumte: »Ich kann die Hände einfach nicht aus dem Gesicht lassen.« Jede mikroskopische Unebenheit, jede Pore wurde bearbeitet – und aufgekratzt. Natürlich heilten diese Stellen auch nur langsam wieder ab, weil sie ständig daran herumschabte. Jede Wunde hinterließ über Monate braune Flecken. Viel mehr Zeit, als jeder vulgäre Pickel zum Verschwinden gebraucht hätte.

Sie hatte Stress und versuchte, ihre Anspannung »abzuleiten« – nicht gegen die Umwelt, sondern gegen sich selbst. Nägelkauen fällt übrigens in dieselbe Kategorie des Spannungsabbaus, ist aber natürlich auch bei Jungs anzutreffen.

Eine sehr verzwickte Hautkrankheit, nämlich eine besondere Form des Haarausfalls, kann ebenfalls neurotische Gründe haben. Für manche ist das Leben im Wortsinn zum Haareraufen: Sie ziehen sich ihre längeren Haare aus der Kopfhaut, bis sie kahl sind. Manchmal nur an einigen Stellen, weshalb auf den ersten Blick eine Verwechslung mit einem entzündungsbedingten kreisrunden Haarausfall möglich ist. Erst wenn man genau hinsieht, erkennt man, dass sich in der betroffenen Region sehr wohl kurze, gesunde und kräftige Haare tummeln. Frisch nachgewachsen und zum Ausreißen (noch) zu kurz. Hier liegt also keine Entzündung der Haarwurzeln mit Haarausfall vor, sondern eine Form der Selbstschädigung, die *Trichotillomanie* genannt wird, »Haar-Rauszieh-Manie«.

Besonders traurig ist eine andere Form der Selbstschädigung, das Ritzen: Meist sind es junge Frauen, die sich mit scharfen Klingen die Unterarmhaut verletzen. Mädchen neigen eher zur Autoaggression und zu Masochismus, da sie biologisch gesehen eher ein aufnehmender Typus sind, während Jungs und Männer mit ihren Affekten eher eine nach außen gerichtete aggressive Strategie verfolgen, also etwa prügeln. Dieser Akt der Autoaggression hinterlässt für immer sichtbare Narben. Eine meiner Patientinnen hat sich nicht nur in die Haut, sondern noch viel tiefer ins Fleisch bis hinein in die Muskeln geschnitten. Für Nichtpsychologen oder Nichtpsychiater ist es schwer zu verstehen, warum ein Mensch sich selbst so brutal verletzt. Vier bis 19 Prozent der Jugendlichen ritzen sich einmal oder mehrfach, die meisten davon Mädchen, manchmal auch homosexuelle Jungs.

Hin und wieder kommt es vor, dass dies »nur« eine Nachahmungstat ist, eine Art »Trendchecken«, etwas, das man mal bei jemand anderem gesehen hat und es nun ausprobieren will. In der Regel ist das Ritzen aber Ausdruck einer seelischen Störung, hervorgerufen durch Erlebnisse in der Kindheit. Es ist möglich, dass sich jemand als Kind abgelehnt gefühlt hat oder tatsächlich abgelehnt worden ist und durch den Mangel an Liebe und Zuwendung ein schlechtes Selbstwertgefühl entwickelt hat. Auch traumatische Erlebnisse wie sexueller Missbrauch, seelische Grausamkeit, der

Verlust eines Elternteils oder eine konfliktreiche Trennung der Eltern können zum Ritzen führen. Das Kind fühlt sich als Opfer, und es gelingt ihm nicht, die Ängste und innerlichen Spannungen loszuwerden. Das Ritzen führt dann zu einer kurzen Erleichterung. Betroffene fühlen sich oft so, als stünden sie neben sich, als seien sie nicht wirklich bei sich. Erst der Akt der Selbstverletzung ermöglicht es ihnen, sich wieder zu spüren und in den eigenen Körper zurückzugleiten. Über den Schmerzreiz versuchen sie, eine Art Betäubungszustand zu beseitigen. Der Schmerz bekommt so auch einen positiven, lustvollen Aspekt. Es gibt die Vermutung, dass dabei auch Endorphine freigesetzt werden, was jenes gewisse Suchtverhalten beim Ritzen erklären könnte. Denn viele wenden diese Art des Druckabbaus immer wieder an, teils auch in immer heftigerem Maße, wodurch auch das allgemeine Schmerzempfinden gestört wird.

Das Ritzen erfüllt gleich zwei Bedürfnisse: Der Leib fühlt sich einerseits wieder lebendig an, andererseits findet der ansonsten diffus und frei flottierende und deshalb unbeherrschbare allgegenwärtige und quälende emotionale Schmerz einen Ort, auf den er sich begrenzen lässt. Er lässt sich in gewisser Weise handhaben, weil er sich auf die gerade verletzte Stelle konzentriert.

Ein Teufelskreis, der in der Regel nur durch eine Psychotherapie zu durchbrechen ist. Im Gespräch kann man dem eigentlichen Schmerz auf die Spur kommen und andere Wege des Umgangs damit einüben.

Verliebtsein und Glück

Die Haut spiegelt aber nicht nur seelisches Leid und Stress, sondern auch schöne Emotionen: Die Liebe schenkt uns rote Wangen und treibt unsere Hormone an. Beim Mann ist es das Testosteron, bei der Frau das Östrogen. Bei Männern führt das Verliebtsein mit seinen sexuellen Aspekten zu verstärktem Bartwuchs, Körperbehaarung sowie Haarausfall in den Geheimratsecken und an der Tonsur. Frauen haben ein saftiges Gewebe, schöne Haut und glänzendes Haar. Falten lassen länger auf sich warten. Auch neigt, wer glücklich ist, eher zu niedrigen Stresshormonspiegeln mit einem klaren Hautbild. Das Hormon Oxytocin, das bei Hautberührungen ausgeschüttet wird, versetzt uns in beste Stimmung. Wem es also gutgeht, der strahlt das auch aus, und man sieht es ihm an – und zwar in jedem Alter.

NACHWORT

Das war unsere gemeinsame Reise durch das Wunderwerk Haut. Von der Oberfläche drei Etagen in die Tiefe und wieder zurück an die frische Luft.

Sie haben sicher bemerkt, dass dieses Buch kein klassischer Ratgeber ist. Sie haben wenig darüber gelernt, welche konkrete Therapie zu welcher Diagnose passt, mit welchen Cremes Sie welche Krankheiten behandeln und wie Sie ewig jung bleiben und niemals sterben.

Es ist auch kein Zauberbuch, das die magischen Geheimnisse der Stars verrät, die Geheimnisse ihrer vermeintlich makellosen Schönheit. Da hätte man ein Buch über Photoshop schreiben müssen.

Es ist vielmehr ein Buch über den Zauber der Haut, über all das, was unsere Haut ausmacht, ihre Seele, ihre Aufgaben, ihr Duft.

Was aber haben wir gelernt?

Wer der Haut wirklich Gutes tun will, sollte nicht zu viel tun.

Sie kann sich nämlich ganz gut um sich selbst kümmern. Da reichen wirklich ein paar Badelatschen in der Sauna, ein sparsamer Umgang mit Seife, eine gute und ausgewogene Ernährung, im besten Sinne Maß halten, wenn es um ungesunde Dinge geht, und gern auch maßlos sein, wenn man die Haut mit Küssen und Liebe verwöhnen kann.

Es gibt aber auch einige Dinge, auf die man ganz bewusst verzichten sollte. Der Besuch von Solarien gehört dazu. Wer sich auf die Sonnenbank legt, verletzt seine Haut unwiderruflich.

Auch Tattoos gefährden unsere Gesundheit. Die oft giftige Farbe bleibt für immer in Haut und Körper oder kann nur sehr aufwendig und meist nicht folgenlos beseitigt werden. Also am besten Finger weg!

Etwas weniger streng ist meine Position, wenn es um den Einsatz von Botulinumtoxin und Hyaluronsäure geht. Beides sind Stoffe, die vom Körper nach einer bestimmten Zeit selbständig wieder abgebaut werden und neben der Schönheit auch medizinische Einsatzbereiche haben. Hier werbe ich für eine akzeptierende Aufklärungsarbeit.

Immer mehr Menschen weltweit, Frauen und Männer, versuchen, das Bild des natürlichen Alterns der Haut durch Schönheitsspritzen und manchmal auch -schnitte zu beeinflussen. Das kann man super finden, beklagen oder auch verteufeln. Die Aufgabe verantwortungsvoller Ärzte ist es, hier über mögliche Risiken und Nebenwirkungen aufzuklären und einen maßlosen, und damit schädlichen Einsatz dieser Techniken zu verhindern. Ich möchte diesem Thema die Scheinheiligkeit, die Doppelmoral in der öffentlichen Debatte nehmen. Ich kenne viele Menschen, die sich dezent Botox in die Stirn spritzen lassen, so dass die Wirkung kaum wahrnehmbar ist. Aber öffentlich würden sie das nie zugeben. Sie bestreiten sogar, auf diese Weise nachgeholfen zu haben. Warum eigentlich?

Und selbstverständlich gratuliere ich allen sehr herzlich, die das Selbstbewusstsein und den Mut aufbringen, ihre Haut auf natürliche Weise altern zu lassen. Eine Haut, die dann auf faszinierende Weise Geschichten erzählen kann.

Am Ende sind wir es, die entscheiden, wie unsere Haut leben soll und wie nicht.

Gesundheit ist Gott sei Dank keine Religion, obwohl darüber genauso leidenschaftlich gestritten wird. Ich wollte Ihnen mit diesem Buch helfen, Ihre Entscheidungen informiert und kompetent zu treffen. Manchmal sind die Antworten auf Fragen aber nicht eindeutig, und es gibt ein Für und Wider. Man wird es aushalten müssen, mit den vielleicht schrägen Entscheidungen der Mitmenschen zu leben. Also, dass es Frauen gibt, die Parfüm meiden, aber ihre Zornesfalte wegspritzen lassen, dass es Veganer gibt, die von Kopf bis Fuß tätowiert sind, und dass es Menschen gibt, die gern Popel essen, sich aber davor ekeln, auf einer fremden Kloschüssel Platz zu nehmen.

Und wenn es unserer Haut einmal nicht gutgeht, dann gibt es viele Möglichkeiten, sie zu heilen. Auch das hat dieses Buch hoffentlich gezeigt.

Wir Dermatologen sind dann gern an Ihrer Seite und schauen auf die Spuren und hören auf das, was Ihre Haut uns berichtet.

Ich möchte, dass Sie sich in Ihrer Haut wohl fühlen. Spätestens ab jetzt und am besten für immer!

DANK

Ich danke meinem Mann Elio für seine Liebe, denn ohne ihn hätte ich das Buch so nicht schreiben können. Er war immer ein wunderbarer Ratgeber und Motivator. Ich danke meinen Kindern Noah und Liam für ihre Geduld mit ihrer Mutter, die sich monatelang mit hautnahen Themen beschäftigt hat, und für ihre kindlichen Einfälle zu vielen Themen rund um die Haut. Ich danke meinen Eltern für ihre Korrekturen und Texthinweise aus literaturwissenschaftlicher und liebender elterlicher Perspektive. Ich danke meiner Schwiegermutter für ihre aufmunternden und unterstützenden Denkanstöße und ihre stete Hilfsbereitschaft.

Ich danke meinem Freund Uwe Madel, der das Buch mit sehr viel Einfühlungsvermögen und journalistischer Kompetenz von Anfang an begleitet und intensiv bereichert hat.

Mein Dank gilt dem Psychoanalytiker Dipl.-Psych. Frank Werner Pilgram für unsere Fachgespräche und dafür, dass er mir so viel zum Thema Haut und Psyche beigebracht hat, dem Allgemein- und Ernährungsmediziner Dr. Oliver Birnstiel und dem Labormediziner Priv.-Doz. Dr. Dr. Hans Günther Wahl für den trefflichen fachlichen Austausch zu ihren Fachgebieten.

Und ich danke Katrin Kroll, Heike Gronemeier und Stefan Ulrich Meyer, die mir in verschiedenen Phasen der Buchentstehung auf so engagierte professionelle und zugleich sehr freundschaftliche Weise bei diesem Projekt geholfen haben.

Katja Spitzer, der humorvollen und kreativen Zeichnerin, danke ich für die sprechenden Bilder und den ganz besonderen Strich!

Danke an alle Freunde, die mir beim Denken geholfen und ihre Tipps und Ideen mit mir geteilt haben.

NÜTZLICHER ANHANG: HAUSMITTEL GLEICH HAUTMITTEL

Wer auf Chemie verzichten will, Emulgatoren, Duft-, Konservierungs- und Farbstoffe vermeiden will und es unkompliziert und preiswert liebt, kann diese Auswahl mal versuchen:

HAUSMITTEL	EINSATZGEBIET	KOMMENTAR
Aufgeschnittene Zwiebel	• Gegen Juckreiz bei Insektenstichen • Gegen Infektionen: antibakteriell • Hemmt Bindegewebe-Wucherungen bei Narben	• Strenger Geruch durch schwefelhaltige Verbindungen, ätherische Öle
Abgekühlter schwarzer Tee	• Nasse Umschläge, Sitzbäder und Spülungen als Haut- und Schleimhaut-Therapeutikum • Gegen nässende Ekzeme und Wunden • Gegen Aphthen und Wunden im Mund • Wunde Analfalte, Dammschnitt, Entzündungen untenrum • Sonnenbrand • Insektenstiche • Beruhigung nach Laserbehandlungen • Gegen Stewardessen-Krankheit	• Baumwolltuch oder Mullgaze tränken • Enthält Bitterstoffe, Gerbstoffe, die eine Eiweißfällung machen, zieht also Wunden zusammen und trocknet das Nässen aus • Den Tee 10 Minuten mit wenig Wasser ziehen und abkühlen lassen, den stark konzentrierten Sud 10 Minuten auflegen, mehrmals am Tag wiederholen
Aloe vera (Aloe barbadensis)	• Bei Verletzungen, Schürfwunden, Sonnenbrand • In Salbe eingerührt gegen Schuppenflechte	• Blatt aufschneiden, geleeartigen frischen Pflanzensaft verwenden • Gibt's in der Gartenabteilung • Nicht alle Inhaltsstoffe sind bekannt, Kontaktallergien möglich
Shea-Butter	• Bei trockenen Lippen und trockenen Händen • Beugt rissigen Brustwarzen beim Stillen vor und hilft bei der Heilung • Gegen rissige Hornhaut • Gegen trockene und splissige Haarspitzen	• Gibt's im Afrikaladen, wird aus den Nüssen des Karitébaums gewonnen und optimalerweise in Handarbeit mit heißem Wasser herausgelöst • Nicht auf Aknehaut auftragen, zu fett

HAUSMITTEL	EINSATZGEBIET	KOMMENTAR
Fortsetzung Shea-Butter	• Enthält Hautbarriere-regenerierende Fette und Vitamin E, daher hat es Anti-Aging-Eigenschaften • Hautschutz bei häufigem Händewaschen: robust gegen Seife, es bleibt auch nach der Handwäsche noch ein schützender Film • Mildert Juckreiz bei trockener Haut • Hautschutz gegen Kälte	• Bei Raumtemperatur fest, durch Anwärmen in den Händen oder auf der Heizung geschmeidig. • Ich empfehle das nicht raffinierte Fett, da es viel schützendes Betacarotin enthält. Man erkennt es an der »nussigen« Farbe und dem speziellen Geruch. Ist die Butter weiß, dann ist sie durch Raffinieren leider von Betacarotin befreit. • Preiswert
Kokosöl	• Ähnelt der Funktion des Hauttalgs: wirkt gegen Bakterien, Viren und Pilze • Beugt rissigen Brustwarzen beim Stillen vor • Haarspitzenkur • Hautschutz gegen Kälte	• Bei Raumtemperatur fest, bei Körperwärme ölig • Bioqualität und kalt gepresst, nicht raffiniert, gehärtet oder gebleicht • Kann verspeist werden • Nicht auf Aknehaut auftragen, zu fett
Honig	• Antibakteriell • Zieht Feuchtigkeit in die Hornschicht und macht sie geschmeidig • Honig ist saurer als die Haut, also auch deshalb gegen Erreger wirksam und stabilisiert ganz nebenbei noch den Säureschutzmantel der Haut • Mildert Hautentzündungen • Gegen rissige Lippen • Honig wird schon lange bei der Versorgung chronischer Wunden eingesetzt. Mittlerweile ist auch schon »medizinischer Honig« auf Rezept erhältlich. Wunden werden durch den Wassersog gereinigt, Wundbeläge enzymatisch abgebaut, zahlreiche Erreger abgetötet, ohne dass man mit Resistenzen wie bei herkömmlichen Antibiotika rechnen muss. Sogar Problemkeime und multiresistente Erreger geben ihren Geist auf.	• Das Kleopatra-Bad aus Milch und Honig hat schon damals den Grundstein für die Karriere als Hausmittel vorgezeichnet • Honig mit grobem Meersalz vermischt zum Einreiben in der Sauna ist eine beliebte Wellnessbehandlung • Ist lecker